家庭安全用药

朱　慧　主编

江西科学技术出版社

图书在版编目（CIP）数据

家庭安全用药/朱慧主编.--南昌:江西科学技
术出版社,2020.4（2023.7重印）
　　ISBN 978-7-5390-7252-4

Ⅰ.①家… Ⅱ.①朱… Ⅲ.①用药法 Ⅳ.①R452

中国版本图书馆CIP数据核字（2020）第050886号

国际互联网（Internet）地址：
http://www.jxkjcbs.com
选题序号：ZK2019431
图书代码：B20049-102

家庭安全用药 　　　　　　　　　　　　　　　　　　　　　朱　慧　主编

出版 发行	江西科学技术出版社
社址	南昌市蓼洲街2号附1号
	邮编：330009　电话：（0791）86623491　86639342（传真）
印刷	永清县晔盛亚胶印有限公司
经销	各地新华书店
开本	787 mm×1092 mm　1/16
字数	100千字
印张	12.5
版次	2020年4月第1版　2023年7月第2次印刷
书号	ISBN 978-7-5390-7252-4
定价	59.80元

赣版权登字-03-2020-84

前　言

　　随着医药科技的发展,新药的不断研发,药物新品种新剂型迅速增加同一药品,商品名称比较多,适应证也比较多,以致药物滥用、药源性疾病频发等现象日益增多,由于不合理用药带来的安全隐患给患者及其家庭,甚至整个社会带来严重影响。药品犹如一把双刃剑,用得好能起到预防和治疗疾病的作用;使用不当,可引起不良反应或发生药源性疾病,甚至给人类带来灾难然而公众往往只看到药品的有效性的一面,而忽视了药品有严重不良反应,甚至可能致人死亡的一面。宣传与普及医药卫生知识,提高全民族健康水平是加强精神文明建设的一项重要内容。把防病治病的知识教给人民群众是一项医学科学普及的重大工程,广大医务工作者责无旁贷,有义务做这一工程的"辅导员",为普及人民群众的健康保健知识推波助澜。

　　在撰写本书的过程中,笔者阅读并参考了许多家庭用药方面的书籍,并借鉴这些书中的写作特点、编排结构及内容,结合自己临床工作经验,为编写本书奠定了良好的基础。本书着力解决家庭用药过程中容易出现的疑点、难点、热点、合理应用药物、不良反应及不良反应的防范等问题,对现代家庭用药给予药学知识方面的科学指导,以助其合理、安全、有效地应用药物。

　　药学知识发展日新月异,本书中的欠妥之处,敬请读者不吝赐教,提出宝贵意见。

目　　录

第一章　糖尿病患者家庭用药

第一节　糖尿病的临床表现

一、糖尿病的主要症状

糖尿病的典型症状为"三多一少"，即多饮、多尿、多食及体重下降。

（一）多尿

糖尿病患者尿量多，每昼夜尿量达 3000～4000 毫升，最高达 10000 毫升以上。排尿次数也增多，有的患者每日尿次可达 20 余次。因血糖过高，在体内不能被充分利用，特别是肾小球滤出而不能完全被肾小管重吸收，以致形成渗透性利尿。血糖越高，尿量越多，如此恶性循环。

（二）多饮

由于多尿，水分丢失过多，发生细胞内脱水，刺激口渴中枢，以饮水来做补充。因此排尿越多，饮水自然增多，形成正比关系。

（三）多食

由于尿中糖过多，如每日体内排出糖 500 克以上，机体处于半饥饿状态，能量缺乏引起食欲亢进，食量增加，血糖升高，尿糖增多，如此反复。

（四）体重

下降由于机体不能充分利用葡萄糖、脂肪和蛋白质分解加速，消耗过多，体重下降，出现形体消瘦。

（五）乏力

由于代谢紊乱，不能正常释放能量，组织细胞失水，电解质异常，故病人身感乏力，精神不振。

具备典型的"三多一少"症状容易引起患者及医生的注意，但有三分之二的患者缺乏典型临床症状，易将糖尿病漏诊、误诊。许多患者无任何症状，仅于健康检查或因各种疾病就诊化验时发现高血糖。

二、糖尿病的早期征象

下列征象亦有助于糖尿病的早期诊断：

（1）口腔症状，口干多饮、炽热感、牙龈肿痛、牙齿叩痛、口唇干燥、牙龈出血、牙周袋形成及牙齿松动等。

（2）不明原因的体重减轻者，尤其是原来很胖而近来体重下降者。

（3）40 岁以上且有糖尿病家族史者。

（4）有分娩巨大儿（体重＞4000 克）史者；或有妊娠并发症、妊娠高血压综合征、羊水过多、胎死宫内者。

（5）有反应性低血糖者。

（6）尿路、胆管、肺部、皮肤等反复感染者。

（7）外阴瘙痒、肢体溃疡持续不愈者。

（8）对抗结核药物治疗反应不佳的结核病患者。

（9）四肢末梢疼痛及麻木者。

（10）"三多"症状中仅有"一多"症状。

凡出现以上这些症状时，要考虑发生糖尿病的可能性。

第二节　糖尿病的诊断

随着对糖尿病认识的深入及临床证据的增多，糖尿病诊断标准也经历了多次修订。目前，糖尿病诊断标准的确立主要是通过大型流行病学调查，根据糖尿病特异性微血管并发症开始增多为切点确定的。

一、常用糖尿病诊断标准

我国曾广泛使用的糖尿病诊断标准包括：1980年兰州标准、1985年WHO标准、1999年WHO标准、2003年美国糖尿病协会（ADA）标准。目前，我国主要采用国际通用的WHO（1999年）糖尿病诊断和糖代谢状态分类标准（表1-1）。

表1-1　糖代谢状态分类（WHO 1999）

糖代谢分类	静脉血浆葡萄糖（毫摩/升）	
	空腹血糖	糖负荷后2h血糖
正常血糖	＜6.1	＜7.8
空腹血糖受损（IFG）	6.1～＜7.0	＜7.8
糖耐量减低（IGT）	＜7.0	7.8～＜11.1
糖尿病	≥7.0	≥11.1

注：IFG和IGT统称为糖调节受损

要点如下：

（1）糖尿病诊断是基于空腹（FPG）、任意时间或口服葡萄糖耐量试验（OGTT）中2小时血糖值（2hPG），空腹8～10小时内无任何热量摄入。任意时间指一日内任何时间，无论上一次进餐时间及食物摄入量。OGTT采用75克无水葡萄糖负荷。糖尿病症状指多尿、烦渴多饮和难于解释的体重减轻。FPG3.9～6.0毫摩/升（70～108毫克/分升）为正常；6.1～6.9毫摩/升（110～125毫克/分升）为IFG；≥7.0毫摩/升（126毫克/分升）应考虑糖尿病。OGTT2hPG＜7.7毫摩/升（139毫克/分升）为正常糖耐量；7.8～11.0毫摩/升（140～199毫克/分升）为IGT；≥11.1毫摩/升（200毫克/分升）应考虑糖尿病。糖尿病的诊断标准为：糖尿病症状加任意时间血浆葡萄糖≥11.1毫摩/升（200毫克/分升），或FPG≥7.0毫摩/并（126毫克/分升），或OGTT2hPG

≥11.1毫摩/升(200毫克/分升)。需重复一次确认,诊断才能成立(表1-2)。

表1-2　糖尿病的诊断标准

诊断标准	静脉血浆葡萄糖水平(毫摩/升)
典型糖尿病症状(多饮、多尿、多食、体重下降)加上随机血糖检测,或加上	≥11.1
空腹血糖检测,或加上	≥7.0
葡萄糖负荷后2小时血糖检测,无糖尿病症状者需改日重复检查	≥11.1

注:空腹状态指至少8小时未进食热量;随机血糖指不考虑上次用餐时间,一天中任意时间的血糖,不能用来诊断空腹血糖受损或糖耐量减低。

(2)对于临床工作,推荐采用葡萄糖氧化酶法测定静脉血浆葡萄糖。如用全血或毛细血管血测定,其诊断切点有所变动。不主张测定血清葡萄糖。

(3)对于无糖尿病症状、仅一次血糖值达到糖尿病诊断标准者,必须在另一天复查核实而确定诊断。如复查结果未达到糖尿病诊断标准,应定期复查。IFG或IGT的诊断应根据3个月内的两次OGTT结果,用其平均值来判断。在急性感染、创伤或各种应激情况下可出现血糖暂时升高,不能以此诊断为糖尿病,应追踪随访。

(4)儿童糖尿病诊断标准与成人相同。

二、糖化血红蛋白诊断糖尿病的意义

糖化血红蛋白(GHbA1)是葡萄糖或其他糖与血红蛋白的氨基发生非酶催化反应(一种不可逆的蛋白糖化反应)的产物,其量与血糖浓度呈正相关。GHbA1有a、b、c三种,以GHbA1c(Ale)最为主要。正常人HbA1c占血红蛋白总量的3%~6%,血糖控制不良者HbA1c升高,并与血糖升高的程度相关。由于红细胞在血循环中的寿命约为120天,因此HbA1c反映患者近8~12周总的血糖水平。HbA1c较OGTT试验简便易行,结果稳定,变异性小,且不受进食时间及短期生活方式改变的影响,患者依从性好。2010年,ADA指南将HbA1c>6.5%作为糖尿病诊断标准之一。2011年,WHO也建议在条件具备的国家和地区采用这一切点诊断糖尿病。

HbA1c检测在我国尚不普遍,检测方法的标准化程度不够,测定HbA1c的仪器和质量控制尚不能符合目前糖尿病诊断标准的要求。尽管目前仍不推荐在我国采用HbA1c诊断糖尿病,但对于采用标准化检测方法,并有严格质量控制,正常参考值在4.0%~6.0%的医院,HbA1c≥6.5%可作为诊断糖尿病的参考。

三、妊娠时糖尿病的诊断

妊娠并发糖尿病包括孕前糖尿病(PGDM)和妊娠期糖尿病(GDM)两种情况,PGDM可能在孕前已确诊或在妊娠期首次被诊断。多年来,针对GDM的诊断方法和标准一直存在争议。目前,国际和国内推荐的GDM诊断标准是WHO在2013年根据一项全球多中心的前瞻性研究,即"高血糖与不良妊娠结局(HAPO)"研究结果制订出的。目前,我国广泛采用WHO2013年诊断标准。具体内容如下:

（一）PGDM

符合以下 2 项中任意一项，可确诊为 PGDM。

（1）妊娠前已确诊为糖尿病的患者。

（2）妊娠前未进行过血糖检查的孕妇，尤其存在糖尿病高危因素者，首次产前检查时需明确是否存在糖尿病，妊娠期血糖升高达到以下任何一项标准应诊断为 PGDM。

1）FPG＞7.0 毫摩/升（126 毫克/分升）。

2）2hPG≥11.1 毫摩/升（200 毫克/分升）。

3）伴有典型的高血糖症状或高血糖危象，同时随机血糖＞11.1 毫摩/升（200 毫克/分升）。

（4）HbA1c＞6.5％。采用标化的方法，但不推荐妊娠期常规用 HbA1c 进行糖尿病筛查。

GDM 高危因素包括肥胖（尤其是重度肥胖）、一级亲属患 2 型糖尿病、妊娠糖尿病史或巨大儿分娩史、多囊卵巢综合征、妊娠早期空腹尿糖反复阳性等。

（二）GDM

GDM 指妊娠期发生的糖代谢异常，妊娠期首次发现且血糖升高已经达到糖尿病标准，应将其诊断为 PGDM 而非 GDM。GDM 诊断方法和标准如下：

（1）推荐医疗机构对所有尚未被诊断为 PGDM 或 GDM 的孕妇，在妊娠 24～28 周及 28 周后首次就诊时行 OGTT。75 克 OGTT 的诊断标准：服糖前及服糖后 1、2 小时，3 项血糖值应分别低于 5.1、10.0、8.5 毫摩/升（92、180、153 毫克/分升）。任何一项血糖值达到或超过上述标准即诊断为 GDM。

（2）孕妇具有 GDM 高危因素或者医疗资源缺乏地区，建议妊娠 24～28 周首先检查 FPG。FPG＞5.1 毫摩/升，可以直接诊断 GDM，不必行 OGTT；FPG＜4.4 毫摩/升（80 毫克/分升），发生 GDM 可能性极小，可以暂时不行 OGTT。FPG＞4.4 毫摩/升并且＜5.1 毫摩/升时，应尽早行 OGTT。

（3）孕妇具有 GDM 高危因素，首次 OGTT 结果正常，必要时可在妊娠晚期重复 OGTT。

（4）妊娠早、中期随孕周增加 FPG 水平逐渐下降，尤以妊娠早期下降明显，因而，妊娠早期 FPG 水平不能作为 GDM 的诊断依据。

（5）未定期检查者，如果首次就诊时间在妊娠 28 周以后，建议首次就诊时或就诊后尽早行 OGTT 或 FPG 检查。

四、高危人群的筛查

由于我国人口众多，在全人群中通过血糖检测筛查糖尿病前期患者或系统性地发现其他高危人群不具有可行性，所以高危人群的发现主要依靠机会性筛查（如在健康体检中或在进行其他疾病的诊疗时）。糖尿病筛查有助于早期发现糖尿病，提高糖尿病及其并发症的防治水平。因此，在条件允许时，可针对高危人群进行糖尿病筛查。

（一）成人糖尿病筛查

在成年人（>18岁）中，具有下列任何一个及以上的糖尿病危险因素者：

（1）年龄≥40岁。

（2）有血糖调节受损史。

（3）超重（BMI≥24千克/米^2）或肥胖（BMI≥28千克/米^2）和（或）中心型肥胖（男性腰围≥90厘米，女性腰围≥85厘米）。

（4）静坐生活方式。

（5）一级亲属中有2型糖尿病家族史。

（6）有巨大儿（出生体重≥4千克）生产史或妊娠糖尿病史的妇女。

（7）高血压［收缩压≥140毫米汞柱和（或）舒张压≥90毫米汞柱（1mmHg＝0.133Pa）］，或正在接受降压治疗。

（8）血脂异常［高密度脂蛋白胆固醇（HDL－C）≤0.91毫摩/升（≤35毫克/分升）、甘油三酯≥2.22毫摩/升（≥200毫克/分升）］，或正在接受调脂治疗。

（9）动脉粥样硬化性心脑血管疾病患者。

（10）有一过性类固醇糖尿病病史者。

（11）多囊卵巢综合征（PCOS）患者。

（12）长期接受抗精神病药物和（或）抗抑郁药物治疗的患者。

（二）儿童和青少年中糖尿病高危人群的定义

在儿童和青少年（≤18岁）中，超重（BMI>相应年龄值、性别的第85百分位）或肥胖（BMI>相应年龄、性别的第95百分位）且合并下列任何一个危险因素者：

（1）一级或二级亲属中有2型糖尿病家族史。

（2）存在与胰岛素抵抗相关的临床状态（如黑棘皮病、高血压、血脂异常、多囊卵巢综合征）。

（3）母亲怀孕时有糖尿病病史或被诊断为妊娠糖尿病。

在上述各项中，血糖调节异常是最重要的2型糖尿病高危人群，每年有1.5%～10.0%的糖耐量减低患者进展为2型糖尿病。

（三）糖尿病筛查的年龄和频率

对于成年人的糖尿病高危人群，不论年龄大小，宜及早开始进行糖尿病筛查，对于除年龄外无其他糖尿病危险因素的人群，宜在年龄≥40岁时开始筛查。对于儿童和青少年的糖尿病高危人群，宜从10岁开始，但青春期提前的个体则推荐从青春期开始。首次筛查结果正常者，应每3年至少重复筛查1次。

（四）糖尿病筛查的策略

在具备实验室条件的医疗机构中，应对就诊和查体的高危人群进行糖尿病筛查。

（五）糖尿病筛查的方法

空腹血糖检查是简单易行的糖尿病筛查方法，宜作为常规的筛查方法，但有漏诊的可能性。条件允许时，应尽可能行OGTT（空腹血糖和糖负荷后2小时血糖）。暂不推荐把HbA1c检测作为常规的筛查方法。

第三节 糖尿病的分型与特点

一、糖尿病的分型

目前,国际上通用 WHO 糖尿病专家委员会提出的病因学分型标准(1999)。

(1)1 型糖尿病

1)免疫介导性。

2)特发性。

(2)2 型糖尿病。

(3)其他特殊类型糖尿病:

1)胰岛 β 细胞功能遗传性缺陷:①第 12 号染色体,肝细胞核因子－1α(HNF－1α)基因突变(青少年的成人起病型糖尿病 3)。②第 7 号染色体,葡萄糖激酶(GCK)基因突变(青少年的成人起病型糖尿病 2)。③第 20 号染色体,肝细胞核因子基因突变(青少年的成人起病型糖尿病 1)。④线粒体 DNA。⑤其他。

2)胰岛素作用遗传性缺陷:①A 型胰岛素抵抗。②矮妖精貌综合征。③Rabson－Mendenhall 综合征。④脂肪萎缩性糖尿病。⑤其他。

3)胰腺外分泌疾病:胰腺炎、创伤/胰腺切除术后、胰腺肿瘤、胰腺囊性纤维化、血色病、纤维钙化性胰腺病及其他。

4)内分泌疾病:肢端肥大症、库欣综合征、胰升糖素瘤、嗜铬细胞瘤、甲状腺功能亢进症、生长抑素瘤、醛固酮瘤及其他。

5)药物或化学品所致的糖尿病:N－3 吡啶甲基 N－P 硝基苯尿素、喷他脒、烟酸、糖皮质激素、甲状腺激素、二氮嗪、β－肾上腺素能激动剂、噻嗪类利尿剂、苯妥英钠、α－干扰素及其他。

6)感染:先天性风疹、巨细胞病毒感染及其他。

7)不常见的免疫介导性糖尿病:僵人综合征、胰岛素自身免疫综合征、胰岛素受体抗体及其他。

8)其他与糖尿病相关的遗传综合征:Down 综合征、Klinefe－her 综合征、Turner 综合征、Wolfram 综合征、Friedreich 共济失调、Huntington 舞蹈病、Laurence－Moon－Beidel 综合征、强直性肌营养不良、卟啉病、Prader－Willi 综合征及其他。

(4)妊娠糖尿病:糖尿病临床分期指在疾病自然进程中,不论其病因如何,都会经历的几个阶段。疾病最初血糖正常,以后血糖随疾病进展而变化。首先出现空腹血糖和(或)负荷后血糖升高,但尚未达到糖尿病诊断标准,称葡萄糖调节受损(IGR),包括空腹血糖调节受损(IFG)和(或)IGT,二者可同时存在。IGR 代表了正常葡萄糖稳态和糖尿病高血糖之间的中间代谢状态,曾称之为"糖尿病前期",达到糖尿病诊断标准后,某些患者可通过控制饮食、运动、减肥和(或)口服降血糖药而使血糖得到理想控制,不需要用胰岛素治疗。随着病情进展,一些患者需用胰岛素控制高血糖,但不需要胰岛素维持生命;而有些患者胰岛细胞破坏严重,已无残存分泌胰岛素的功能,必须用胰岛素维持生命。

在各种类型的糖尿病中,最重要的是鉴别 1 型糖尿病和 2 型糖尿病,由于二者缺乏明确的生化或遗传学标志,主要根据以上序述疾病的临床特点和发展过程,从发病年龄、起病急缓、症状轻重体重、酮症酸中毒倾向、是否依赖胰岛素维持生命等方面,结合胰岛 β 细胞自身抗体和 β 细胞功能检查结果而进行临床综合分析判断。年轻糖尿病患者的分类尤为困难,因为 1 型、2 型糖尿病在青年人群中发病率相近。我国 2 型糖尿病在 20～30 岁年龄组发病的人数逐渐增加,而且目前同样的情形也出现于青少年前期儿童血清 C 肽和 GADA 及其他与 1 型糖尿病相关的自身免疫标记物的检测有助于鉴别诊断,但不作为建立诊断的必要证据。从上述各方面来说,二者的区别都是相对的,有些患者暂时不能明确归为 1 型糖尿病或 2 型糖尿病,可随访而逐渐明确分型。如果不确定分类诊断,可先做一个临时性分类,用于指导治疗。然后,依据对治疗的初始反应及追踪观察其临床表现再重新评估、分型。

二、1 型糖尿病的特点

1 型糖尿病具有以下特点:

(1)发病年龄通常小于 30 岁。

(2)起病迅速。

(3)中度至重度的临床症状。

(4)明显体重减轻。

(5)体型消瘦。

(6)常有酮尿或酮症酸中毒。

(7)空腹或餐后的血清 C 肽浓度明显降低或缺如。

(8)出现自身免疫标记,如谷氨酸脱羧酶抗体(GADA)、胰岛细胞抗体(ICA)、人胰岛细胞抗原 2 抗体(IA－2A)等。

三、2 型糖尿病的特点

一般认为,90％糖尿病患者为 2 型糖尿病。本病可发生在任何年龄,但多见于成人,常在 40 岁以后起病;多数发病缓慢,症状相对较轻,半数以上无任何症状;不少患者因慢性并发症、伴发病或仅于健康检查时发现。很少自发性发生糖尿病酮症酸中毒,但在感染等应激情况下也可发生。2 型糖尿病的 IGR 和糖尿病早期不需胰岛素治疗的阶段一般较长,随着病情进展,相当一部分患者需用胰岛素控制血糖、防治并发症或维持生命。常有家族史。临床上常同时伴有代谢综合征的其他成分,如肥胖、血脂异常、脂肪肝、高血压、冠心病等。有的早期患者进食后胰岛素分泌高峰延迟,餐后 3～5 小时血浆胰岛素水平不适当地升高,引起反应性低血糖,可成为这些患者的首发临床表现。

四、儿童和青少年 2 型糖尿病的特点

既往儿童糖尿病多为 1 型,但近年来儿童和青少年 2 型糖尿病的发病率正在不断增加。大多数 2 型糖尿病患者肥胖,起病隐匿,有较强的 2 型糖尿病家族史。极少

数为急性起病,表现为多饮、多尿、酮症,而需要暂时性胰岛素治疗,在临床上和 1 型糖尿病鉴别尤为困难(表 1—3)。

表 1—3　青少年 1 型和 2 型糖尿病的鉴别要点

鉴别点	1 型糖尿病	2 型糖尿病
发病	急性起病,症状明显	缓慢起病,症状不明显
临床特点	体重下降	肥胖
	多尿	较强的 2 型糖尿病家族史
	烦渴、多饮	有高发病率种群
		黑棘皮病
		多囊卵巢综合征
酮症	常见	通常没有
C 肽	低/缺乏	正常/升高
抗体	ICA 阳性	阴性
	GADA 阳性	阴性
	IA—2A 阳性	阴性
治疗	胰岛素	生活方式、口服降糖药或胰岛素
相关的自身 免疫性疾病	并存概率高	并存概率低

注:ICA:胰岛细胞抗体。GADA:谷氨酸脱羧酶抗体。IA—2A:人胰岛细胞抗原 2 抗体

五、成人晚发自身免疫性糖尿病的特点

某些成年 1 型糖尿病患者,起病缓慢,早期临床表现不明显,经历一段或长或短的糖尿病不需胰岛素治疗的阶段,称为"成人隐匿性自身免疫性糖尿病(LADA)"。属于免疫介导性 1 型糖尿病的亚型。LADA 约占临床初诊 2 型糖尿病患者的 10%,其早期临床表现貌似 2 型糖尿病,而以胰岛 β 细胞遭受缓慢的自身免疫损害为特征。流行病学研究表明 LADA 可能占到糖尿病患者总数的 2%～12%。典型的 LADA 患者通常超过 35 岁,不肥胖;糖尿病起初可用饮食控制,然而短时期后(数月至数年)即失效,需使用口服降糖药,并进展至必须使用胰岛素治疗。一般认为,与抗体阴性且肥胖的 2 型糖尿病患者相比,LADA 患者较快发展至胰岛素依赖阶段。这些患者的临床表现包括体重减轻、酮症倾向、血糖水平不稳定及 C 肽贮备严重减少。目前 LADA 尚无统一诊断标准。为了使 LADA 有一个统一的定义,中国 LADA 专家共识认为 LADA 的诊断标准为:糖尿病诊断成立后,排除妊娠糖尿病或其他特殊类型糖尿病,并具备下述 3 项:

(1)胰岛自身抗体阳性。

（2）年龄≥18 岁。

（3）诊断糖尿病后至少半年不依赖胰岛素治疗。LADA 患者在确诊后应避免使用磺脲类药物以保留残存的胰岛 β 细胞。在临床实践中,主张早期诊断并进行有效干预。旨在保护 LADA 患者的胰岛 β 细胞功能。改善其预后。

第四节　糖尿病的控制目标

一、糖尿病综合控制目标

我国 2 型糖尿病综合控制目标见表 1-4。

表 1-4　我国 2 型糖尿病综合控制目标

指　　标	目标值
血糖(毫摩/升)^a 空腹	4.4～7.0
非空腹	10
糖化血红蛋白(%)	<7
血压(毫米汞柱)	<140/80
总胆固醇(毫摩/升)	<4.5
高密度脂蛋白胆固醇(毫摩/升)男性	>1.0
女性	>1.3
低密度腊蛋白胆固醇(毫摩/升)未合并冠心病	<2.6
合并冠心病	<1.8
甘油三酯(毫摩/升)	<1.7
体重指数(千克/米^2)	<24
尿白蛋白/肌酐比值[毫克/毫摩(毫克/克)]男性	<2.5(22.0)
女性	<3.5(31.0)
尿白蛋白排泄率[毫克/毫摩/升(毫克/日)]	<20.0(30.0)
主动有氧活动(分钟/周)	≥150.0

注：^{a} 毛细血管血糖

二、血糖控制目标的个体化原则

糖尿病患者血糖控制目标应该遵循个体化原则,即对血糖控制的风险与获益、成本与效益和可行性方面进行科学评估,寻找较为合理的平衡。糖尿病患者居住地区、经济、受教育程度、医疗保障及医疗水平等诸多影响血糖控制的因素差别极大,地域差别较强,因此临床医生在设定糖尿病血糖控制目标时除考虑病理生理因素即病情外,还必须考虑社会因素。比如,自我血糖监测(SMBG)在我国开展不普遍,因此防范严重低血糖的发生必须放在首位,HbA1c目标的制定应统筹考虑安全性、可行性和科学性。因此,中华医学会内分泌学分会推荐根据病情分层和社会因素的差异给2型糖尿病患者相对合理的 HbA1c 值建议,力争做到安全达标。

对中国成人 2 型糖尿病 HbA1c 目标值的适用人群以 HbA1c 水平分层,总结于表1—5。

表1—5　中国成人 2 型糖尿病 HbA1c 目标值建议

HbA1c 水平	适用人群
<6.0%	新诊断、年轻、无并发症及伴发疾病,降糖治疗无低血糖和体重增加等不良反应;无须降糖药物干预者;糖尿病合并妊娠;妊娠期发现的糖尿病
<6.5%	<65 岁无糖尿病并发症和严重伴发疾病;糖尿病计划妊娠
<7.0%	<65 岁口服降糖药物不能达标合用或改用胰岛素治疗;≥65 岁,无低血糖风险,脏器功能良好,预期生存期>15 年;胰岛素治疗的糖尿病计划妊娠
<7.5%	已有心血管疾病(CVD)或 CVD 极高危
<8.0%	≥65 岁,预期生存期 5~15 年
<9.0%	≥65 岁或恶性肿瘤预期生存期<5 年;低血糖高危人群;执行治疗方案困难者如精神或智力或视力障碍等;医疗等条件太差

注:达标的前提是安全可行;HbA1c 较高者应防止高血糖症状、急性代谢紊乱和感染

总之,糖尿病患者的血糖控制目标要因人而异,有些患者可适当放宽,不要因为过分强调 HbA1c 达标或正常化而增加患者低血糖和死亡风险。

三、住院患者高血糖管理目标

对住院患者的高血糖管理不可能以 HbA1c 为目标,而是以血糖为目标值。中华医学会内分泌学分会提出高血糖管理总体原则:针对不同患者制定个体化的血糖控制目标;一般情况下不必快速降糖和快速达标;糖尿病患者住院期间血糖不一定要达标;降糖治疗应尽量避免低血糖,尽量避免超重及肥胖患者体重增加;另一方面,不能因采用宽松血糖管理而增加感染和高血糖危象的风险。

(一)血糖控制目标分层

(1)一般控制:FBG 或餐前血糖(PMBG):6~8 毫摩/升;2hPG 或不能进食时任意时点血糖水平:8~10 毫摩/升。

(2)宽松控制:FBG 或 PMBG:8~10 毫摩/升;2hPBG 或不能进食时任意时点血糖水平:8~12 毫摩/升,特殊情况可放宽至 13.9 毫摩/升。

(3)严格控制:FBG 或 PMBG:4.4~6.0 毫摩/升;2hPBG 或不能进食时任意时点血糖水平~8 毫摩/升。

(二)不同病情患者血糖控制目标的建议

1. 非手术住院患者

（1）新诊断、病程较短、无并发症和严重伴发疾病的非老年（＜65 岁）糖尿病患者。若降糖治疗无低血糖及体重增加（超重和肥胖患者）等不良反应，且有医疗条件和健康需求，依从性好，采用严格标准，即 FBG 或 PMBG4.4～6.0 毫摩/升，2hPBG 或不能进食时任意时点血糖 6～8 毫摩/升。

（2）低血糖高危人群。糖尿病病程＞15 年、有无感知性低血糖病史、有严重伴发病如肝肾功能不全或全天血糖波动大并反复出现低血糖症状的患者，住院治疗期间加强血糖监测、避免低血糖的发生是血糖管理的前提条件，采用宽松标准，即 FBG 或 PMBG8～10 毫摩/升，2hPBG 或不能进食时任意时点血糖水平 8～12 毫摩/升，甚至最高血糖可放宽至 13.9 毫摩/升。

（3）心脑血管病患者及脑心血管病高危人群。对已患有心脑血管病的患者，采用宽松目标，即 FBG 或 PMBG8～10 毫摩/升，2hPBG 或不能进食时任意时点血糖水平 8～12 毫摩/升，甚至最高血糖可放宽至 13.9 毫摩/升。对心脑血管病高危人群，采用一般标准，即 FBG 或 PMBG6～8 毫摩/升，2hPBG 或不能进食时任意时点血糖水平 8～10 毫摩/升。

（4）特殊人群。肝肾功能不全：采用宽松标准，即 FBG 或 PMBG8～10 毫摩/升，2hPBG 或不能进食时任意时点血糖水平 8～12 毫摩/升，甚至最高血糖可放宽至 13.9 毫摩/升。糖皮质激素治疗：采用一般标准，即 FBG 或 PMBG6～8 毫摩/升，2hPBG 或不能进食时任意时点血糖水平 8～10 毫摩/升。老年患者：年龄＞80 岁的患者采用宽松标准，即 FBG 或 PMBG8－10 毫摩/升，2hPBG 或不能进食时任意时点血糖水平：8～12 毫摩/升，甚至最高血糖可放宽到 13.9 毫摩/升。预期寿命＜5 年，如癌症、精神或智力障碍、老年独居、胃肠外营养或胃肠营养等：采用宽松标准，即 FBG 或 PMBG8～10 毫摩/升，2hPBG 或不能进食时任意时点血糖水平 8～12 毫摩/升，甚至最高血糖可放宽至 13.9 毫摩/升。独居的非老年患者：若无低血糖风险及脑心血管病等，采用一般标准，即 FBG 或 PMBG6～8 毫摩/升，2hPBG 或不能进食时任意时点血糖水平 8～10 毫摩/升。

2. 重症监护病房（ICU）患者

包括外科 ICU（SICU）及内科 ICUCMICU），采用宽松标准，即 FBG 或 PMBG8－10 毫摩/升，2hPBG 或不能进食时任意时点的血糖水平 8～12 毫摩/升。

表 1－6　非手术住院及重症监护病房患者高血糖控制目标

病情分类	血糖控制目标		
	宽松	一般	严格
新诊断、非老年、无并发症及伴发疾病，降糖治疗无低血糖和体重增加等不良反应			√
低血糖高危人群	√		
心脑血管病患者及心脑血管病高危人群	√	或√	
特殊群体			

续表

病情分类	血糖控制目标		
	宽松	一般	严格
肝肾功能不全	√		
糖皮质激素治疗		√	
高龄老年	√		
预期寿命＜5年(如癌症等)	√		
精神或智力障碍	√		
独居			
老年	√		
非老年		√	
重症监护病房(ICU)			
胃肠内或外营养	√		
外科 ICU(SICU)	√		
内科 ICU(MICU)	√		

3. 围手术期高血糖患者

(1)择期手术术前、术中及术后。普通大中小手术:若以 HbA1c 标准,术前 HbA1c＜8.5％即可;若以血糖为标准,术前、术中及术后采用宽松标准,即 FBG 或 PMBG8～10毫摩/升,2hPBG 或不能进食时任意时点血糖水平 8～12 毫摩/升,短时间＜15 毫摩/升也可接受。对非老年患者,如身体状况良好,无心脑血管并发症风险,或单纯应激性高血糖,可采用一般标准,即 FBG 或 PMBG6～8 毫摩/升,2hPBG 或不能进食时任意时点血糖水平 8～10 毫摩/升。精细手术(如整形等):采用严格标准,即 FBG 或 PMBG4.4～6.0 毫摩/升,2hPBG 或不能进食时任意时点血糖水平 6～8 毫摩/升。器官移植手术:采用一般标准,即 FBG 或 PMBG6～8 毫摩/升,2hPBG 或任意时点血糖水平:8～10 毫摩/升。

(2)急诊手术术中及术后。血糖控制目标与相应手术类型的择期手术术中及术后相同。围手术期血糖管理目标归纳见表1-7。

表 1-7 中国成人围手术期住院患者高血糖管理目标

病情分类	血糖控制目标		
	宽松	一般	严格
择期手术（术前、术中、术后）			
大中小手术		√	
精细手术（如整形）			√
器官移植手术		√	
急诊手术（术中、术后）			
大中小手术	√		
精细手术（如整形）			√
器官移植手术	√		

四、妊娠时血糖控制目标

（1）GDM 患者：妊娠期血糖应控制在餐前及餐后 2 小时的血糖值分别为≤5.3 毫摩/升、6.7 毫摩/升（95 毫克/分升、120 毫克/分升），特殊情况下可测餐后 1 小时血糖≤7.8 毫摩/升（140 毫克/分升夜间血糖不低于 3.3 毫摩/升（60 毫克/分升）；妊娠期 HbA1c 宜＜5.5%。

（2）PGDM 患者妊娠期血糖控制应达到下述目标：妊娠早期血糖控制勿过于严格，以防低血糖发生；妊娠期餐前、夜间血糖及 FPG 宜控制在 3.3~5.6 毫摩/升（60~99 毫克/分升），餐后峰值血糖 5.6~7.1 毫摩/升（100~129 毫克/分升），HbA1c＜6.0%。

第五节 口服降糖药

糖尿病口服降糖药分为磺脲类（胰岛素促泌剂）、双胍类、α-糖苷酶抑制剂、噻唑烷二酮（胰岛素增敏剂）、非磺脲类胰岛素促泌剂、格列汀类（DPP-4 抑制剂）、钠-葡萄糖协同转运蛋白 2（SGLT2）抑制剂。

一、双胍类降糖药

（一）双胍类药物的种类

双胍类口服降糖药包括苯乙双胍（降糖灵）和盐酸二甲双胍。盐酸二甲双胍有：格华止，每片 500 毫克、850 毫克；迪化糖锭，每片 500 毫克；二甲双胍，每片 250 毫克、500 毫克；美迪康，每片 250 毫克；盐酸二甲双胍肠溶片，每片 250 毫克；盐酸二甲双胍缓释片，每片 500 毫克。

盐酸二甲双胍是目前国际、国内临床上主要应用的双胍类，已有 50 多年的历史。

许多国家和国际组织制定的糖尿病诊治指南中推荐二甲双胍作为 2 型糖尿病患者控制高血糖的一线用药和药物联合中的基本用药。2010 年起,《中国 2 型糖尿病指南》根据药物卫生经济学、疗效和安全性等方面的临床证据,结合我国国情,将二甲双胍列为 2 型糖尿病患者的一线首选治疗药物。若无禁忌证,二甲双胍应一直保留在糖尿病的治疗方案中。一些医生和患者可能会担忧应用二甲双胍后的乳酸性酸中毒的风险。但没有来自前瞻性的研究显示会增加乳酸性酸中毒的发生风险。相反,大量的数据显示在适应证范围内使用二甲双胍是安全的,不会增加乳酸性酸中毒的发生率。

(二)二甲双胍的适应证和禁忌证

1. 适应证

(1)2 型糖尿病患者,特别是肥胖型糖尿病患者,经饮食、运动等基础治疗后未能控制病情时,本药为首选用药。

(2)对 1 型糖尿病患者可以试用二甲双胍与胰岛素联合应用,能减少胰岛素用量。

(3)磺脲类药控制血糖不满意者,加服二甲双胍常可有效。

(4)磺脲类药有变态反应或发生继发性失效者,可服用二甲双胍。

(5)胰岛素抵抗的糖尿病患者,加用二甲双胍可减少胰岛素剂量及改善胰岛素抵抗。

(6)糖尿病伴有高脂血症者可选用。

2. 禁忌证

(1)糖尿病并发酮症酸中毒、乳酸性酸中毒、高渗性昏迷、失血、脱水、重症感染、创伤、高热、接受大型手术,均不宜服用。

(2)有肝肾功能损害、慢性胃肠病、消瘦、黄疸者不宜选用。当肾功能不全[血肌酐水平男性＞133 微摩/升(1.5 毫克/分升),女性＞124 微摩/升(1.4 毫克/分升)或肾小球滤过率(GFRX45 毫升/分钟]时,不宜服用。

(3)有心力衰竭、心肌梗死或缺氧者,不宜服用。

(4)服用二甲双胍后,有严重的恶心、呕吐、腹痛、腹泻等消化道症状而不能耐受者,不宜选用。

(5)有严重并发症的糖尿病患者,对二甲双胍十分敏感,必须禁用。

(6)酒精成瘾、以往有乳酸性酸中毒史、使用静脉造影剂、长期服用西咪替丁者,不宜服用。

(7)慢性营养不良、极度消瘦的糖尿病患者及 1 型糖尿病患者不可单独使用本药。

(8)在造影检查使用碘化造影剂时,应暂时停用二甲双胍。

(三)二甲双胍的不良反应

1. 胃肠道反应

腹泻、恶心、腹部不适,从小剂量开始并逐渐加量是减少其不良反应的有效方法。

可在餐中或餐后服用;亦可服用复方氢氧化铝、氢氧化铝减轻消化道反应。

2．维生素缺乏

二甲双胍可减少肠道吸收维生素 B_{12},导致维生素 B_{12}、叶酸吸收不良,使血红蛋白生成减少,可产生巨红细胞贫血。

3．低血糖

二甲双胍单独应用不会引起低血糖,但在与磺脲类口服降糖药或胰岛素合用时,也会出现低血糖。

4．乳酸性酸中毒

二甲双胍较少引起。有严重的心、肾、肝疾病的患者和慢性缺氧的患者忌用双胍类药物,以避免并发乳酸性酸中毒的危险。

5．其他不良反应

有时表现疲倦乏力、头晕、体重减轻,少数患者偶见皮疹。

（四）双胍类药物的临床应用方法

1．苯乙双胍的作用特点与使用方法

苯乙双胍属于双胍类降糖药物,但是在二甲双胍广泛应用于临床后,由于其不良反应（主要是乳酸性酸中毒）明显,限制了它的应用。现苯乙双胍在欧美及日本已被禁用,但在我国边远农村地区仍有部分人群使用。

2．格华止、迪化糖锭等的作用特点与使用方法

（1）格华止的特点及用法:格华止单独使用不引起低血糖反应。格华止降血糖作用肯定,对空腹、餐后高血糖均有明显的降低作用,有利于糖尿病长期控制。但过量可引起维生素 B_{12} 吸收不良。

（2）格华止的服用方法:每片 500 毫克,开始剂量 $500\sim1000$ 毫克,一般用量每日 $500\sim2000$ 毫克,每日维持量 500 毫克,最大量不宜超过 2000 毫克。餐前或进餐中、餐后服用,以后视疗效调整用量。

（3）迪化糖锭、二甲双胍、美迪康:均为二甲双胍降血糖药,它们的主要特点大同小异。

3．盐酸二甲双胍肠溶片的作用特点与使用方法

盐酸二甲双胍肠溶片的降糖作用与其他双胍类的降糖药物一样,具有增强胰岛素敏感性,减少胃肠道对葡萄糖的吸收,不增加体重等效应,显著特点为:

（1）药片进入体内在小肠崩解,溶出药物并吸收,从而避免了上消化道不良反应的出现,如厌食、恶心等,使更多的糖尿病患者能接受该药物的治疗。

（2）药片在小肠崩解吸收,避免了胃酸造成的损耗,比普通片剂的生物利用度要高,增强了降糖作用,更有效地控制餐后血糖水平。

盐酸二甲双胍肠溶片的服用方法:盐酸二甲双胍肠溶片每片为 250 毫克,一般每次 $250\sim500$ 毫克,每日 3 次,在饭前 30 分钟服用,使血糖浓度与餐后血糖高峰更趋同步,逐渐加量。充血性心力衰竭,肝、肾功能不全,糖尿病并发酮症酸中毒和急性感染时禁用,孕妇慎用。

4. 盐酸二甲双胍缓释片的作用特点与使用方法

为长效制剂;降糖作用、不良反应、禁忌证同二甲双胍。每片 500 毫克,建议整片吞服。单次服用,建议晚餐时服用,最大量不宜超过 2000 毫克。

二、磺脲类降糖药

(一)磺脲类药物的种类

1. 第一代磺脲类药物

(1)氯磺丙脲:每片 100 毫克。

(2)甲苯磺丁脲(D860):每片 500 毫克。

2. 第二代磺脲类药物

(1)格列本脲(优降糖):每片 2.5 毫克。

(2)格列吡嗪(美吡达):每片 5 毫克;迪沙片,每片 2.5 毫克。

(3)格列吡嗪控释片(瑞易宁):每片 5 毫克。

(4)格列齐特(达美康):每片 80 毫克。

(5)格列喹酮(糖适平):每片 30 毫克。

3. 第三代磺脲类药物

(1)格列美脲(亚莫利、万苏平):每片 2 毫克。

(2)格列美脲(迪北):每片 1 毫克。

(二)磺脲类药物的适应证和禁忌证

1. 适应证

(1)中年以上起病的 2 型糖尿病,经饮食治疗及运动治疗仍未能满意控制血糖者,可选用。

(2)2 型糖尿病病史<5 年,空腹血糖>11.1 毫摩/升(200 毫克/分升),未曾用过胰岛素治疗,体重正常或轻、中度肥胖者。

(3)2 型糖尿病每日仅需胰岛素量<40 单位,不愿继续使用胰岛素治疗,可试改用磺脲类药物替代。如胰岛素日需量<20 单位者效果更好。

(4)2 型糖尿病虽然病史较长,但经检测血浆胰岛素、C-肽水平,证实胰岛尚有一定分泌功能者。

2. 禁忌证

(1)1 型糖尿病或胰源性糖尿病者。

(2)1 型糖尿病合并酮症酸中毒、高渗性昏迷或乳酸性酸中毒者。

(3)1 型糖尿病合并严重感染、高热、外伤、外科手术和各种明显的心、脑、肝、肾、眼、神经等并发症者。

(4)妊娠和哺乳期高血糖者。

(5)有黄疸、造血系统受抑制、白细胞减低者。

(6)对磺脲类、磺胺类药物有不良反应及过敏史者。

(三)磺脲类药物的不良反应与低血糖反应特点

1. 磺脲类降糖的不良反应

（1）引起低血糖，以氯磺丙脲和格列本脲最多见。老年患者更易发生低血糖，应高度警惕。

（2）可出现食欲减退、恶心呕吐、腹痛、腹泻等消化道反应，减量或停药后症状可缓解。

（3）引起皮肤瘙痒、红斑、荨麻疹、麻疹样皮疹及斑丘疹等皮损，这些皮肤反应于药量减少或停用后，可以逐渐消退。如出现严重的剥脱性皮炎时，应立即停用。

（4）发生暂时性白细胞和血小板下降、溶血性贫血、全血细胞减少等血液系统反应。因此，于服药期间要注意检查血常规。

（5）出现胆红素滞留性黄疸、谷丙转移酶及碱性磷酸酶升高以致损害肝功能，甚至可引起中毒性肝炎（罕见）。

（6）可出现低血糖昏迷、癫痫、嗜睡、眩晕、四肢震颤、共济失调等神经系统症状，以格列本脲多见。

2. 磺脲类降糖药引起低血糖反应的特点

磺脲类口服降血糖药是引起药物性低血糖症的主要原因，可能与该类药物的半衰期较长有关，从而增加了低血糖反应的机会。该类药物引起的低血糖反应，常常不如胰岛素那样引起人们的重视，易被误诊或漏诊而错过最佳治疗机会。而且低血糖反应持久，短期难以纠正，增加了治疗上的困难，以致死亡率高。尤其老年糖尿病患者，由于诸多的原因，易引起低血糖反应，应高度警惕。

3. 影响磺脲类降糖药物效应的有关药品

在服用磺脲类降糖药时，必须注意与治疗其他疾病药物的相互影响与干扰。根据药物对低血糖调节的影响，影响磺脲类降糖药物效应的药物大致分为以下两大类：

（1）加强磺脲类降血糖作用的药物：

1）水杨酸类、保泰松、吲哚美辛、磺胺类、青霉素、丙磺舒、双香豆素类、抗凝血药（华法林）、氨甲蝶呤等，能在磺脲类药与血浆蛋白结合部分发生竞争置换，使磺脲类药游离而增强其降血糖作用，但对第二代磺脲类药则无此作用。

2）氯霉素、保泰松、双香豆素及磺胺苯吡唑等因抑制酶系统，有协同降糖作用。

3）能从肾小管分泌与氯磺脲等发生竞争，抑制磺脲类排泄的药物，如丙磺舒、保泰松、双香豆素和其他有机酸类药物，亦可加强磺脲类的降血糖作用。

4）普萘洛尔（β—肾上腺素能非选择性阻滞药）、胍乙啶（神经节阻滞药），能抑制儿茶酚胺、胰高糖素，加强降血糖的效果，必须慎用。

5）雄激素、大量饮酒、氯贝丁酯、土霉素、丙咪嗪等，亦可增强磺脲类的降糖作用。

（2）拮抗磺脲类降血糖作用的药物：

1）糖皮质激素、雌激素（如女性避孕药），能抑制胰岛素受体敏感性而使血糖升高。

2）肾上腺素、去甲肾上腺素、苯丙胺、麻黄素及其他拟交感神经制剂，因抑制胰岛素分泌及促进肝糖原分解，所以可使糖尿病病情加重。

3）噻嗪类利尿剂通过抑制胰岛细胞释放胰岛素，促使血糖升高，作用最强的是二氮嗪。

4）链脲霉素对胰岛细胞具有直接抑制作用，动物实验证实，能促进糖尿病发生。

5）烟酸药可引起糖耐量下降，并通过末梢组织抑制对葡萄糖的利用。

6）甲状腺激素有对抗胰岛素降低血糖的作用。

（四）磺脲类药物的临床应用方法

1. 格列本脲（格列本脲）的特点与使用方法

（1）作用特点：

1）格列本脲的降血糖作用强而迅速，其强度为 D860 的 200 倍，即 1 片 2.5 毫克的格列本脲大致相当于 1 片 500 毫克的 D860。格列本脲和格列吡嗪相比，其降糖效果略高于格列吡嗪。

2）格列本脲继发性失效低，耐受性好，口服 15 分钟血糖下降，强而快，90 分钟达高峰，此后虽逐渐降低，但可持续 24 小时。因此，鉴于格列本脲半衰期较长，小剂量治疗时以早餐前 1 次服药为宜。口服第一天内，其代谢产物经胆汁和肾排出者各约占 50%。

3）格列本脲除了具有一般磺脲类药的作用外，还有抗血小板聚集和促进周围组织对葡萄糖利用的作用。

4）格列本脲引起低血糖，往往不像胰岛素那样被人们所认识，易延误治疗。如低血糖持久，则难以纠正且死亡率高。因此，老年糖尿病患者和并发心、脑、肾病变及过度肥胖者，当慎用或不用。

（2）格列本脲的服用方法：规格为每片 2.5 毫克及 5 毫克两种。开始每日剂量 2.5～5 毫克，一般每日用量 2.5～10 毫克，每日最大限量为 10～20 毫克，但一般不超过 I5 毫克/日。格列本脲，每日不超过 10 毫克者，于早饭前 1 次服为宜，亦可分服；超过 10 毫克/日，应分为 2～3 次，口服。

服药时间，须注意低血糖反应及其他不良反应。

（3）格列本脲引起的低血糖反应的特点：

1）突然发生低血糖症。

2）血糖下降幅度快而迅速，血糖值可低达 0.3～2.2 毫摩/升。

3）临床症状严重，常出现脑部症候群，并迅速进入昏迷。

4）病情持续时间长，可达 10～20 小时或数日。

5）病情严重程度与剂量无关。

6）高龄患者抢救不及时，预后差，死亡率高达

（4）格列本脲与胰岛素联合治疗：临床发现，在 2 型糖尿病患者中格列本脲始用有效，继用无效时，可在继续服用格列本脲的基础上，于睡前再加小剂量中效胰岛素（NPH）进行联合治疗，3 个月空腹血糖和餐后血糖均下降，糖化血红蛋白亦下降。

2. 格列吡嗪（格列吡嗪）的作用特点与使用方法

（1）作用特点：

1）格列吡嗪的降血糖强度为 D860 的 100 倍，仅略低于格列本脲，为作用强且持

久、速效性口服降糖药。

2)格列吡嗪主要由肝脏代谢,代谢产物无活性,长期使用无蓄积作用,并在 24 小时内经肾脏排出 97％,故不会有持续的低血糖发生。

3)格列吡嗪可抑制血小板聚集和促进纤维蛋白溶解,亦可降低甘油三酯和总胆固醇,并能促进血中高密度脂蛋白胆固醇升高,有利于纠正糖尿病患者脂质代谢紊乱和预防心血管并发症。

(2)格列吡嗪的服用方法:每片 5 毫克,每日 2.5～15 毫克,最大剂量每日 30 毫克。每日 10 毫克以内,应于餐前 30 分钟服,超过 10 毫克应分服。30 分钟后开始生效。

总之,糖尿病患者餐前 30 分钟服用格列吡嗪,会达到最大降糖效应。有些患者在早餐前服用全量,会得到很好的控制效果,但有些分次服用亦显示良好的疗效。曾使用长效磺脲类药的糖尿病患者,换用格列吡嗪时,应小心观察至少 1 周血糖的变化,这是基于药物间潜在的相加作用。

3. 格列吡嗪(迪沙片)的作用特点与使用方法

(1)作用特点:迪沙片和格列吡嗪的通用名均为格列吡嗪,主要作用为刺激胰岛 β 细胞分泌胰岛素,其作用机制是与 β 细胞膜上的磺酰脲受体异形结合,从而使 K^+ 通道关闭,引起膜电位改变,于是 Ca_2^+ 通道开启,细胞液内 Ca_2^+ 升高,促使胰岛素分泌。此外,格列吡嗪还有胰腺外效应,包括减轻肝脏对外周组织(肌肉、脂肪)胰岛素抵抗状态。

迪沙片吸收快,口服后 1～2.5 小时,血药浓度达峰值,清除半衰期为 3～7 小时。主要经肝代谢失去活性。第一天 97％ 排出体外,第二天 100％ 排出体外。65％～80％ 经尿液排出,10％～15％ 随粪便排出。

(2)迪沙片的服用方法:每片 2.5 毫克,口服,开始每次 2.5 毫克(1 片),也可以每次 1.25 毫克(半片),每日 2～3 次,三餐前服用,必要时 7 日后每日递增 2.5 毫克(1 片)。一般每日剂量为 5～15 毫克(2～6 片),最大剂量每日不超过 20～30 毫克(8～12 片)。

4. 格列吡嗪控释片(瑞易宁)的作用特点与使用方法

(1)作用特点:格列吡嗪控释片能促进胰岛素分泌,增加外周组织对胰岛素的敏感性,降低肝糖的输出,可显著降低空腹血糖和餐后血糖水平,有效控制全天血糖的输出,不增加低血糖发生率。由于瑞易宁的活性成分为格列吡嗪,采用"胃肠道治疗系统"制备为控释片剂,每日 1 次服药,可全天保持稳定的格列吡嗪血药浓度。对照研究提示,瑞易宁能促进胰岛素"按需分泌",显著提高胰岛素敏感性,与普通格列吡嗪片比较,可显著降低空腹血糖水平。口服瑞易宁,2～3 小时后血浆格列吡嗪逐渐增加,6～12 小时达到最大浓度,全天血药浓度波动小。服药 5 天后血药浓度达到稳定,老年患者达稳定时间需 6～7 天。

(2)服用方法:格列吡嗪控释片,每片 5 毫克,起始剂量为 5 毫克,推荐与早餐同服。根据血糖控制情况调整剂量,每次加 5 毫克,最大剂量为 20 毫克,每日 1 次。常用剂量为 5～10 毫克。

（3）注意事项：同其他磺脲类药物一样，瑞易宁亦有可能产生低血糖。患有严重胃肠疾患，如严重胃肠狭窄、严重腹泻者不宜使用。瑞易宁应整片吞服，不应嚼碎或掰开服用。粪便中如出现片剂样物为正常现象，此为包裹片剂的不溶性外壳。

5. 格列齐特Ⅱ（达美康）的作用特点与使用方法

（1）作用特点：格列齐特是第二代磺脲类降糖药。其降糖强度为 D860 的 10 倍，疗效弱于格列本脲，作用温和，耐受性好，无明显不良反应，最适宜老年糖尿病患者及肥胖型患者。格列齐特能改善糖类的新陈代谢，使过高的血糖稳定地恢复正常水平，并通过减低血小板的粘连和集结，防止毛细血管纤维的异常积聚，有抗毛细血管栓塞的作用，减低毛细血管对肾上腺素的过度感应，格列齐特能防治糖尿病引起血管组织上的各种并发症，如糖尿病性心脏病、糖尿病性脑血管病、视网膜毛细血管病（失明）、糖尿病性肾病（肾衰竭）、神经系统毛细血管病（神经营养失调性损害）等。

格列齐特服药后 2～6 小时血浆浓度达到高峰，一般每日服药 2 次即可获得最佳疗效。其高峰浓度过后，虽然作用逐渐降低，但可维持 24 小时。格列齐特与其他磺脲类降糖药一样，在肝内代谢，其代谢产物 60％～70％自肾脏排泄，10％～20％自胃肠道排出。

格列齐特药理作用特点：

1）促进胰岛素 β 细胞分泌胰岛素，恢复胰岛素早期分泌峰，增强胰岛 β 细胞对葡萄糖的生理反应，改善胰岛素受体对胰岛素的敏感性。

2）降低血小板黏附力及血黏度，改善微循环。

3）减缓和防止糖尿病视网膜等病症的恶化。

4）对糖尿病肾病，随着血糖和血压良好的控制，能显著降低尿蛋白。

（2）格列齐特的服用方法：格列齐特每片为 80 毫克，用法用量视病情而选用。通常开始服量为每日 2 片，于早晚餐前各服 1 片，连服 3 周，再复查血糖、尿糖，根据化验结果，可减为每日 1 片或增至每日 3 片，如糖尿病被控制，且较满意，可每日 1 片维持治疗；如治疗效果不佳，患者血糖仍高者，可与胰岛素连用。

（3）注意事项：肾功能不全者应慎用。可连同抗凝药物应用。服药期间，应经常做血糖测定。

（4）格列齐特Ⅱ与格列齐特Ⅰ的区别：

1）溶出速率不同：格列齐特Ⅱ溶出度不仅适合患者的病理特点，也可以帮助患者减少低血糖的发生。格列齐特Ⅱ在 60～180 分钟内溶出量为 50％～70％，格列齐特Ⅰ半小时溶出度为 75％，溶出度比格列齐特Ⅱ快很多。

2）胰岛素水平不同：服用格列齐特Ⅰ治疗的病人，治疗后空腹胰岛素水平明显比治疗前高，而餐后胰岛素水平却降低。服用格列齐特Ⅱ空腹胰岛素水平前后无变化，餐后胰岛素水平却明显提高，因此格列齐特片Ⅱ比格列齐特片Ⅰ具备生理性恢复胰岛素分泌的特点，同时发生低血糖的危险性也比格列奇特Ⅰ低。

6. 格列齐特缓释片的作用特点与使用方法

（1）作用特点：

1)格列齐特缓释片与其他磺脲类药物的区别在于它能够恢复胰岛素早期分泌峰,增强胰岛素敏感性,由此在治疗的初期即起效。

2)本药既可以防止低血糖和继发性β细胞功能衰竭,又影响体重,患者对其耐受性良好。

3)本药的生物利用度几乎为100%,清除半衰期为17小时,不受进食影响,每日1次只需30毫克(1片)的剂量,有效控制24小时血糖,这种作用可以长期维持,提高了患者的治疗顺应性。

4)本药独特的血管保护性可以防止2型糖尿病时的血栓形成过程。

(2)格列齐特缓释片服用方法:治疗的初始剂量为30毫克,早餐时服用。此为临床有效剂量,根据需要可把剂量增加到每日120毫克。对老年、肾功能不全和肥胖型糖尿病等各类患者格列齐特缓释片能够有效控制24小时血糖水平。可单独应用,亦可与双胍类药物、糖苷酶抑制剂或胰岛素联合应用,均有治疗较好的效果。

7. 格列喹酮(糖适平)的作用特点和使用方法

(1)格列喹酮的作用特点:格列喹酮降糖效果与D860相仿。排泄不受肾功能影响,95%主要从胃肠道排出,不到5%从肾脏排泄。在磺脲类药中,格列喹酮为唯一排泄不受肾功能影响的药物,同时具有低血糖发生率低(0.06%)、继发失效率亦低(5%～10%)等不良反应小和容易耐受的特点,为糖尿病合并肾病之首选药,尤适宜于老年糖尿病及对已有肾功能不全而肝功能良好的糖尿病患者。

(2)格列喹酮的服用方法:每片30毫克,剂量因病情而异,通常每日剂量最小15毫克,最大量为180毫克。由于格列喹酮的作用时间短,其剂量可根据患者情况灵活调整。剂量范围每日1～3次,可适应每个人的要求。此外,它能使治疗从开始时的控制稳定阶段到后期整个疗程都安全有效。

(3)注意事项:所有磺脲类药物都能引起低血糖。对老年人和肾功能不全者,长效的磺脲类药物是特别危险的。因此,对这些患者建议使用短效的磺脲类药物。对有轻、中度肾功能不全者,格列喹酮更为适合。

8. 格列美脲(亚莫利、万苏平、迪北)的作用特点与使用方法

(1)作用特点:格列美脲对胰岛素分泌和抵抗具有双重作用,为第三代磺脲类降糖药,作用于胰岛β细胞,也有胰外降血糖作用,有节省胰岛素的效果,剂量有1毫克/片,2毫克/片。低剂量,每日1次,有效控制24小时血糖。剂量范围1～6毫克/日,最大剂量6毫克/日,一次服用,提高了患者对磺脲类药物的顺应性,服用时间宽松。增强胰岛素敏感性和模拟胰岛素作用,即发挥独特的节省胰岛素作用,在较少刺激内源性胰岛素分泌的情况下,能较好地控制血糖,较少的低血糖反应,尤其是服药的头两周内,对心血管系统影响很小,提高了服用的安全性。继发性失效发生率低于其他磺脲类药物。由于格列美脲具有节省胰岛素的作用,故对调节血脂及减轻体重方面也有一定的益处。

(2)格列美脲药理作用特点:

1)刺激胰岛素分泌。格列美脲的降糖活性明显高于传统的磺脲类药物,这主要

得益于它能够与β细胞小分子蛋白受体结合,从而更有力、更灵活地促进胰岛素分泌。

2)对ATP敏感K$^+$通道的选择性强。对心肌细胞、血管平滑肌上的该类通道结合明显减弱,所以对心血管系统的影响较小。

3)胰外降血糖作用。磺脲类药物具有胰外降血糖作用,或称为非胰岛依赖的降糖作用。比较格列美脲和格列苯脲通过刺激葡萄糖代谢的关键酶及改善葡萄糖转运去磷酸化,激活糖原合成酶的活性,格列美脲是格列苯脲的2.5倍;激活脂肪合成酶的能力,格列美脲是格列苯脲的1.9倍。格列美脲在磺脲类药物中的胰外降糖作用最强,它能提高糖原合成2.5倍,脂肪合成4倍,其作用是第二代磺脲类药物格列本脲的2倍,继发性失效发生率低于其他磺脲类药物。

4)格列美脲能降低体重、降低总胆固醇和低密度脂蛋白胆固醇。用格列美脲治疗,胰岛素分泌较少,因而较少引起饥饿。病人进食减少,则体重不会增加,提高坚持饮食控制的顺应性。格列美脲能使外周组织对葡萄糖的摄取和利用增加,使葡萄糖转化为脂肪的量减少。格列美脲的降脂作用,可能与肥胖者服药后对外周葡萄糖利用增加,血糖改善,而使已是高胰岛素血症的病人胰岛素分泌进一步增加有关。

(3)格列美脲服用方法:每日1次,有效控制24小时血糖浓度。格列美脲6毫克每日1次与3毫克每日2次,对24小时的血糖控制程度相同,每日1次的优势在于能显著增加患者对治疗的顺应性,而这在老年患者中尤其明显。与传统磺脲类药物不同,格列美脲在餐前即刻服用与餐前半小时服用的降糖作用相同,建议在餐前即刻服用。

(4)亚莫利服用方法:每片2毫克。亚莫利的活性成分为格列美脲,属磺脲类降糖药。亚莫利用量一般应视血糖水平而定,应使用获得血糖满意控制的最小剂量。根据定期血糖检测结果确定亚莫利的初始剂量及维持剂量,检测血糖、糖化血红蛋白确定该药是否出现原发或继发性失效。初始剂量及剂量调整:初始剂量为1毫克,每日1次。若需要,可以增加每日的剂量。建议根据血糖检测结果,逐渐增加剂量,如每1～2周按以下步骤增加剂量:1毫克→2毫克→3毫克→4毫克→6毫克,仅个别病人需用至8毫克。在医生指导下使用亚莫利,并据医生处方按时按量服用。若发生服药差错,如漏服1次药,不可于下次服药时以大剂量来纠正。对这些差错(特别是漏服1次药)或在患者不能按时服药的某些情况下,患者需事先与医生讨论,并获同意方可采取相应措施。如果发现服用量过高或服用了额外的剂量,必须立即通知医生,由医生根据患者的生活方式确定其服药时间。一般每日1次顿服即可,建议于早餐之前服用,若不吃早餐,则于第一次正餐之前即刻服用。尤其应注意,服药后不要忘记进餐。服用片剂时,不得嚼碎,并以足量的水(约半杯)送服。获得糖尿病良好控制的剂量范围:一般讲,糖尿病得到良好控制的患者,每日剂量为1～4毫克,仅少数患者每日剂量大于6毫克。随着糖尿病症状的改善,胰岛素敏感性的增加,亚莫利需要量也应逐渐减少,为避免低血糖发生,应及时减少药量。亚莫利与其他口服降糖药没有确切的剂量关系。当用亚莫利代替其他口服降糖药时,建议起始剂量为每日1

毫克,即使正在使用最大剂量的其他口服降糖药时也应该如此。所有亚莫利剂量的增加,都应该遵照"初始剂量及剂量调整方法"的要求去做。有的时候,考虑到以前降糖药的效力及持续作用时间,需要中断一下治疗,以避免药物累加作用引起低血糖。

(5)万苏平的服用方法:万苏平每片 2 毫克,起始剂量为 1～2 毫克,每日 1 次,早餐或第一次进餐前给药。推荐最大剂量 8 毫克。根据血糖控制情况增加剂量,每 1～2 周剂量上调不超过 2 毫克。

(6)迪北的服用方法:迪北每片 1 毫克,首次剂量为每日 1 毫克。一般每天早餐时随餐 1 次顿服。以后根据血糖检测结果,在医生指导下,每 1～2 周可逐步调整剂量,每次调整剂量以 1 毫克为单位,建议每日最大剂量不超过 8 毫克。用本药代替其他类口服降糖药时,请在医生指导下,考虑以前所服降糖药物影响,避免药物累加作用而引起低血糖。用本药代替传统磺脲类口服降糖药时,可以直接替换而无须断药。

9. 消渴丸的作用特点与使用方法

(1)作用特点:消渴丸是中西药结合的产品。消渴丸主要成分有北芪、生地黄、天花粉、格列本脲(每丸含 0.25 毫克),具有益气养阴、生津止渴之功效,能改善多饮、多尿、多食、消瘦症状,使血糖、尿糖逐渐正常。不良反应同格列本脲。适用于 2 型糖尿病患者,对初发病、轻度、中度的患者疗效显著。

(2)消渴丸的用法:初服者 5 丸(1.25 毫克格列本脲),每日 3 次,根据血糖情况,逐渐增减。如未见疗效时,可从每次 5 丸递增至 10 丸(2.5 毫克格列本脲),每日 3 次,饭前 30 分钟服用,至出现疗效时,逐渐减少为每日 2 次的维持量。使用期间严禁加服格列本脲药物。肝功能不全患者慎用,1 型糖尿病及有严重并发症的患者禁用。

总之,磺脲类在临床应用已达半个多世纪之久,其临床疗效被大量循证医学证据及实践经验所证实。磺脲类既可单用于胰岛 β 细胞具有一定分泌功能且无禁忌证的 2 型糖尿病患者,也可与包括二甲双胍在内的多种降糖药联合应用。在新型降糖药不断涌现、循证医学证据不断累积的今天,磺脲类仍然是各国临床指南推荐的核心降糖药物之一。

中国 2 型糖尿病防治指南(2013 年版)指出,生活方式干预是 2 型糖尿病的基础治疗措施,如果单纯生活方式干预的治疗不能使血糖控制达标,必须开始药物治疗。对于不适合二甲双胍治疗者,可选择包括磺脲类在内的胰岛素促泌药作为替代二甲双胍的一线备选降糖药物。如单独使用二甲双胍而血糖仍未达标,可加用胰岛素促泌药。磺脲类如果使用不当可导致低血糖,特别是在老年患者和肝、肾功能不全者。磺脲类还可以导致体重增加。有肾功能轻度不全的患者,宜选择格列喹酮。患者依从性差时,建议每日 1 次服用磺脲类。

美国糖尿病学会(ADA)和欧洲糖尿病研究协会(EASD)2015 年更新了《2 型糖尿病患者的高血糖管理:以患者为中心的治疗声明》。在二甲双胍治疗 3 个月血糖控制不佳后,可考虑在二甲双胍的基础上联用磺脲类,对于用餐时间不规律或使用磺脲类时出现餐后低血糖的患者,可用速效促泌药(氯茴苯酸类)替换磺脲类。针对磺脲类的特点,指南指出其具有临床用药经验丰富、降低微血管病变风险(UKPDS 研究证实)及价格低廉的优点。但同时其可导致低血糖、体重增加,耐久性较差,且对于降低心肌缺血预适应方面仍存有争议。

国际糖尿病联盟(IDF)指南指出,磺脲类可作为一线备选及二线治疗药物。对于胰岛素分泌不足、体重较轻的 2 型糖尿病患者,以及初始 HbA1c 水平较高、需要接受联合降糖药物治疗的 2 型糖尿病患者,磺脲类仍不失为二甲双胍较为理想的联合用药选择。

由于患者的耐受性、依从性及经济条件差别较大,因此在临床实践中应根据患者特点选用合适的磺脲类,并制定个体化降糖方案。随着新一代药物的研发,其不良反应、降糖效果、药代动力学均在不断改进。

三、α 葡萄糖苷酶抑制剂

(一)α 葡萄糖苷酶抑制剂的种类

α 葡萄糖苷酶抑制剂(AGI)是在我国 2 型糖尿病治疗中应用广泛的一线治疗药物,其经典作用机制是通过延缓糖类(碳水化合物)吸收而降低餐后高血糖。目前,临床应用的 α 葡萄糖苷酶抑制剂有:阿卡波糖(拜糖平、卡博平),每片 50 毫克和伏格列波糖(倍欣、华怡平),每片 0.2 毫克。

(二)α 葡萄糖苷酶抑制剂的适应证与禁忌证

1. 适应证

(1)1 型糖尿病可在应用胰岛素的基础上联合应用。

(2)2 型糖尿病,空腹血糖<11.1 毫摩/升(200 毫克/分升),餐后血糖升高者,可配合饮食及运动疗法应用。如空腹、餐后血糖均升高,可联合胰岛素,或联合磺脲类药物应用。

(3)早期 2 型糖尿病有低血糖反应者。有些早期 2 型糖尿病由于第一时相的胰岛素分泌缺陷,第二时相分泌延缓,餐后肝糖输出得不到控制,加之餐后葡萄糖的吸收,餐后血糖很高,刺激仍有分泌功能的胰岛 β 细胞分泌胰岛素,使之在午、晚餐前有低血糖反应发生。阿卡波糖可使餐后血糖及胰岛素水平均降低,是一种有效的治疗。

(4)用于糖耐量异常阶段的治疗。

2. 禁忌证

(1)18 岁以下的患者。

(2)有明显消化和吸收障碍的消化道疾患及胃肠功能紊乱者。

(3)孕期及哺乳期。

(4)有肝、肾功能损害者慎用或禁用。

(5)对本药成分有过敏史、重症酮症或重症感染、严重肝肾功能障碍、腹部手术、严重疝气、肠梗阻、明显消化吸收障碍的慢性肠功能紊乱者。

(三)α 葡萄糖苷酶抑制剂的不良反应

1. 不良反应

(1)消化道反应:可有腹部不适、胀气、肠排气增多、恶心、呕吐、肠鸣或腹泻等消化道反应,可于减少药量后而减轻。对本药的耐受性随着长期应用可逐渐增加。注意服本药时,如进食大量果糖或山梨醇可引起消化不良,进食大量蔗糖(家用普通食糖)可引起腹部不适。

(2)低血糖反应:阿卡波糖本身不会引起低血糖反应,但当与胰岛素或磺脲类药物合用时,则可能发生低血糖反应。此时必须静脉注射或口服葡萄糖治疗,而不应服用蔗糖或淀粉类食物,因本药可抑制蔗糖和淀粉的分解、吸收,使低血糖不易纠正。

(3)肝酶升高:国外报道有极少数患者服后可出现肝酶增高,停药后可恢复正常。

(4)其他不良反应:个别病例可能出现诸如红斑、皮疹和荨麻疹等皮肤变态反应。

2. 注意事项

(1)患者应遵医嘱调整剂量。

(2)如果患者在服药4~8周后疗效不明显,可以增加剂量。如果患者坚持严格的糖尿病饮食仍有不适时,就不能再增加剂量,有时还需适当减少剂量。平均剂量阿卡波糖为每次100毫克,每日3次。

(3)个别患者,尤其是在使用大剂量时会发生无症状的肝酶升高。因此,应考虑在用药的头6~12个月监测肝酶的变化,但停药后肝酶值会恢复正常。

(4)本药具有抗高血糖的作用,但它本身不会引起低血糖,如果本药与磺脲类药物、二甲双胍或胰岛素一起使用时,血糖会下降至低血糖的水平,故需减少磺脲类药物、二甲双胍或胰岛素的剂量。

(5)本药可使蔗糖分解为果糖和葡萄糖的速度更加缓慢,因此如果发生急性的低血糖,不宜使用蔗糖,而应该使用葡萄糖纠正低血糖反应。

(6)服用本药期间,避免同时服用考来烯胺、肠道吸附药和消化酶类制剂,以免影响本药的疗效。

(7)遮光,密闭,在阴凉处保存。当温度高于25℃,相对湿度高于75%时,没有包装的药片会发生变色。因此,药片应当在服用之时当即从包装中取出。

(四)α葡萄糖苷酶抑制剂的临床应用方法

1. 阿卡波糖(拜糖平、卡博平)的作用特点与使用方法

(1)作用特点:阿卡波糖作为α葡萄糖苷酶抑制剂,通过抑制食物多糖的分解,糖的吸收相应减缓,因而阿卡波糖可以减少餐后血糖浓度的增高。小肠内糖吸收的减缓和大肠内糖的调节吸收,使一天内血糖浓度平衡,平均值下降,拉平了血糖的昼夜曲线。阿卡波糖作为单独治疗药有明显疗效,不会引起低血糖,也不影响体重。由于阿卡波糖基本不进入循环系统,故无全身不良反应。还通过调节糖尿病前期、2型糖尿病患者的肠道菌群,进而改善胰岛素抵抗,可能是阿卡波糖治疗2型糖尿病的又一可能机制。

(2)阿卡波糖的服用方法:阿卡波糖每片50毫克,开始量每次50毫克,每日3次,逐渐根据药效进行调整。普通剂量为100毫克,每日3次。最大剂量为200毫克,每日3次。阿卡波糖应与第二口食物一起嚼服,饮食成分中应有一定量的碳水化合物,否则AGI不能发挥作用。可与磺脲类、二甲双胍类降糖药或胰岛素联用,此时,为避免发生低血糖,可能需要调整磺脲类、双胍类药物或胰岛素剂量。在治疗中

仍应遵守饮食规定。阿卡波糖单独应用不会引起低血糖。当阿卡波糖与其他口服降糖药或胰岛素合用时,因加强了降糖效果而可能产生低血糖,应注意预防。

2. 伏格列波糖(倍欣、华怡平)的作用特点与使用方法

伏格列波糖主要抑制麦芽糖酶和蔗糖酶起作用,每次 0.2 毫克,每日 3 次。与第一口食物一起嚼服。

总之,α 葡萄糖苷酶抑制剂,如阿卡波糖、伏格列波糖等,能降低餐后高血糖,从而改善整体血糖控制。它们可以作为一线药物配合饮食使用,或与磺脲类、双胍类药物及胰岛素合用。它们能使糖耐量减低恢复正常,因此可以延缓糖尿病的进展。为了减少其胃肠道的不良反应,推荐从小剂量开始,逐步地增加剂量。

四、胰岛素增敏剂噻唑烷二酮类药物

(一)噻唑烷二酮类药物的种类

噻唑烷二酮类,又称格列酮类,主要有吡格列酮(艾汀、卡司平)、罗格列 S(文迪雅)、曲格列酮、恩格列酮、环格列酮,为胰岛素增敏剂。目前临床应用的有吡格列酮(艾汀),每片 15～30 毫克;吡格列酮(卡司平),每片 30 毫克;罗格列酮(文迪雅),每片 2 毫克,4 毫克。本品增加胰岛素敏感性及减轻胰岛素抵抗,临床常作为胰岛素增敏剂来使用。

(二)噻唑烷二酮类药物的作用特点与剂量

噻唑烷二酮类药物可直接减轻胰岛素抵抗,显著改善 β 细胞功能,实现血糖的长期控制,并可减低并发症发生的危险因素,具有延缓糖尿病进展的潜力和良好的耐受性与安全性。

循证医学提示:胰岛素增敏剂对 2 型糖尿病患者的血脂谱具有良好作用,包括高密度脂蛋白胆固醇的升高和甘油三酯的降低。同时胰岛素增敏剂还可通过直接对血管平滑肌壁细胞的作用而防止动脉粥样硬化的形成,可改善炎症标志物 C－反应蛋白,起到改善代谢综合征进程的作用,从而改善 2 型糖尿病心血管疾病的危险因素。

研究还证实,胰岛素增敏剂可通过提高胰岛素敏感性来实现其降压作用。糖尿病合并高血压者经胰岛素增敏剂治疗后,其收缩压和舒张压均明显下降。

越来越多的资料显示:胰岛素增敏剂可通过调节低密度脂蛋白胆固醇、甘油三酯及调节血管重建,来降低血管损伤所致的内膜增生,从而减少冠脉支架植入术后的血管重建和再狭窄,改善 2 型糖尿病患者的内皮细胞功能异常。因此,在 2 型糖尿病中早期应用胰岛素增敏剂,不但能改善糖脂代谢,且可能对改善代谢综合征乃至治疗心血管疾病均有益处。在临床上,如果 2 型糖尿病患者的胰岛素抵抗和血脂谱都异常,是使用胰岛素增敏剂的最佳指征。但是反过来,只有血脂谱异常的患者不能用胰岛素增敏剂来调脂。

多囊卵巢综合征是引起年轻女性月经紊乱及不孕症的最常见病因。越来越多的研究证实,多囊卵巢综合征的发生、发展与胰岛素抵抗密切相关。众多循证医学资料证实:胰岛素增敏剂治疗多囊卵巢综合征取得了良好效果。可以确信,胰岛素增敏剂必将在多囊卵巢综合征的治疗中扮演着越来越重要的角色。但是,目前并未将多囊

卵巢综合征列为胰岛素增敏剂的适用证,因而在应用时,要使患者做到"知情同意",噻唑烷二酮类降糖药物作用特点与剂量见表1-8。

表1-8　噻唑烷二酮类降糖药物作用特点与剂量

名称	每片剂量(毫克)	每日剂量(毫克)	特　　点
罗格列酮(文迪雅)	2.4	4～8	为胰岛素增敏剂,具有减轻胰岛素抵抗和改善胰岛β细胞功能,具有长期持续的血糖控制作用,有良好的耐药性,个体化剂量
吡格列酮(艾汀、卡司平)	15、30	15～45	降糖作用同上,但是弱于罗格列酮,肾功能不全时无须改变剂量,主要由肝脏代谢

(三)噻唑烷二酮类药物的适应证与禁忌证

1. 适应证

(1)用于治疗2型糖尿病。

(2)单一使用可改善饮食和运动控制仍不满意,有明显胰岛素抵抗的超重或肥胖的2型糖尿病患者。

(3)与二甲双胍合用,以改善单用二甲双胍控制不住的2型糖尿病患者。

(4)与磺脲类合用,以改善单用磺脲类控制不住的2型糖尿病患者。

(5)与胰岛素类合用,以改善单用胰岛素控制不住的2型糖尿病患者。

(6)对于伴有血脂异常、高血压等心血管危险因素的非肥胖2型糖尿病患者也可应用。

2. 禁忌证

(1)已知对本药或其中成分过敏者。

(2)不宜用于1型糖尿病。

(3)糖尿病酮症酸中毒患者禁用。

(4)水肿患者慎用。

(5)不适用于3、4级心功能不全者,主要由于噻唑烷二酮类药物可引起液体潴留,有加重充血性心衰的危险。

(6)有活动性肝脏疾病的临床表现或血清谷丙转氨酶高于正常上限2.5倍者禁用。

(7)不推荐18岁以下患者服用。

(8)妊娠和哺乳妇女应避免服用。

(四)噻唑烷二酮类药物的不良反应

1. 不良反应

(1)轻、中度的贫血和水肿。

（2）本药与磺脲类药物或二甲双胍合用时，所发生的不良反应类型与单用本药相似，如低血糖、腹胀等消化道症状。

（3）本药与二甲双胍合用，贫血的发生率高于单用本药或与磺脲类药物合用。

2. 注意事项

（1）使用前检测肝功，最初一年每2个月复查肝功，以后定期检查。

（2）本药仅在胰岛素存在的条件下才可发挥作用，故不宜用于1型糖尿病或糖尿病酮症酸中毒患者。

（3）本药与其他口服降糖药或胰岛素联合应用时，有发生低血糖的危险，可根据患者血糖监测情况酌情调整合用药物的剂量；与胰岛素联用时，可减少胰岛素的剂量。

（4）老年患者服用本药时无须因年龄而调整剂量。

（5）肾损害患者单用本药无须调整剂量。

（6）合并多囊卵巢综合征的患者，使用本药治疗后，有潜在的受孕可能。

（五）噻唑烷二酮类药物的临床应用方法

1. 罗格列酮（文迪雅）的作用特点与使用方法

（1）作用特点：罗格列酮为胰岛素增敏剂，属于噻唑烷二酮类降糖药。文迪雅可直接减轻胰岛素抵抗，改善胰岛 β 细胞功能，具有长期持续的血糖控制作用；单用或与其他抗糖尿病药物合用都有效，并具有良好的耐受性，不引起与相关药物的低血糖、肝毒性等不良反应，明显降低血浆胰岛素水平和游离脂肪酸水平，可降低总胆固醇与低密度脂蛋白胆固醇、甘油三酯及血压舒张压水平，在老年人和肾功能不全患者中有良好的耐受性。每日 1～2 次服用，不受进餐影响。长期而持久控制血糖，无须经常变更治疗方案。

（2）文迪雅的服用方法：文迪雅剂量分别为每片 2 毫克，4 毫克。本药初始推荐剂量为 4 毫克，每日 1 次。需进一步控制血糖的患者，剂量可增至 8 毫克/日。文迪雅可空腹或随食物服用，顿服或分次服用。个体化的剂量使文迪雅治疗能满足各类患者需要，而且文迪雅不依赖进餐时间，使其应用更灵活。在老年人和不同程度肾功能不全者中无须调整剂量。

单药治疗：本药的起始用量为 4 毫克/日，可单次或分 2 次服用。临床试验表明，服用 4 毫克/次，每日 2 次可更明显降低患者的空腹血糖和糖化血红蛋白水平。

与磺脲类药物合用：与磺脲类药物合用时，本药的起始用量为 4 毫克/日，可单次或分 2 次服用。如患者出现低血糖，需减少磺脲类药物用量。

与二甲双胍合用：与二甲双胍合用时，本药的起始用量通常为 4 毫克/日，可单次或分 2 次服用。在合并用药期间，不会发生因低血糖而需调整二甲双胍用量的情况。

最大推荐剂量：本药最大推荐剂量为 8 毫克/日，可单次或分 2 次服用。临床研究表明，此剂量单药服用或与二甲双胍合用均安全有效。目前尚无本药以 4 毫克以上剂量与磺脲类药物合用的足够临床实验资料。临床实验表明，8 毫克/日剂量降低空腹血糖和糖化血红蛋白最明显。与磺脲药物或二甲双胍合用，无须改变原二甲双胍或磺脲类药物的治疗剂量。

2. 吡格列酮(艾汀、卡司平)的作用特点与使用方法

(1)作用特点:吡格列酮为噻唑烷二酮类胰岛素增敏剂。降糖作用弱于罗格列酮,而肝的毒性比曲格列酮小。有肾功能损害者对吡格列酮及其代谢产物的排出没有明显影响。吡格列酮主要由肝代谢。

(2)吡格列酮的服用方法:吡格列酮每片 15~30 毫克,每日 1 次。剂量范围为 15~45 毫克。

2007 年发表在《新英格兰医学杂志》上的一篇文章,报告了罗格列酮(文迪雅)可能会显著增加心血管事件风险,这一度成为众人关注的焦点。2013 年,基于 RE-CORD 研究中罗格列酮未显著增加心血管疾病风险的试验数据,美国食品和药物管理局(FDA)解除了对包含罗格列酮类药物的处方和使用限制,涉及的药物包括:文迪雅(马来酸罗格列酮)、文达敏(罗格列酮/二甲双胍复方制剂)、Avandaryl(罗格列酮/格列苯脲复方制剂)及罗格列酮的仿制药。

总之,胰岛素增敏剂不仅能很好地控制血糖,同时可通过调控脂代谢紊乱、降血压及改善血管内皮功能、抗炎、抗凝等作用,来控制大血管病变的危险因素,以降低糖尿病大血管病变的发生率,延缓 2 型糖尿病出现并发症的时间,改善患者生活质量。同时,胰岛素增敏剂在治疗多囊卵巢综合征、降低尿白蛋白排泄等方面,也取得了令人鼓舞的效果。

五、非磺脲类促胰岛素分泌剂

(一)非磺脲类促胰岛素分泌剂的种类

主要有瑞格列奈(诺和龙、孚来迪)、那格列奈(唐力),为餐时血糖调节剂。诺和龙每片 0.5 毫克,1 毫克,2 毫克;孚来迪,每片 0.5 毫克。那格列奈(唐力)每片 60 毫克,120 毫克。

(三)非磺脲类促胰岛素分泌剂的作用特点及剂量

非磺脲类促泌剂对于 2 型糖尿病患者餐后胰岛素分泌的早期(15~30 分钟)有更强的促进作用,而格列本脲无此作用。糖尿病相对早期时表现为餐后胰岛素分泌受损,适当快速且短效的促胰岛素分泌剂治疗从原理上讲是恰当的治疗方法。餐前立即(1 分钟内)或餐前 30 分钟之内使用。常用非磺脲类促泌药作用特点与剂量见表 1—9。

表 1—9　常用非磺脲类促泌剂作用特点与剂量

名称	每片剂量(毫克)	每日剂量(毫克)	特点
瑞格列奈(孚来迪、诺和龙)	0.5、1、2	0.5~4,最大剂量 16	快速释放胰岛素,快速降糖,快速吸收和代谢的"快进快出"的特点,为餐时血糖调节剂。92%从粪胆途径代谢,无肝肾不良反应。低血糖风险小,肾功能不全的可以选用,且服药方式方便

续表

名称	每片剂量（毫克）	每日剂量（毫克）	特 点
那格列奈（唐力）	60,120	60~120	为氨基酸衍生物，依赖于葡萄糖水平刺激胰岛素分泌，更好地刺激初相胰岛素分泌，有效控制餐时血糖高峰，低血糖风险很小

（三）非磺脲类促胰岛素分泌剂的适应证与禁忌证

1. 适应证

（1）通过饮食和运动控制血糖不满意的 2 型糖尿病患者。

（2）在一些血糖控制不佳的患者中，非磺脲类促泌剂与其他口服降糖药联合应用，最常见的是将二甲双胍与瑞格列奈联合治疗，这些患者血糖调控得到明显改善，而低血糖发生率并没有增加。

（3）在一些血糖控制不佳的患者中，也可以与胰岛素联合应用，能减少胰岛素用量。

（4）2 型糖尿病老年患者，中度肝、肾损害者有良好的耐受性。

2. 禁忌证

（1）对本药成分过敏者。

（2）1 型糖尿病。

（3）糖尿病酮症酸中毒。

（4）严重肝、肾功能不全者。

（5）糖尿病妊娠和哺乳者。

3. 不良反应

（1）与其他口服促胰岛素分泌剂一样，可引起轻度低血糖反应。

（2）偶见一过性肝酶增高、皮疹、瘙痒等反应。

（3）短暂的视力障碍、胃肠功能紊乱。

（四）非磺脲类促胰岛素分泌剂的临床应用方法

1. 瑞格列奈（诺和龙）的作用特点与使用方法

（1）作用特点：瑞格列奈是一种餐时血糖调节剂，主要通过抑制胰岛 β 细胞 ATP 敏感的钾通道起作用。它特异性恢复胰岛素早期分泌时相，降低餐时血糖高峰，有明确的减低空腹和餐后血糖的效果，尤其降低餐后血糖更明显。服药 12 周还可明显降低血红蛋白水平，为 2 型糖尿病的理想降糖药物。瑞格列奈的安全性好，12 周观察无明显肝肾功能损害等不良反应。作用特点如下：

1）瑞格列奈使胰岛素从胰岛 β 细胞内快速释放，快速降低血糖，并能被机体快速吸收和代谢，不加速 β 细胞功能衰竭，显示出"快进、快出"的特点。起效时间 0~30 分钟，达高峰时间 1 小时。

2)主要通过胆汁排泄,在肝脏代谢,无肝毒性作用,胃肠反应罕见。

3)92％经粪胆途径排出,无肾毒性作用,适用于各种程度的肾功能不全的糖尿病患者。很多 2 型糖尿病患者都会并发不同程度的肾功能不全,此时其他口服降糖药代谢下降,作用时间延长,低血糖危险性增加。而瑞格列奈仅有 8％经肾脏代谢,其余部分通过肝脏降解,特别适用于肾功能不全的患者。近期,基于两项在欧洲进行的研究证明,轻至中度肾功能损伤的患者,肾功能不全对于瑞格列奈的吸收与代谢没有影响。瑞格列奈对于肾功能不全的患者具有良好的降血糖效果和安全性,是单一药物治疗的正确选择。只要严格调整剂量,对于严重肾功能不全的患者也同样适用。

4)恢复胰岛素早期分泌时相,降低餐时高血糖为瑞格列奈的又一显著特点,对空腹和餐后血糖有明确的治疗效果,提供 24 小时糖代谢控制,从而改善整体血糖水平。

5)采用"进餐服药、不进餐不服药"的灵活餐时服药方式,不会引起体重增加,并可以降低低血糖的发生。

6)在老年 2 型糖尿病和中度肝脏或肾损害的患者有良好的耐受性。

7)瑞格列奈能够将治疗与进餐有机地结合起来,仅在需要时发挥刺激胰岛素释放的作用。此外,瑞格列奈在体内的清除并非是肾脏依赖性的。包括餐时血糖调节剂瑞格列奈在内的对照性临床实验资料显示,与传统磺脲类药物治疗相比,瑞格列奈治疗组的低血糖发生率和严重程度均有下降。

(2)瑞格列奈的服用方法:每片 0.5 毫克,1 毫克,2 毫克。在每次主餐前推荐的初始剂量为 0、5 毫克,最大单剂量为每次主餐前 4 毫克,每日总的最大剂量不应超过16 毫克,进餐时服用。瑞格列奈是 2 型糖尿病有效的一线单一治疗用药。

2. 瑞格列奈(孚来迪)的作用特点与使用方法

(1)作用特点:孚来迪和诺和龙一样,是一种餐时血糖调节药,有效控制餐时及餐后高血糖,纠正餐时及餐后异常的胰岛素分泌模式,模拟生理性胰岛素分泌。起效快,30 分钟内控制血糖,1 小时与餐后血糖达高峰时间一致,避免低血糖期间的高胰岛素血症,夜间低血糖发生率低。肾功能不全亦可用。

(2)孚来迪的用法:每片 0.5 毫克,主餐前服用初始剂量 0.5 毫克,最大单剂量为4 毫克,每日总的最大剂量不超过 16 毫克。也在餐前 1 分钟或 30 分钟服用。一餐一剂,不进餐不用药,服用简便。

3. 那格列奈(唐力)的作用特点与使用方法

(1)作用特点:那格列奈为氨基酸衍生物,口服抗糖尿病药＊它的出现为解决初相胰岛素分泌消失及有效控制餐时血糖高峰提供了机会。那格列奈完全不同于其他口服降糖药,没有磺脲类的分子结构,在化学性质上不同于磺脲类和瑞格列奈。那格列奈的作用依赖于胰岛 β 细胞的功能。通过与 β 细胞膜上的 ATP 敏感性钾通道受体结合并将其关闭,使细胞去极化,钙通道开放,钙内流,刺激胰岛素的分泌,降低血糖。它依赖于葡萄糖水平,在葡萄糖水平较低时,促胰岛素分泌减弱。那格列奈有高度的组织选择性,与心肌、骨骼肌的亲和力低。在 2 型糖尿病的治疗中,那格列奈比其他口服降糖药能更好地刺激初相胰岛素分泌,有效控制餐时血糖高峰。餐前服用那格列奈可控制餐时血糖高峰,从而改善总体血糖控制。服用那格列奈发生低血糖的危险性很小。

(2)服用方法:那格列奈每片 60 毫克:120 毫克。常用剂量为餐前 120 毫克。餐前立即(1 分钟内)或餐前 15 分钟之内服用。那格列奈可以和二甲双胍、噻唑烷二酮类药物联合使用,单独使用能有效控制餐时血糖高峰及糖化血红蛋白水平。

(3)注意事项:对某些影响糖代谢的药物,因可使其降血糖作用增加或减弱,在接受那格列奈治疗时加用或停用这些药物,应严密观察血糖的变化。开车或操纵机器者慎用。

由于瑞格列奈能够有效刺激胰岛 β 细胞、模拟生理性的胰岛素分泌、快速恢复早相胰岛素分泌,因此在二甲双胍基础上联合瑞格列奈则能够纠正 2 型糖尿病的早相缺失。在降糖作用上,二甲双胍和瑞格列奈也具有互补性:二甲双胍以降低空腹血糖为主,瑞格列奈主要针对餐后血糖。依据国外的研究,瑞格列奈可使餐后血糖降低 3.7～7.2 毫摩/升,使空腹血糖降低 1.8～3.9 毫摩/升,HbA1c 降低 1,5%～2.0%。Moses RG 等发表于 Diabetes Care 的研究显示,二甲双胍和瑞格列奈联合治疗较单药治疗可以明显提高达标率。此外,2009 年发表的一项前瞻性、开放标签、观察性研究——REPAMET 研究显示,二甲双胍单药治疗失败时联合瑞格列奈可显著提高达标率且不增加低血糖发生率。

总之,瑞格列奈的降糖作用与磺脲类相当,可显著降低严重低血糖的发生率。第二,瑞格列奈可恢复患者早时相(第 I 时相)胰岛素分泌,降低餐后血糖,继而使空腹血糖也得到控制,肾功能不全的患者亦可应用。第三,联合使用瑞格列奈与二甲双胍,可使血糖进一步降低。第四,瑞格列奈普遍适用于 2 型糖尿病患者,尤其是新诊断的和老年 2 型糖尿病患者。

第六节 胰岛素

一、概述

(一)什么是胰岛和胰岛素

人体是由细胞→组织→器官→系统组成,大家耳熟能详的是呼吸系统、循环系统、消化系统等,其实人体的器官具有很多功能。大家知道胰腺这个器官,一般情况是归于消化系统,但是胰腺从组织学分为外分泌腺和内分泌腺两部分。其中内分泌腺由大小不同的细胞团组成了胰岛,胰岛主要由 4 种细胞组成:α 细胞、β 细胞、δ 细胞、PP 细胞。

细胞分泌胰高血糖素,升高血糖;β 细胞分泌胰岛素,降低血糖;δ 细胞分泌生长抑素,以旁分泌的方式抑制 α、β 细胞的分泌;PP 细胞分泌胰多肽,抑制胃肠运动、胰液分泌和胆囊收缩。

(二)人体内胰岛素的产生

胰腺的内分泌功能是由胰岛来完成的。β 细胞是那些内分泌和外分泌细胞的典范,它们可以合成、储存、分泌多肽产物。β细胞最主要的产物是胰岛素,通常胰岛β细胞产生一种单一的多肽前体,称为前胰岛素原,然后转换为胰岛素原。胰岛素原通过去除氨基酸残基形成胰岛素和C肽。由此产生的胰岛素由20个氨基酸组成的A链和31个氨基酸组成的B链构成,两条链由两个二硫键连接。90%～97%胰岛素和C肽从β细胞释放到门静脉系统。在第一个通道中,被释放到门静脉系统50%的胰岛素被肝脏清除。正常成人胰岛素分泌进入门脉系统的基础水平速度约为1单位/小时,摄取食物后增加5～10倍。胰岛素每日总分泌量约为48单位。胰岛素分泌率在空腹或餐后状态迅速下降以防止适度运动出现的低血糖。

胰岛β细胞受内源性或外源性物质如葡萄糖、乳糖、核糖、精氨酸、胰高血糖素等的刺激后,经过一系列生物学过程而分泌一种蛋白质激素,即胰岛素。胰岛素是机体内唯一降低血糖的激素,同时促进糖原、脂肪、蛋白质合成。

(三)人体内胰岛素的生物学作用

胰岛素是人体胰岛β细胞分泌的一种激素,它是维持人体正常代谢和生长不可缺少的物质。其主要生物学作用如下:

(1)促进葡萄糖转化为肝糖原。

(2)促进葡萄糖进入细胞发挥作用。

(3)抑制蛋白质、脂肪在肝脏内转化为葡萄糖(抑制糖异生)。

(4)抑制肝糖原分解,可起降血糖的作用。

此外,葡萄糖在肝、脑、肠黏膜、肾小管和红细胞等组织中,不受胰岛素的调节,可以自由地透过细胞膜,作为提供热能的基本物质。

(四)外源性胰岛素的发现

胰岛素于1921年由加拿大人班廷和贝斯特首先发现。1922年开始用于临床,使过去不可治的糖尿病患者得到挽救。1955年,英国F·桑格小组测定了牛胰岛素的全部氨基酸序列,开辟了人类认识蛋白质分子化学结构的道路。1965年9月17日,中国科学家人工合成了具有全部生物活力的结晶牛胰岛素,它是第一个在实验室中用人工方法合成的蛋白质。

胰岛素的化学结构是53肽,是蛋白质激素。只有具备这种化学结构的物质才是胰岛素,现在市场上鱼龙混杂的一些药物用胰岛素这个名字命名,但是这些药物没有这种化学结构,只是来模糊概念,大家一定要警惕,要明明白白地治疗。

二、胰岛素制剂的类型

(一)按药效作用时间分类

胰岛素的种类很多。按其作用持续时间的长短,可分为超短效、短效、中效、长效胰岛素4类。

1. 超短效胰岛素

为迅速起效的新一代速效胰岛素注射液,是更适合人体生理需要的胰岛素类似物。如赖脯胰岛素是氨基酸脯氨酸和赖氨酸占B28和B29互换位置的人胰岛素类似物。虽然赖脯胰岛素与可溶性胰岛素相似,形成六聚体,但皮下注射后分解更迅速。

还有短效胰岛素类似物门冬胰岛素,是门冬氨酸在 B29 位置取代脯氨酸。这种变化降低了相互作用的稳定性,从而导致注射后胰岛素吸收的增加。因此,超短效的胰岛素类似物吸收更快,达到血浆峰浓度比结构不变的胰岛素高 1 倍左右,时间却缩短了一半,最终降低餐后血糖。胰岛素类似物可临餐使用,也称为餐时胰岛素或速效胰岛素。目前的速效胰岛素类似物有门冬胰岛素、赖脯胰岛素和格鲁辛胰岛素。

超短效胰岛素 15 分钟至半小时起作用,30～90 分钟达到峰值,作用时间为 3～4 小时。

2. 短效胰岛素

为可溶性,皮下注射 30 分钟后开始起作用,高峰浓度在 2～4 小时,持续作用 5～8 小时,随剂量增大其作用时间可延长。按其 pH 值又可分为酸性与中性两种:

(1)酸性可溶性胰岛素:包括最早应用的普通(或正规)胰岛素(简称 RI)和后来研制的结晶锌胰岛素酸性溶液(简称 CZI)。胰岛素是一种酸性蛋白,等电点(最低溶解度的 pH 值)为 5.3,在 pH 值 7.4 的溶液中虽然会形成一些沉淀,但仍呈高度溶解状态。普通胰岛素及结晶胰岛素的 pH 值为 2.5～3.5,当其与液体一起注射时,由于 pH 值的改变,会在输液瓶底部沉淀,使其作用很不均匀。

(2)中性可溶性胰岛素:为高度提纯制剂,不但在 pH 值 7.4 时极少沉淀,且在体温及常温下,均比前两者稳定。本品与液体一起注射不会产生沉淀。

3. 中效型胰岛素

低鱼精蛋白锌胰岛素,为中性的白色混悬液,只能用于皮下或肌内注射。注射后 2～4 小时起效,高峰浓度在 6～12 小时,以后作用渐减,可持续约 24 小时。本品中的鱼精蛋白锌全部与胰岛素结合在一起,没有多余的部分。胰岛素与鱼精蛋白分离后,才能被吸收,这种分离是逐渐的,所以吸收的速度较慢,维持时间较长。本品可单独用,也可和短效胰岛素混合在一起应用。混合时短效和中效胰岛素按各自吸收的速度发挥作用。常用的中效胰岛素还有慢胰岛素锌悬液。

4. 长效型(慢效型)胰岛素

鱼精蛋白锌胰岛素(简称 PZI),为白色中性混悬液,只供皮下和肌内注射。注射后 4～6 小时起作用,高峰浓度在 14～20 小时,作用持续 24～36 小时。本品含鱼精蛋白锌比中效胰岛素为多,吸收速度更慢,维持时间也更长。本品所含的鱼精蛋白锌大部分和胰岛素相结合,其余为未结合的。当和短效胰岛素混合使用时,游离部分的鱼精蛋白锌要与加入的短效胰岛素结合,使其变成鱼精蛋白锌胰岛素。目前,长效胰岛素类似物有甘精胰岛素、地特胰岛素、德谷胰岛素。

(二)按来源分类

1. 动物胰岛素

从猪和牛的胰腺提取。猪胰岛素与人胰岛素仅相差 1 个氨基酸,牛胰岛素与人胰岛素相差 3 个氨基酸。因此牛胰岛素抗原性较猪胰岛素强而易于生成抗体,但药效相同。在 20 世纪 70 年代前广泛用于临床。

2. 化学合成胰岛素

1965年,我国已成功合成了具有生物活性的结晶牛胰岛素,由于成本高,批量生产困难,一直局限于实验室,未用于临床。

3. 半合成人胰岛素

采用生化酶切技术,将猪胰岛素β链第30位丙氨酸一次性置换苏氨酸,此即半合成人胰岛素。

4. 生物合成人胰岛素

应用重组DNA技术,将带有人胰岛素前体密码的DNA片断植入质粒携带体中,再把质粒酵母细胞(或大肠埃希菌)经过发酵、提取、纯化,获得高纯度的生物合成人胰岛素。此种胰岛素与人体内源性胰岛素的A链、B链氨基酸排列顺序及生物活性完全相同。目前国内应用的主要有四种,我国生产的"甘舒霖";美国生产的"优泌林";丹麦生产的"诺和灵";德国生产的"重和林"。近年来,生物合成人胰岛素已广泛应用于临床。

5. 胰岛素类似物

胰岛素类似物是指通过生物合成制造的与天然人胰岛素结构、生物活性完全一样的胰岛素。胰岛素类似物起源于1963年,首先从人尸体胰腺中进行胰岛素类似物的提取;1974年实现了胰岛素类似物完全的化学合成,从1979年到1981年有两种技术:胰岛素生物合成技术和半合成技术得到了发展。20世纪90年代末,在对人胰岛素结构和成分的深入研究中发现,对肽链进行修饰;利用基因工程技术,改变胰岛素肽链上某些部位的氨基酸组合;改变等电点;增加六聚体强度;以钴离子替代锌离子;在分子中增加脂肪酸链,加大与白蛋白的结合,均有可能改变其理化和生物学特征,从而可研制出更适合人体生理需要的胰岛素类似物。如赖脯胰岛素是氨基酸脯氨酸和赖氨酸占B28和B29互换位置的人胰岛素类似物。

(三)按胰岛素纯度分类

1. 结晶胰岛素

从牛或猪的胰腺中提取并经结晶方式生产的胰岛素制剂,称为结晶胰岛素。目前国内常用的普通胰岛素(RI)、结晶胰岛素(CZI)、长效胰岛素(PZI)均属此类。此类剂型中,不仅胰岛素原的含量仍很高,为20000/百万(20000×10^{-6})左右,而且还含有胰岛素多肽、生长抑素、舒血管肠TAI及胰蛋白MEI等杂物,具有一定的致敏性及抗原性。纯度约为95%。久用后可导致皮下脂肪萎缩、变态反应,并常产生胰岛素抗体。

2. 纯化胰岛素

(1)单峰胰岛素:如将国产胰岛素进行层析,可有A、B、C三个峰,A峰含胰蛋白酶等;B峰含胰岛素原及降解胰岛素;C峰为胰岛素。如将从动物胰腺中提取的胰岛素反复经过凝胶过滤层析、沉淀、结晶等一系列纯化而得到的C峰胰岛素称"单峰胰岛素",其胰岛素原含量<10～15/百万($10 \times 10^{-6} \sim 15 \times 10^{-6}$),无胰腺内其他激素等杂质,纯度为98%。此类胰岛素特点为:由于杂质少,故不良反应减少;免疫原性低,故抗胰岛素抗体减少。

（2）单组分胰岛类：将 C 峰用离子交换树脂处理而得到更纯的胰岛素为单组分胰岛素。其胰岛素含量 $<1\times10^{-6}$（ppin），纯度在 99％以上，抗原性极弱。

（3）人胰岛素：包括前述半合成人胰岛素及生物合成人胰岛素。由于其氨基酸含量、结构及生物活性均与天然人胰岛素完全一样，故免疫原性小，注射后吸收快，半衰期短（表 1－10）。

表 1－10　已上市胰岛素种类及特点

胰岛素种类	商品名	起效时间	达峰时间	持续时间	特　点
速效谷赖胰岛素	Apidra	5～15min	30～90min	3～5	餐前 0～1.5min 或餐后 15min 内注射；有效控制餐后血糖
赖脯胰岛素	优泌乐	5～15min	30～120min	3.5～4.75h	餐后 2～5h 及夜间低血糖发生率低
门冬胰岛素	诺和锐	5～15min	30～90min	3～5h	
短效					
常规人胰岛素 R1	优泌林 R 诺利灵 R 甘舒霖 R 重和林 R	30～60min	2、3h	5～8h(6.5h)	餐前 30～45min 内注射，与生理状态比较，起较慢、效果差，持续时间长，延后的低血糖风险高
中效					
低精蛋白群人胰岛素	优泌林 N	2～4h	4～10h	10～15h	作为基础胰岛素，平台时间短，吸收曲线变异大，低血糖风险高
NPH	诺和灵 N 重和林 N				
长效					
地特胰岛素 甘糖胰岛素	诺和平 来得时	3～8h 2～4h	— —	5.7～23.2h 20～24h	T2DM 每日注射 1 次，T1DM 每日可注射 2 次；吸收曲线重复性好
预混					
75％NPH，25％Lispro	优泌乐 25	5～15min	双峰	10～16h	餐前 15min 或餐后即刻注射
50％NPH，50％Lispro	优泌乐 30	5～15min	双峰	10～16h	

续表

胰岛素种类	商品名	起效时间	达峰时间	持续时间	特 点
70%NPH, 30%Aspart	诺和锐30	5~15min	双峰	10~16h	
70%NPH, 30%RI	优泌林70/30 诺和灵30R 重和林N30	30~60min	双峰	10~16h	每日注射2次即可覆盖餐后血糖；灵活性低于基础-追加方案
50%NPH, 50%RI	诺和灵50R	30~60min	双峰	10~16h	

注：T2DM：2型糖尿病；T1DM：1型糖尿病。

（四）胰岛素的其他剂型

1. 吸入型胰岛素

目前吸入型胰岛素在餐前使用，起效快，剂量范围较小，治疗开始的前后可能需要检测肺功能。

2. 口服胰岛素

胰岛素在胃液中极不稳定，可被肠道内消化酶分解而失去生物活性。20多年前，曾有人将含界面活性剂聚氧乙烯月桂醇醚作为非渗透性薄膜包被胰岛素制成口服制剂，有降低血糖作用。少数人服后可发生恶心、呕吐。有报道，用多烷氰烯酸盐微粒胶囊作为胰岛素的载体，口服后取得降低血糖的效果，但尚未用于临床。

3. 鼻用胰岛素

采用结晶胰岛素与10%甘胆碱配成滴鼻液，亦有用短效胰岛素。通过此途径给药的胰岛素15分钟后达峰值，比注射给药更快，但作用时间更短，生物利用度只有静脉给药的

4. 直肠给药

采用胰岛素特殊剂型，直肠给药后20分钟起作用，50分钟达峰值，持续90分钟。给药后约30%胰岛素到达门静脉系统，但此途径给药的生物利用度较低。

三、胰岛素的适应证

（一）普通胰岛素的适应证

（1）1型糖尿病，确诊后必须及时采用胰岛素做终生替代治疗，在蜜月期可减少胰岛素剂量。要注意成人晚发型自身免疫性糖尿病（LADA），其本质是1型糖尿病，应及早筛出，并用胰岛素治疗。

（2）经口服降糖药和饮食治疗控制不满意，或口服磺脲类药物继发失效，以及口服降糖药有禁忌而不能耐受的2型糖尿病患者中20%~30%，最终需用胰岛素作为联合治疗或替代治疗。

（3）糖尿病急性并发症，糖尿病酮症酸中毒或非酮症高渗昏迷，乳酸性酸中毒，都必须用胰岛素治疗，视病情可改回原治疗。

（4）2型糖尿病在严重感染、创伤、接受手术治疗、高热、心肌梗死、脑血管意外等应激状态，宜用胰岛素治疗；应激状态过后，可停用并改回原治疗方案。

（5）严重慢性并发症，如糖尿病伴有增殖性视网膜病变，严重神经病变，糖尿病肾脏、心脏病变，严重皮肤病变及肝硬化、肝炎、重度脂肪肝等，宜用胰岛素治疗。

（6）2型糖尿病合并肺结核、肿瘤等消耗性疾病，消瘦明显，宜用胰岛素治疗。

（7）妊娠糖尿病和糖尿病妊娠期间，为防止代谢紊乱，保证胎儿正常发育，需使用胰岛素治疗。

（8）继发性糖尿病，如胰源性糖尿病、垂体生长激素瘤、库欣综合征或类固醇糖尿病等，宜用胰岛素治疗。

（9）老年糖尿病患者营养不良，消瘦明显，或难以分型的消瘦患者，宜用胰岛素治疗，常可收到有益效果。

（二）人胰岛素的适应证

所有需要胰岛素治疗的患者都适合用人胰岛素，尤其具有以下情况者：

（1）对动物胰岛素有变态反应者，或免疫抵抗者。

（2）对动物胰岛素发生抗药性，需用大剂量动物胰岛素者。

（3）使用动物胰岛素发生皮下脂肪肥大或萎缩者。

（4）发生胰岛素性水肿者。

（5）妊娠及哺乳期的1型和2型糖尿病及妊娠糖尿病患者或打算怀孕的妇女。

（6）发生急性并发症或手术、外伤或其他应激情况下需用胰岛素者。

（7）因饮食或宗教原因而拒绝或反对使用动物胰岛素者。

（8）刚开始用胰岛素治疗的患者，以及间歇性使用胰岛素者（表1-11）。

表1-11　各类学术组织关于胰岛素治疗时机和起始治疗方案的推荐

学术组织	指南/共识	胰岛素起始时机	起始胰岛素方案
ADA	Standards of Medical Carein Diabetes-2011	在LSM和二甲双胍基础上HbA1c≥7.0%；新诊断有明显体重减轻或其他严重高血糖症状的患者	—
ADA/EASD	Management of Hypergly-cemia in Type 2 Diabetes: A Consesus Algorithm for the Initiation and Adjustment of Therapy(2006)	在LSM和二甲双胍干预或再加用磺脲类、格列奈类药物的基础上，血糖仍不达标时（HbA1c≥7.0%）	基础胰岛素，2～3个月后HbA1c≥7.0%加用餐时胰岛素
ADA/ACE	Consensus on Type 2 Diabetes: An Algorithm for Glycemic Gontrol (2009)	新诊断的2型糖尿病患者HbA1c≥9.0%，有明显糖尿病症状；或使用其他药物不能达标（HbA1c≥6.5%）	起始胰岛素方案基础胰岛素、预混胰岛素、基础－餐时胰岛素或MD1、餐时胰岛素加二甲双胍这4种胰岛素方案中任一种均可作为起始治疗

续表

学术组织	指南/共识	胰岛素起始时机	起始胰岛素方案
IDF	Global Guideline for Type 2 Diabetes(2005)	最大剂量口服降糖药 HbA1c≥7.5%	基础胰岛素或预混胰岛素或MD1
IDF 西太单洋区	Type 2 Diabetts Practical Targets and Treatments(2005)	最大剂量口服降糖药 HbA1c≥6.5%;明显体重下降;不确定糖尿病诊断分型	基础胰岛素
IDF 欧洲区	A Desktop Guide to Type 2 Diabetes Mellitus(1999)	最大剂量口服降糖药 HbA1c≥7.5%	中效低精蛋白胰岛素(NPH)1日1次/1日2次或预混胰岛素
NICE	Type 2 diabetes:National clinical guidelinc for management in primary and secondary care(update)(2008)	二甲双胍和碘脲类药物治疗;HbA1c>7.5%	中效低精蛋白胰岛素
中国台湾地区糖尿病学会	糖尿病临床照护指引(2008)	新诊断 HbA1c>9.0;口服药治疗不达标(HbA1c≥7.5%)	基础胰岛素,不达标改为预混胰岛素或基础+餐时胰岛素方案
CDS	中国2型糖尿病防治指南(2010)	较大剂量多种口服药物联合治疗后 HbA1c仍大于7.0%时;无明显诱因的体重下降;血糖较高的初发 T2DM	基础胰岛素或预混胰岛素,不达标改为基础+餐时胰岛素或1天3次预混胰岛素类似物
CDS	中国2型糖尿病防治指南(2013)	新诊断 HbA1c>或空腹血糖>11.1毫摩/升;口服药治疗不达标(HbA1c≥7.0%)	基础胰岛素,不达标改为预混胰岛素或基础+餐时胰岛素方案
		较大剂量多种口服药物联合治疗后 HbA1c仍大于>7.0化时;无明显诱因的体重下降;血糖较高的初发 T2DM	基础胰岛素或预混胰岛素,不达标改为基础+餐时胰岛素1天3次预混胰岛类似物

注:ADA:美国糖尿病学会;EASD:欧洲糖尿病研究协会;AACE:美国临床内分泌医协会;ACE:美国内分泌学院;UDF:国际糖尿病联盟;NICE:英国国家健康与临床优化研究所;CDS:中华医学会糖尿病学分会;T2DM:2型糖尿病;DM1:每日多次皮下注射胰岛素;LSM:生活方式干预

四、胰岛素治疗方案

（一）胰岛素起始治疗的注意事项

（1）1 型糖尿病患者在发病时就需要胰岛素治疗，且需终身胰岛素替代治疗。

（2）新发生的 2 型糖尿病患者如有明显的高血糖症状、发生酮症或酮症酸中毒，可首选胰岛素治疗。待血糖得到良好控制和症状得到显著缓解后，再根据病情确定后续的治疗方案。

（3）新诊断糖尿病患者与 1 型糖尿病鉴别困难时，可首选胰岛素治疗。待血糖得到良好控制、症状得到显著缓解、确定分型后，再根据分型和具体病情制定后续的治疗方案。

（4）2 型糖尿病患者在生活方式和口服降糖药联合治疗的基础上，若血糖仍未达到控制目标，即可开始口服降糖药和胰岛素的联合治疗。一般，经过较大剂量多种口服药物联合治疗后仍 HbA1c＞7.0％时，即可考虑启动胰岛素治疗。

（5）在糖尿病病程中（包括新诊断的 2 型糖尿病），出现无明显诱因的体重显著下降时，应该尽早使用胰岛素治疗。

（6）根据患者具体情况，可选用基础胰岛素或预混胰岛素起始胰岛素治疗。

（二）胰岛素的常用治疗方案

1. 基础胰岛素的治疗方案

（1）基础胰岛素包括中效人胰岛素和长效胰岛素类似物。当只用基础胰岛素治疗时，保留原有口服降糖药物，不必停用胰岛素促泌剂。

（2）使用方法：继续口服降糖药治疗，联合中效人胰岛素或长效胰岛素类似物睡前注射。起始剂量为 2 单位/千克/日。根据患者空腹血糖水平调整胰岛素用量，通常每 3～5 天调整 1 次，根据血糖水平每次调整 1～4 单位直至空腹血糖达标。

（3）如 3 个月后空腹血糖控制理想，但 HbA1c 不达标，应考虑调整胰岛素治疗方案。

2. 预混胰岛素的治疗方案

（1）预混胰岛素包括预混人胰岛素和预混胰岛素类似物：根据患者的血糖水平，可选择每日 1～2 次的注射方案。当使用每日 2 次注射方案时，应停用胰岛素促泌剂。

（2）每日 1 次预混胰岛素：起始的胰岛素剂量一般为 0.2 单位/千克/日，晚餐前注射。根据患者空腹血糖水平调整胰岛素用量，通常每 3～5 天调整 1 次，根据血糖水平每次调整 1～4 单位直至空腹血糖达标。

（3）每日 2 次预混胰岛素：起始的胰岛素剂量一般为 0.2～0.4 单位/千克/日，按 1：1 的比例分配到早餐前和晚餐前。根据空腹血糖和晚餐前血糖分别调整早餐前和晚餐前的胰岛素用量，每 3～5 天调整 1 次，根据血糖水平每次调整的剂量为 1～4 单位，直到血糖达标。

（4）1 型糖尿病在蜜月期阶段，可短期使用预混胰岛素每日 2～3 次注射。预混胰岛素不宜用于 1 型糖尿病的长期血糖控制。

3. 短期强化胰岛素的使用方案

在大量的短期胰岛素强化治疗研究中证明,空腹血糖＞11.1毫摩/升的患者使用短期胰岛素强化治疗,可以带来β细胞功能的改善,部分患者可以达到长期的血糖缓解。因此指南推荐对于 HbA1c＞9％或空腹血糖＞11.1毫摩/升的新诊断2型糖尿病患者可实施短期胰岛素强化治疗,治疗时间在2周至3个月为宜,治疗目标为空腹血糖3.9～7.2毫摩/升,非空腹血糖＜10.0毫摩/升,可暂时不以糖化血红蛋白达标作为治疗目标。胰岛素强化治疗时应同时对患者进行医学营养及运动治疗,并加强对糖尿病患者的教育。胰岛素强化治疗方案包括基础－餐时胰岛素治疗方案[多次皮下注射胰岛素或持续皮下胰岛素输注(CSII)]或预混胰岛素每日注射2～3次的方案。

(1)多次皮下注射胰岛素:基础＋餐时胰岛素每日1～3次注射。血糖监测方案需每周至少3天,每天3～4次血糖监测。根据睡前和三餐前血糖水平分别调整睡前和三餐前的胰岛素用量,每3～5天调整1次,根据血糖水平每次调整的剂量为1～4单位,直到血糖达标。

(2)每日2～3次预混胰岛素(预混人胰岛素每日2次,预混胰岛素类似物每日2～3次):血糖监测方案需每周至少3天,每天3～4次血糖监测。根据睡前和餐前血糖水平进行胰岛素剂量调整,每3～5天调整1次,根据血糖水平每次调整的剂量为1～4单位,直到血糖达标。

(3)CSII:血糖监测方案需每周至少3天,每天5～7次血糖监测。根据血糖水平调整剂量直至血糖达标。对于短期胰岛素强化治疗未能诱导缓解的患者,是否继续使用胰岛素治疗或改用其他药物治疗,应由糖尿病专科医生根据患者的具体情况来确定。对治疗达标且临床缓解者可定期(如3个月)随访监测;当血糖再次升高,即空腹血糖＞7.0毫摩/升或餐后2小时血糖＞10.0毫摩/升的患者重新起始药物治疗(表1－12,表1－13)。

表1－12　主要胰岛素治疗方案的特点

治疗方案	患者意愿	患者能力	生活方式	血糖表现
基础	不愿意接受1日2～3次注射;对胰岛素治疗存在心理抗拒;畏惧注射	需要他人给予协助完成注射(每日1次即可);每日饮食不规律;能够使用注射器或注射笔	碳水化合物摄入量中等;极少吃零食	主要表现为空腹高血糖;餐后高血糖主要依赖口服药
基础＋餐时	期望更严格的血糖控制;愿意接受多次胰岛素注射;愿意监测餐后血糖;因吃零食而愿意注射胰岛素	准确计算碳水化合物的量;具有糖尿病知识,能够根据碳水化合物换算调整胰岛素剂量	生活不规律;进餐时间灵活;运动量变化大;经常出差旅行;倒班工作	空腹血糖高和(或)餐后血糖高

续表

治疗方案	患者意愿	患者能力	生活方式	血糖表现
预混	不愿意接受1日2次以上注射;不愿意在中餐注射胰岛素;吃零食但是不愿注射胰岛素	糖尿病自我管理能力有限;患者视力受限;认知功能受限;需要他人给予协助完成注射;能够完成1日2次注射	进餐时间规律;碳水化合物规律;早餐和晚餐间隔时间少于10～12h,很少吃零食	餐后血糖升高(而且)全天血糖均升高

表1-13　国家基本医疗保险、工伤保险和生育保险药品目录(2009年版)

分类	编号	中文名称	备　　注
甲类	339	动物源胰岛素 ◇	
乙类	340	重组人胰岛素 ◇	
乙类	341	超短效人胰岛素类似物	◇限反复发作低血糖的1型、脆性糖尿病
乙类	342	长效人胰岛素类似物	◇限反复发作低血糖或有重度并发症的老年糖尿病患者

注:标有◇的药品,因其组成和适应证类似而进行了归类,所标注的名称为一类药品的统称

五、胰岛素不良反应与影响胰岛素作用的因素

(一)胰岛素的不良反应

1. 不良反应的种类

(1)低血糖反应:为全身反应中最常见的。一般多发生在胰岛素注射后作用最强大的时段或剂量过大,或因注射该药后,没有进餐或进餐减少而引起低血糖反应,须予警惕。

(2)体重增加:这也是胰岛素常见的不良反应。胰岛素可以促进体内蛋白质和脂肪的合成,如果糖尿病患者采取胰岛素治疗后未进行饮食控制,摄入热量过多,血糖控制好转,则会出现体重的逐渐增加。

(3)胰岛素变态反应:多在停用胰岛素数周再次使用时发生,也可见于初次胰岛素治疗者,此种反应大致由于制剂中含有杂质所致。换用高纯度的人胰岛素后,则很少发生。

(4)胰岛素性水肿:于胰岛素治疗后,有些糖尿病患者在面部、四肢出现水肿,用胰岛素2周左右可自行消失。

(5)屈光不正:胰岛素治疗初期,眼球屈光不正程度与血糖升降程度有关,患者常感视物模糊,但用胰岛素2周左右可消失。

(6)过敏反应:见于部分使用动物胰岛素的病人,分为局部与全身过敏。局部过

敏仅为注射部位及周围出现斑丘疹瘙痒。全身过敏可引起荨麻疹,极少数严重者可出现过敏性休克。一些患者经过胰岛素脱敏处理还可以继续用胰岛素治疗。

(7)注射部位周围皮下脂肪萎缩:胰岛素治疗后,引起注射部位周围皮下脂肪营养不良的发生率为 3%～10%,常见于男性,换用高纯度的人胰岛素后则发生率大大降低。

(8)其他反应:胰岛素治疗初期可使感觉异常(糖尿病性神经病变),蛋白尿增多,但糖尿病持续控制后可以好转。

2. 胰岛素引起的低血糖反应特点

用胰岛素治疗的患者往往基础血糖高、波动大,过快地降血糖(部分患者血糖高降至正常或接近正常)时,可发生低血糖反应,发作多是很突然的。

长期用胰岛素治疗者,年龄较大的,糖尿病病史较长的,平时低血糖发生比较多的,低血糖反应很不典型。一部分患者无心慌、多汗、饥饿感,而迅速发展为低血糖昏迷。

发生低血糖时间,多是在胰岛素作用较强时,如在餐前、夜间或活动增加以后,特别是在胰岛素作用最强时或活动以后。

(二)影响胰岛素作用的因素

影响胰岛素治疗结果的因素有:

(1)年龄、病情轻重与糖尿病类型。

(2)产生胰岛素抗体。

(3)拮抗胰岛素的激素分泌增多。

(4)黎明现象与反复发生低血糖。

(5)胰岛素纯度。

(6)其他疾病,如肝肾功能不全。

(7)精神因素不稳定和体力活动增减。

(8)进食总量与时间不规律。

(9)胰岛素注射部位及制剂。

(10)其他药物干扰等。

1. 体外因素

(1)胰岛素的剂量和浓度:各种胰岛素的作用最强时间及其有效作用时间,与所用胰岛素的剂量纯度有关。同等剂量的胰岛素,在同部位及同一点上注射。浓度越大,其吸收越快。

(2)注射部位和途径:不同注射部位及途径可使胰岛素吸收速度不同。

(3)精神因素:当精神受到刺激、紧张,或情绪激动时,血糖升高,胰岛素用量需增加。

(4)运动:运动增加对糖的利用及胰岛素的吸收,使胰岛素用量下降。

(5)食量:根据所用胰岛素的剂型、剂量、注射次数和时间来确定食量、进餐时间及餐次。

(6)药物:有的药物与胰岛素拮抗,有的呈协同或强化作用,因而影响胰岛素的作用和剂量。

2. 体内因素

(1)糖尿病类型与病情轻重型糖尿病自身分泌胰岛素能力极差,对外源性胰岛素较敏感,2 型糖尿病病情控制后,可以减少外源性胰岛素用量,肥胖糖尿病患者对胰岛素常不敏感而需要量增加。

(2)高血糖和葡萄糖毒性:急性高血糖促进胰岛素分泌和葡萄糖代谢;慢性高血糖抑制胰岛素分泌和葡萄糖自身利用。

(3)胰岛素抗体:动物胰岛素产生抗体,因而所需胰岛素量逐渐加大;采用人胰岛素用量可逐渐减少。

(4)拮抗胰岛素激素分泌增多:各种原因引起胰升血糖素分泌增加,生长激素、糖皮质激素、雌激素等均可使血糖升高,胰岛素用量增加。

(5)应激状态:合并急性并发症、严重感染和外伤等应激状态时,加重高血糖及胰岛素抵抗。

(6)其他因素:胰岛素受体的数目和胰岛素敏感性变化而影响胰岛素用量。

(7)生理因素:生长发育期儿童胰岛素需要量增加。妊娠早期、中期、晚期及分娩后,胰岛素所需量不一而需增减。

(8)其他疾病:如肝、肾功能不全患者,需及时减少胰岛素用量。

3. 药物影响

由于糖尿病可合并或并发各种疾病,常需同用其他药物。有的药物可影响糖代谢,有的药物可与胰岛素相拮抗,有的呈协同或强化作用,从而影响胰岛素的作用及剂量。常用药物对糖耐量与胰岛素作用的影响见表 1—14。

表 1—14 常用药物对糖耐量及胰岛素作用的影响

拮抗胰岛素作用的药物	增强胰岛素作用的药物
ACTH	β—受体阻滞剂
糖皮质激素	普萘洛尔
生长激素	吲哚洛尔
生长抑素	噻吗洛尔
甲状腺素	甲巯咪唑
胰升糖素	单胺氧化酶抑制剂
女性口服避孕药	苯乙肼
雌激素	反苯环丙胺
儿茶酚胺类	帕吉林
肾上腺素	丙卡巴肼

续表

拮抗胰岛素作用的药物	增强胰岛素作用的药物
去甲肾上腺素	美巴那肼
多巴胺	可乐定
多巴酚丁胺	胍乙啶
沙丁醇胺	血管紧张素转换酶抑制剂
利尿药	卡托普利
噻嗪类利尿药	依那普利
呋塞米	阿司匹林
依他尼酸	氯贝丁酯
苯妥英钠	丙吡胺
氯丙嗪和吩噻嗪类	丙磺舒
奋乃静	芬氟拉明
氟奋乃静	奎宁
琉利达嗪	奎尼丁
三氟拉嗪	同化类固醇
三环抗抑郁剂	苯丙酸诺龙
硝苯地平	癸酸诺龙
烟酸	乙醇
尼古丁	
细胞毒剂	
门冬酰胺酶	
环磷酰胺	
碳酸锂	
异烟肼	
麻醉药	
乙醚	
甲氧氟烷	
氟派利多二氮嗪	

六、胰岛素迁射操作技术及胰岛素保存与注意事项

患者可根据个人需要和经济状况选择胰岛素注射装置[胰岛素注射笔(胰岛素笔或特充装置)、胰岛素注射器或胰岛素泵]。胰岛素注射装置的合理选择和正确的胰岛素注射技术是保证胰岛素治疗效果的重要环节。接受胰岛素治疗的患者应接受与胰岛素注射相关的教育以掌握正确的胰岛素注射技术。胰岛素注射技术相关的教育内容包括:胰岛素治疗方案、注射装置的选择及管理、注射部位的选择、护理及自我检查、正确的注射技术(包括注射部位的轮换注射角度及捏皮的合理运用)、注射相关并发症及其预防、选择长度合适的针头、针头使用后的安全处置。

(一)胰岛素注射技术

1. 选择注射部位与胰岛素皮下注射应注意的问题

胰岛素可以在上臂、大腿部前面和两侧、臀部、腹部的皮下组织注射。常规注射不主张肌内注射。轮换注射部位对防止脂肪细胞肥大和脂肪萎缩是重要的。

建议在一个部位轮流注射而不是每次换一个区域,如在腹部系统地轮换注射。这样可以减少每天胰岛素吸收的差异。注射的轮换可按照以下原则:选左右对称的部位注射,并左右对称轮换注射,待轮换后,换另外左右对称的部位。如先选左右上臂,并左右对称轮换注射。待轮换完后,换左右腹部。这样可避免因不同部位胰岛素吸收不同而造成的血糖波动。同一注射部位内注射区的轮换要有规律,以免混淆。不同部位胰岛素吸收由快及慢,依次为:腹部、上臂、大腿、臀部。如果偶尔吃饭时间可能提前,则选腹部注射胰岛素;如果推迟,则选臀部注射。

胰岛素皮下注射应注意:现在已有精细的针头,对多次胰岛素注射有很好的依从性和耐受性。但在胰岛素皮下注射时应注意:

(1)认真做好注射前的准备。

(2)为了避免注射疾病,提高注射技术,做到垂立快速进针,胰岛素缓慢注入,快速起针,以防皮下出血。

(3)餐前的短效胰岛素注射,最好将胰岛素注射在腹部区域,中效胰岛素最好注射在大腿部。

(4)预防皮下注射部位感染。

2. 准确抽取胰岛素

(1)抽取单剂型胰岛素方法:先用酒精消毒胰岛素注射剂瓶盖,再用消毒过的注射器向瓶内注入少量空气,使瓶内有一定压力,然后将药瓶倒置抽取。注意针尖勿超出液面,且应拧紧针头勿使漏气,否则会出现气泡而影响剂量的准确性。如果在家中使用的玻璃注射器及针头是酒精中浸泡过的,抽取药前必须抽推多次,直到注射器及针头内酒精完全挥发为止。否则酒精会使胰岛素变性,并引起注射部位的疼痛。

(2)抽取混合剂型胰岛素方法:有时医生要求患者注射两种不同类型的胰岛素,若有可能,可用预混型胰岛素,但有时也要求患者自己将不同类型胰岛素混合。

1)若需用长效胰岛素时,可与短效胰岛素混合后同注,应先抽取短效胰岛素,然后再抽取长效胰岛素,抽取时注意勿将短效胰岛素倒流入长效胰岛素瓶内。否则,使

短效胰岛素失去快速的作用,而变为长效胰岛素。

2)抽取混合胰岛素液即短效加长效或短效加中效,须注意两者之间的配比比例。中效和短效的比例为2∶1为适宜,最多为1∶1,短效一般不多于中效。

(3)准确抽取方法:

1)将装长效胰岛素瓶轻摇,使贴在瓶壁上的沉淀物逐渐脱落,形成均匀的混悬液。然后将瓶子平放,注入适量空气(比所抽取的胰岛素量稍多一些)。注意,针头不能接触药液。

2)拔出针头。

3)将短效胰岛素瓶口向下,插入针头,注入空气并抽出需要量的短效胰岛素后拔出针头。

4)然后将长效胰岛素瓶倒置,插入此针头,在事先注入空气的压力下,长效胰岛素自动流入注射器内至所需量后拔针。注意,此时不要抽吸,而让长效胰岛素自流。否则,会有空气从针头与针管连接处进入,而无法准确抽取所需的长效胰岛素的量。

短效胰岛素与中效胰岛素混合液必须在用前配制,而短效与长效胰岛素的混合液则可以在任何时间配制。

3. 减轻注射部位疼痛方法

(1)正在使用的胰岛素(Ins)以室温保存,并在室温下注射胰岛素。

(2)注射前确保注射液中没有气泡。

(3)不用酒精清洁针头,以免去掉针头外表的硅而造成穿针时疼痛,或等注射部位消毒酒精完全蒸发后再进行注射。

(4)注射时要保持注射部位的肌肉放松,不要紧张。

(5)进针要迅速。

(6)在进针或拔针时针头角度不要改变。

(7)针头变钝或弯曲后,不要重复使用。

(8)如果注射部位特别疼痛,患者可以按压5～8秒,但不要揉擦。

(9)如果注射部位青肿、疼痛、发红或有团块,那么操作者的注射技术应该接受培训。

(二)胰岛素保存与使用注意事项

1. 胰岛素的保存方法

(1)胰岛素可贮存在21℃～8℃的环境下,最好放置在冰箱冷藏内。如无条件,可设法放置在阴暗、较凉的地方。中效及长效胰岛素在5℃的情况下,可放置3年不变质,而短效胰岛素(RI、CZI)在5℃情况下放置3个月后效价稍减,放置3年可减低药效20%。

(2)胰岛素不宜冰冻。冰冻后即会变性,失去生物活性。

(3)不宜暴露在阳光下或放在温度较高的地方,否则会引起胰岛素活力的丧失。在30℃～50℃时,各种胰岛素均会部分失效,颜色及结构上亦会有改变。短效胰岛素及半慢胰岛素于18个月减效5%,中效及长效胰岛素减效10%～15%。在55℃～

60℃时各种胰岛素均迅速失效。一般讲,中效及长效胰岛素比短效胰岛素稳定,但放置后胰岛素可逐渐沉淀在瓶底。长效胰岛素的沉淀物经轻轻摇动后很容易脱落分散,而中效胰岛素的沉淀物在瓶底粘得较紧,摇动后可成块脱落,不易溶解。

(4)各种胰岛素出厂后规定有效期为1～2年,但如保存得当,过期不久的胰岛素还可以使用。但效价可能减低,注意所用剂量要比原剂量增加。

(5)已启用的胰岛素应尽可放在室温25℃以下。存放时间不要超过25天。

(6)在乘飞机或火车等长途旅行时,应随身携带,而不要放在旅行袋等行李中,更不能放在托运的行李中。放在室温25℃以下或放置在冰箱冷藏内。

(7)胰岛素笔芯应置于冰箱冷藏室内,正在使用中的胰岛素笔和笔芯不必冷藏,但应尽可能保持凉爽(低于25℃),并避免光和热,不要使用已冰冻的胰岛素。未冷藏的笔芯应在28天后丢弃,即使此时笔芯内仍留有胰岛素。妥善保存的笔芯有效期为两年,超过标签上的失效期后请不要使用。

2. 胰岛素使用注意事项

(1)请一定根据医生处方所开剂量注射胰岛素,只有在医生指导下才能加用额外的胰岛素。

(2)准时注射,每次注射方法都要一致,最好在身体的同一区域轮换注射部位。注射部位应以上臂及大腿外侧、脐周腹壁等皮肤松弛部位为宜。注射点应经常改变,避免在硬结下及皮下脂肪萎缩处注射。

(3)皮下注射,速效胰岛素或混合胰岛素在餐前10分钟,短效胰岛素或混合胰岛素在餐前15～30分钟;长效胰岛素应在餐前1小时注射。静脉应用,短效胰岛素的pH值为2.5～5.3,呈溶解状态。当其与输液一起静滴时,由于pH值的改变,会发生沉淀而使其作用很不均匀。因此,若在输液中加入短效胰岛素,应在静脉注射前临时混合。

(4)在血糖记录日志上记下注射的时间、剂量与部位。

(5)注意在有效期内使用胰岛素,并将胰岛素保存在适宜的环境温度下(4℃～30℃),避免剧烈摇晃。

(6)冷藏的胰岛素在使用时可能引起注射部位疼痛发炎,为避免这种反应,使用中的胰岛素可以室温保存。

(7)医生不应随意更换患者长期使用的胰岛素。

(8)注射胰岛素时一定要做好血糖监测,以便医生控制或调整注射剂量。

(9)动物胰岛素转换使用人胰岛素时应注意,当从高纯度猪胰岛素转换使用人胰岛素时,使用相同的剂量及注射方案;当某些使用大剂量动物胰岛素的正常体重患者转换使用人胰岛素时,最初剂量应酌情减低10%左右,并密切监测血糖变化。

第二章 高血压患者家庭用药

第一节 高血压流行现状

随着社会经济的发展和居民生活方式的改变,慢性非传染性疾病(简称慢性病)已成为影响我国乃至全球居民健康的重大公共卫生问题,而高血压是患病率较高的慢性病之一,也是心脑血管疾病最重要的危险因素。据世界卫生组织(WHO)统计资料显示,2012 年全球心血管病死亡人数为 1700 万,占慢性病死亡人数的 46%,其中高血压并发症死亡 940 万,已成为影响全球疾病负担的首要危险因素。2011 年世界银行《创建健康和谐生活遏制中国慢病流行》的报告指出:慢性病已经成为中国的头号健康威胁。在每年约 1030 万例不同原因导致的死亡患者中,慢性病所占比例超过 80%,其中心脑血管疾病死亡位居慢性病死因首位,50%~75% 的卒中和 40%~50% 的心肌梗死的发生与血压升高有关。2010~2040 年,每年如果能够使心血管病死亡率降低 1%,相当于每年创造 2010 年国内生产总值 15% 的经济收益(2.34 万亿美元),而如果心血管病死亡率下降 3%,每年经济收益将达到 2010 年国内生产总值的 34%(5.4 万亿美元)。相反,如果不能有效应对慢性病,这些疾病势必将加剧可以预见的人口老龄化以及劳动力人口降低所造成的经济和社会影响。

自新中国成立以来,1959 年、1979 年、1991 年我国分别开展的 3 次针对 15 岁及以上居民高血压流行状况的调查,2002 年的中国居民营养与健康状况调查,2004~2013 年中国慢性病及其危险因素监测的 4 次现场调查和 2010~2012 年的中国居民营养调查等均获得了大量高血压患病及控制数据。这些资料显示,我国成人高血压患病率不断升高,已由 1959 年的 5.11% 升至 2002 年的 17.65%,最新发布的《中国居民营养与慢性病状况报告(2015)》显示,2012 年我国 18 岁及以上居民高血压患病率为 25.2%,男性高于女性,城市高于农村,估计目前我国成人高血压患者约为 2.6 亿;与 2002 年相比,高血压患病率明显上升,农村地区增长更加迅速。但我国成人高血压患病知晓率仅为 46.5%,治疗率为 41.1%,控制率为 13.81 与此同时,高血压危险因素(如吸烟、过量饮酒、高盐和高脂食物摄入、活动不足、超重和肥胖及总胆固醇升高等)在人群中普遍存在,并且不断升高或居高不下,成为高血压、心肌梗死和卒中等心脑血管疾病的潜在威胁。而美国 2011~2012 年的高血压知晓率、治疗率和控制率已分别达到 82.7%、75.6% 和 51.8%。与发达国家相比,我国居民的高血压患病人数多,虽然近年来高血压知晓率、治疗率和控制率有所提高,但仍处于较低水平,高血压控制率地区差异较大,为我国慢性病预防控制形势带来极大挑战。

为了有效控制慢性病,2013 年 WHO 颁布了《全球非传染性疾病预防控制行动计划(2013~2020)》、我国十五部委联合颁布了《中国慢性病防治工作规划(2012~

2015)》，旨在通过多领域、多部门合作，控制慢性病危险因素增长，遏制或降低慢性病发生率和死亡率，降低慢性病造成的疾病负担。因此，为了加强我国居民高血压的防治工作，应多部门参与制定相关政策，如制定降低低钠盐的价格、食品添加食盐量限制、增加体育锻炼设施和改善环境等，提倡全民健康生活方式，降低高血压危险因素的流行水平；大力提倡通过医疗机构首诊测血压和居民健康体检加强高血压患病的筛查，提高居民高血压患病知晓率，以便早期发现、早诊断、早治疗；在药物治疗方面应充分发挥大医院对基层医疗机构的指导作用，规范高血压药物治疗流程，在不断提高基层卫生服务机构专业技术人员数量和技术水平的同时，进一步加强基本公共卫生服务中高血压患者的健康管理和规范治疗，提高高血压合理用药水平以及高血压控制率。

第二节　基层高血压用药现状

我国高血压控制现状极为严峻。2002 年的调查结果显示，我国高血压患病知晓率为 30.2%，治疗率为 24.7%，控制率为 6.1%，仍处于较低水平。

基层社区是高血压防控的主战场，基层医疗卫生人员对抗高血压药物的合理使用对于改善高血压防治状况意义重大。通过对 2005～2010 年纳入项目管理的来自近 1000 个社区的 25 万例在社区接受治疗管理的高血压患者相关情况的统计分析发现，在 9 万余例接受药物治疗的患者中，近 6 万例患者接受联合用药治疗。

就总体用药而言，利尿剂使用比例最高（56.0%），其余依次为中枢性降压药（38.3%）、钙通道阻滞剂（CCB，36.8%）、血管扩张剂（26.5%）、血管紧张素转化酶抑制剂（ACEI，24.5%）、β受体阻滞剂（10.4%）、血管紧张素受体阻断剂（ACEI，4.1%）。就单一用药而言，CCB 使用比例为 54.3%，ACEI 为 5.3%，β受体阻滞剂为 7.7%。

当单药控制血压效果不理想时，患者需要采用两种或多种降压药物联合治疗。资料分析显示，二联用药比例最高为利尿剂＋中枢性降压药（61.4%），三联用药比例最高的血管扩张剂＋中枢性降压药＋利尿剂（69.2%）。现行高血压防治指南主张，联合用药应避免使用同一类药物。值得注意的是，分析结果显示，在接受两种药物联合治疗的高血压患者中，有 1.1% 的患者实际上使用的是同一类药物；在三联用药的患者中，有 0.9% 的患者所用药物中有两种是同一种类。高血压联合用药的问题还需引起注意。

分析结果还显示，在社区高血压人群中，近 50% 的患者应用单片复方制剂，其中传统复方制剂使用比例较高（87.2%），ACEI＋利尿剂所占比例为 12.8%，余不足 1%。我国传统固定复方制剂是多种降压药物的组合，符合目前关于降压药物理念。而且这些药物价格低廉，服用方便，在基层有广大的适应人群。当然，部分药物含有一定的中枢性降压药，如可乐定、利血平等，安全问题不容忽视。尽管 2013 年欧洲心脏病学会（ESC）高血压指南指出中枢性降压药和 α 受体阻滞剂也是有效的抗高血压药物，但仍需大规模的研究证实其对预防心脑血管疾病的作用以及安全性。

我国社区医疗机构高血压患者控制率仅为 25%，较低的控制率与基层医生的用药习惯、药物选择等也有一定关系。提示，国家和行业组织应进一步有组织、有计划地针对基层医生开展培训,使基层医生能够及时了解和掌握现行指南,提升高血压防治一线医务人员的防治技能。

第三节　高血压常用药物

一、利尿剂

利尿剂应用于降压治疗已逾半个世纪。多项临床研究证实,此类药物降压效果好,价格低廉,且可显著降低心血管事件的发生率和总死亡率。因此,国内外相关指南均充分肯定了利尿剂在降压治疗中的地位,并将其作为难治性高血压的基础用药。临床上应用最多的是噻嗪类利尿剂。以此为基础组成的固定复方制剂有助于增进降压疗效、减少不良反应、改善依从性,因而受到越来越多的关注。

(一)分类

鉴于碳酸酐酶抑制剂在临床应用非常少见,本指南中没有涉及。本指南仅对袢利尿剂、噻嗪类利尿剂以及保钾利尿剂进行阐述。

1. 袢利尿剂

主要作用于髓袢升支粗段髓质部,抑制 NaCl 的主动重吸收,导致外髓部的渗透梯度难以形成,影响尿液的浓缩过程。其利尿作用强大,属于强效利尿剂。临床常用药物包括呋塞米、布美他尼、托拉塞米。

2. 噻嗪类利尿剂

该类药物作用于远曲小管始端,减少 NaCl 和水的重吸收,属于中效利尿剂。根据化学结构不同该类药物又分为噻嗪型利尿剂和噻嗪样利尿剂两类,后者持续作用时间更长。噻嗪型利尿剂的基本化学结构由苯并噻二嗪环和磺酰胺基组成,包括氢氯噻嗪和苄氟噻嗪。噻嗪样利尿剂化学结构不同于噻嗪型利尿剂,但含有磺酰胺基,包括氯噻酮、吲达帕胺和美托拉宗。噻嗪样利尿剂具有扩张血管作用,且为降压的主要作用,参阅《利尿剂治疗高血压的中国专家共识》,其中明确指出。

3. 保钾利尿剂

分为两类,一类抑制远曲小管和集合管的 Na^+-H^+ 共同转运体,抑制 Na^+ 重吸收并减少 K^+ 分泌,其作用不依赖醛固酮。代表药物包括氨苯蝶啶和阿米洛利。另一类为醛固酮受体拮抗剂,可与醛固酮受体结合,竞争性拮抗醛固酮的排 K^+ 保 Na^+ 作用,代表药物包括螺内酯和依普利酮。该两类药物利尿作用弱,属于弱效利尿剂。

(二)用药原则

1. 主要适应人群

利尿剂适用于大多数无禁忌证的高血压患者的初始和维持治疗,尤其适合老年高血压、难治性高血压、心力衰竭合并高血压、盐敏感性高血压等。

(1)老年高血压:老年收缩期高血压(SHEP,主要采用氯噻酮)研究是一项大规模、多中心、随机双盲的安慰剂对照试验。该研究旨在评价氯噻酮对老年高血压患者卒中及其他重要临床事件的预防作用。结果发现氯噻酮治疗可显著降低卒中、非致死性心力衰竭和心肌梗死的发生率。老年高血压研究(HYVET,主要采用吲达帕胺)也发现,80 岁以上的高血压患者接受以吲达帕胺缓释片为基础、必要时加用培哚普利的降压方案显著降低了全因死亡率和致死性卒中的发生率,并显著减少了致死性和非致死性心力衰竭的发生。由于老年高血压患者对盐更敏感,且常表现为低肾素活性,因此利尿剂更适合老年人。

(2)难治性高血压:盎格鲁-斯堪的纳维亚心脏终点试验-降压支(ASCOT-BPLA)是一项迄今为止规模最大、在高血压且至少合并其他 3 项危险因素人群中评价不同降血压治疗方案长期有效性的临床研究,其难治性高血压亚组分析包括 1411 例患者,在已有 3 种降压药物基础上,加用螺内酯(平均剂量为 25mg),中位治疗时间为 1.3 年,结果显示治疗前后血压降低 21.9/9.5mmHg,并显著提高达标率。

美国心脏协会(AHA)2008 年发表的难治性高血压诊断、评估和治疗的声明指出:未应用利尿剂或利尿剂剂量不足是难治性高血压的原因之一,增加利尿剂剂量是控制难治性高血压的主要手段,难治性高血压患者液体容量负荷重,利尿剂尤其是长效利尿剂对血压控制至关重要。

(3)心力衰竭合并高血压:心力衰竭是高血压的常见并发症,不论是急性心力衰竭还是慢性心力衰竭失代偿期均伴有水钠潴留,袢利尿剂和噻嗪类利尿剂具有利尿排 Na^+ 作用,有效缓解患者症状,因而心力衰竭是利尿剂的强适应证。高血压伴心力衰竭患者,特别是轻微液体潴留的患者,各国指南均推荐噻嗪类利尿剂作为治疗首选。如单独使用噻嗪类利尿剂不能控制液体潴留,则改用或加用袢利尿剂。噻嗪类利尿剂和袢利尿剂作用部位不同,合用可以增加利尿效果。

(4)高盐摄入人群的高血压:我国居民平均食盐摄入量显著高于 WHO 建议的标准,并且我国人群中盐敏感者更多,占 15%～42%。高血压人群中 50%～60%为盐敏感者,有高血压家族史的成人中盐敏感者为 65%,青少年中盐敏感者为 45%。黑人、老年人、停经女性、糖尿病、肥胖和代谢综合征患者中盐敏感者比例较高。盐敏感性高血压是高血压的一种特殊类型,属于难治性高血压。盐敏感性高血压患者的血压水平与食盐摄入量的关系更为密切,因而更应严格控制食盐摄入量。对于此类患者,利尿剂、CCB 可作为首选药物,盐摄入＞12g/d 的高血压人群可以考虑优先使用低至中量的噻嗪类利尿剂,同时由于高盐饮食可激活局部组织 RAAS,因此也可联合应用 ACEI 或 ARB。

(5)其他适用人群:低肾素型高血压、黑人高血压、肥胖人群的高血压患者应用利尿剂也具有良好的降压效果。

2. 临床用药注意事项

禁忌证:痛风患者禁用噻嗪类利尿剂,高血钾与肾衰竭患者禁用醛固酮受体拮抗剂。此外,长期大剂量应用利尿剂单药治疗时还需注意其导致电解质紊乱、糖代谢异常、高尿酸血症、体位性低血压等不良反应的可能性。

利尿剂较少单独使用,常作为联合用药的基本药物使用。由于单药治疗往往仅能使一小部分高血压患者血压达标,多数患者需联合用药。研究表明,联合应用小剂量利尿剂与其他降压药物(如 ACEI、ARB 或 CCB)较足量单药治疗降压效果更明显,且不良反应小,临床获益多。利尿剂能够加强其他抗高血压药物的降压疗效,优势互补。这种强化作用依赖于利尿剂减少体液容量以及预防其他降压药物应用后液体潴留作用。利尿剂与 β 受体阻滞剂联合应用可能增加糖尿病易感人群的新发糖尿病风险,因此应尽量避免该两种药物的联合应用。如两种药物联用时血压仍不达标,则需换用另外两种药物或联用 3 种药物,此时推荐选用有效剂量的 ACEI 或 ARB、CCB 及利尿剂联用。

严重肾功能不全、特别是终末期肾病患者,应用噻嗪类利尿剂治疗时降压效果差,此时可选用呋塞米等袢利尿剂。利尿剂单药大剂量长期应用时不良反应(特别是电解质紊乱与血糖、血脂、嘌呤代谢紊乱)的发生率较高,故一般不建议采取这种用药方式。单药治疗推荐使用中小剂量。小剂量利尿剂与 ACEI/ARB 或 CCB 联合使用可改善降压效果并降低不良反应发生风险。

(三)单药应用与联合治疗方案推荐

对于适于利尿剂治疗的高血压患者,一般以中小剂量(如氢氯噻嗪 12.5~25mg 或吲达帕胺 1.25 或 1.50mg)作为初始治疗。若中小剂量噻嗪类利尿剂治疗不能使血压达标,不建议继续增加剂量,应在此基础上加用 ACEI/ARB 或 CCB 由于少数患者接受噻嗪类利尿剂治疗时可能发生低血钾,故需注意监测血钾水平的变化,可在开始用药 2~4 周后检测血液电解质。若患者无低血钾表现,此后每年复查 1~2 次即可。联合应用利尿剂与 ACEI/ARB 治疗可降低低血钾发生率。痛风患者是噻嗪类利尿剂治疗的禁忌证。对于无痛风病史的单纯性高尿酸血症患者,虽然不是利尿剂治疗的绝对禁忌证,但不建议将利尿剂作为首选药物,可作为其他种类药物治疗后血压不能达标时的二线或三线治疗药物。

2013 年欧洲高血压学会(ESH)/ESC 指南指出,利尿剂与 ACEI、ARB 或 CCB 联用为理想的治疗方案。利尿剂与 CCB 联合方案更适于低肾素型高血压如多数老年高血压患者。2014 年美国成人高血压治疗指南(JNC8)、AHA/美国心脏病学会(ACC)/美国疾病预防控制中心(CDC)科学建议和美国高血压学会(ASH)/国际高血压学会(ISH)指南均认为噻嗪类利尿剂与 ACEI/ARB 及 CCB 所组成的联合方案是合理的,而前者应作为顽固性高血压的基础用药。常用利尿剂的单药应用见表 2-1。

表 2-1　常用利尿剂的单药应用

中文通用药名	英文药名	作用持续时间(小时)	半衰期(小时)	常用剂量
氢氯噻嗪	Hydrochlorothiazide	16~24	9~10	12.5~25mg,qd
苄氟噻嗪	Bendroflumethiazide	12~18	9	5~15mg,qd
氯噻酮	Chlorthalidone	48~72	50~60	25~100mg,qd
吲达帕胺	Indapamide	24	18	1.25~2.5mg,qd
阿米洛利	Amiloride	6~10	6~9	5~10mg,qd
螺内酯	Spironolactone	12~96	13~24	10~40mg,qd~bid

二、钙通道阻滞剂

钙通道是细胞膜上对 Ca_2^+ 具有高度选择性通透能力的亲水性孔道。Ca_2^+ 通过钙通道进入细胞内，参与细胞跨膜信号转导，介导兴奋－收缩耦联和兴奋－分泌耦联，维持细胞正常形态和功能完整性、调节血管平滑肌的舒缩活动等。一旦细胞内钙超载，将引发一系列的病理生理过程，如高血压等。CCB 作为抗高血压治疗药物已用于临床多年，其卓越的降压疗效、广泛的联合降压潜能、优越的心脑血管保护作用使其在当今的抗高血压治疗、降低心脑血管疾病发病率及死亡率方面占有重要地位。

（一）分类

（1）根据与血管及心脏的亲和力分类：根据 CCB 与动脉血管及心脏的亲和力和作用将其分为二氢吡啶类与非二氢吡啶类，其中二氢吡啶类 CCB 主要作用于动脉，而非二氢吡啶类 CCB 苯烷胺类（如维拉帕米）和苯噻嗪类（如地尔硫䓬）则血管选择性差，对心脏具有包括负性变时、负性传导和负性变力作用。

（2）根据与钙通道亚型的亲和力分类：根据 CCB 与钙通道亚型的亲和力不同将其分为 L 型、L/N 型或 L/T 型（双通道）及 L/N/T 型（三通道）。

1）L 型 CCB：在体内 L 型钙通道大量存在于心肌细胞、窦房结、房室结、骨骼肌、血管平滑肌细胞和神经元等组织中，介导长时间的 Ca_2^+ 内流并且失活缓慢，L 型钙通道在心脏兴奋－收缩耦联及冲动传导等方面发挥重要作用，同时影响血管平滑肌的紧张度。二氢吡啶类、苯烷胺类和苯噻嗪类 CCB 均能抑制 L 型钙通道的开放，扩张外周血管，降低动脉血压。

2）T 型 CCB：T 型钙通道控制自主活性细胞（如心脏起搏细胞或丘脑神经元）的激活、激素分泌的调节及组织生长和发育，T 型钙通道在肾小球出/入球小动脉上均有分布，故具有 T 型钙通道阻滞的 CCB 可以同时扩张出/入球小动脉，降低肾小球内压力，作用类似于 RAAS 抑制剂。

3）N 型 CCB：N 型钙通道主要分布于交感神经系统，可以阻断去甲肾上腺素的释放。有学者研究发现能够选择性阻滞 N 型钙通道的二氢吡啶类 CCB 可以在控制血压的同时不引起交感神经兴奋，不增加心率，甚至对伴有左室肥厚的高血压患者在治疗后对左室舒张功能亦有明显的改善作用。另外，N 型钙通道也同时分布于出/入球小动脉，通过阻断 N 型钙通道同时扩张出/入球小动脉，降低肾小球内压力。

4）多通道阻滞剂：同时能阻断 L 型钙通道与 T 型钙通道的马尼地平和同时能阻断 L、N 型钙通道的西尼地平均为双通道 CCB，而同时能阻断 L、T、N 型钙通道的贝尼地平为三通道 CCB。

（3）根据药代动力学和药效动力学特点分类：根据 CCB 在体内的药代动力学和药效动力学特点将每一亚型的药物分为第一、二、三代。

1）第一代 CCB 由于生物利用度低且波动大，药物血浆浓度波动大，用药后快速导致血管扩张和交感神经系统激活，引起反射性心动过速、心悸和头痛；由于此类药物半衰期短、清除率高、作用持续时间短，使其对血压控制时间短，很难实现 24 小时的有效覆盖。

2)第二代 CCB 通过改革剂型为缓释或控释剂型使药代动力学特性有了明显改善,也有部分具有新的化学结构。

3)第三代 CCB 克服了第一代和第二代的多数缺点。包括氨氯地平和拉西地平,药物本身为长效制剂或"膜控",起效缓慢,作用平稳,持续时间久,抗高血压的谷峰比值高,血压波动小。

（二）用药原则

1. 适应证

CCB 降压疗效强,药效呈剂量依赖性,适用于轻、中、重度高血压。其中二氢吡啶类 CCB 优先选用的人群包括:

（1）容量性高血压:如老年高血压、单纯收缩期高血压及低肾素活性或低交感活性的高血压患者,而这些药理学特点更符合我国老年高血压患者的病理生理特点。大量临床循证研究及临床实践证实,CCB 降压作用不受高盐饮食影响,尤其适用于生活中习惯高盐摄入及盐敏感型高血压患者。

（2）合并动脉粥样硬化的高血压:如高血压合并稳定性心绞痛、颈动脉粥样硬化、冠状动脉粥样硬化及高血压合并周围血管病。CCB 通过影响 Ca_2^+ 生理活动而影响动脉粥样硬化的多个环节,多项大型临床研究均证实,CCB 在临床抗高血压的同时能够延缓动脉血管壁上的动脉粥样硬化病变进展。ELSA 研究是在 2000 例高血压患者中使用拉西地平与阿替洛尔的随机双盲治疗 4 年的研究,结果显示拉西地平可以有效地预防甚至逆转颈动脉血管的内－中膜厚度,同时 INSGHT 研究也显示:硝苯地平控释片与利尿剂比较均显示可以明显地改善颈动脉 IMT 的增厚和斑块,因此国内外多部高血压指南均确定 CCB 在合并动脉粥样硬化的高血压患者为首选降压药物。

非二氢吡啶类 CCB 的药理特点包括松弛血管平滑肌、扩张血管作用及负性肌力、负性变时作用,故此类药物更适用于高血压合并心绞痛、高血压合并室上性心动过速及合并颈动脉粥样硬化的患者。

2. 禁忌证

二氢吡啶类 CCB 可作为一线降压药物用于各年龄段、各种类型的高血压患者,疗效的个体差异较小,只有相对禁忌证,没有绝对禁忌证。

（1）二氢吡啶类 CCB 明确的血管扩张作用,短中效的 CCB 在降压的同时会出现反射性心率加快。相对禁忌用于高血压合并快速型心律失常患者。

（2）由于非二氢吡啶类 CCB 的心脏亲和性及其对心肌、窦房结功能、房室传导的负性肌力负性传递作用,维拉帕米与地尔硫䓬禁用于二至三度房室传导阻滞患者,并相对禁用于心力衰竭患者。

3. 临床用药注意事项

（1）由于 CCB 扩张血管降压,必然出现反射性交感激活,心率加快,使血流动力学波动并抵抗其降压作用,故应尽量使用长效制剂,其降压平稳持久有效,不良反应小,患者耐受性好,依从性高。

（2）CCB 如硝苯地平、维拉帕米与地尔硫䓬均有明显的负性肌力作用,应避免用于左室收缩功能不全的高血压患者。

（3）非二氢吡啶类CCB有明显的负性传导作用，存在心脏房室传导功能障碍或病态窦房结综合征的高血压患者应慎用维拉帕米、地尔硫䓬。同时非二氢吡啶类CCB与β受体阻滞剂联用可诱发或加重缓慢性心律失常和心功能不全。

（三）单药应用与联合治疗方案推荐

（1）CCB通过平滑肌松弛，血管扩张使血压降低，几乎适用于所有类型的高血压患者，降压效果明确，控制血压达标率较高。

（2）CCB类药物对代谢无不良影响，更适用于糖尿病与代谢综合征患者。

（3）我国临床主要推荐应用的以CCB为基础的优化联合治疗方案包括：

1）二氢吡啶类CCB联合ARB（ACOMPLISH研究证实）。

2）二氢吡啶类CCB联合ACEI（ASCOT研究证实）。

3）二氢吡啶类CCB联合噻嗪类利尿剂（FEVER研究证实）。

4）二氢吡啶类CCB联合β受体阻滞剂（HOT研究以及INSIGHT研究证实）。

（4）以长效二氢吡啶类CCB为基础的联合降压治疗不良反应小、疗效好，CCB联合RAAS抑制剂，前者直接扩张动脉，后者通过阻断RAAS既扩张动脉又扩张静脉，同时CCB产生的踝部水肿，可被ACEI或ARB消除。

常用CCB的单药应用见表2-2。

表2-2　常用钙通道阻滞剂的单药应用

中文通用药名	英文药名	达峰时间（小时）	半衰期（小时）	常用剂量
硝苯地平	Nifedipine	0.5～1	1.7～3.4	10～30mg,tid
硝苯地平缓释	Nifedipine sustained release tablets	1.6～4	1.7～3.4	10～20mg,bid
硝苯地平控释	Nifedipinecontrolledreleasetablets	首剂达峰6～12小时,连续服药血浆药物浓度波动小	1.7～3.4	30mg,qd
尼群地平	Nitrendipine	1～2	6.3	10～20mg,tid
尼莫地平	Nimodipine	1～1.5	1.7	30～60mg,tid
佩尔地平	Perdipine	14.2～16.9	7.6	40mg,bid
氨氯地平	AmLodipine	6～12	45	2.5～10mg,qd
左旋氨氯地平	LevamLodipine	6～12	35～50	2.5～5mg,qd
拉西地平	Lacidipine	0.5～1.5	13～19	4～8mg,qd
非洛地平	Felodipine	2.5—5	11～14	5～10mg,qd
西尼地平	Cilnidipine	2.8～3.7	5.2～8.1	5～10mg,qd
贝尼地平	BenidipmeHcl	0.8～11	0.9～1.7	2～12mg,qd
马尼地平	Manidipine	1～4	3.9～7.9	10～20mg,qd

续表

中文通用药名	英文药名	达峰时间（小时）	半衰期（小时）	常用剂量
地尔硫䓬	Diltiazem	1～2	4～5	30～90mg，bid～tid
地尔硫䓬缓释	Diltiazem SR（sus-tained release）	6～11	5～7	90mg，bid
维拉帕米缓释	Verapamil SR（sus-tained release）	5～7	4～7	120～240mg，qd

三、血管紧张素Ⅱ受体拮抗剂

ARB 是继 ACEI 后，对高血压及心血管病等具有良好作用的作用于 RAAS 的一类降压药物。ARB 与 ACEI 相比，虽然降压和心血管保护作用有许多相似，但其作用于 AngⅡ受体水平，更充分、更直接阻断 RAAS，避免了"AngⅡ逃逸现象"，具有较好的降压效果，无 ACEI 的干咳、血管紧张性水肿等不良反应，患者治疗依从性更高。ARB 已成为一线降压药物，在临床广泛应用。

（一）分类

1. 二苯四咪唑类

如氯沙坦、厄贝沙坦、替米沙坦、坎地沙坦、阿利沙坦等。

2. 非二苯四咪唑类

如伊贝沙坦。

3. 非杂环类

如缬沙坦等。ARB 类均有苯丙咪唑环，但每种药物因对咪唑环的修饰各不相同，导致理化特性不同，如脂溶性、组织穿透性、对 AT_1 受体/AT_2 受体亲和力等存在差异，因此，不同 ARB 的半衰期及降压效果也有所不同，如替米沙坦以特异的异芳香基团修饰，使该药具有较强的脂溶性和组织穿透性，与 AT_1 受体亲和力更高，对 AngⅡ拮抗更强，具有强效、长效（半衰期 24 小时）、安全的特点。又如国家 1.1 类新药阿利沙坦酯，经胃肠道酯酶水解生成降压活性物 Exp－3174，降压作用不依赖肝脏 CYP450 酶，起效更快、更强，长期服用安全性更高。

（二）用药原则

1. 适应证

ARB 降压药效呈剂量依赖性，但不良反应并不随剂量增加而增加，适用于轻、中、重度高血压患者。

ARB 通过有效拮抗 AngⅡ与 AT，受体结合引起的各种有害作用，增加了 AngⅡ和 AT_2 受体结合所产生的有益效应，同时也使 AngⅡ转化为 Ang1－7，发挥心血管保护作用。因此，ARB 除了降压外，还具有心血管、肾脏保护及改善糖代谢的作用，优先选用的人群包括高血压合并左室肥厚、心功能不全、心房颤动（房颤）、冠心病、糖尿病肾病、微量白蛋白尿或蛋白尿、代谢综合征及不能耐受 ACEI 患者。

2. 禁忌证

（1）ARB可致畸，禁止用于妊娠高血压患者。

（2）ARB扩张肾小球出球小动脉，导致肾小球滤过率（GFR）下降，肌酐水平升高，血钾升高。高血钾或双侧肾动脉狭窄患者禁用ARB。

3. 临床用药注意事项

（1）因ARB扩张肾小球出球小动脉＞扩张肾小球入球小动脉，肾小球滤过压下降，肾功能减退，GFR下降，血肌酐和血钾水平升高。因此，对慢性肾脏病（CKD）患者4期或5期，ARB初始剂量减半并严密监测血钾、血肌酐水平及GFR的变化。血肌酐水平＞3mg/dl者，慎用ARB。

（2）单侧肾动脉狭窄患者使用ARB应注意患侧及健侧肾功能变化。

（3）急性冠状动脉综合征或心力衰竭患者，先从小剂量ARB起始（约常规剂量的1/2），避免首过低血压反应，逐渐增加剂量至患者能够耐受的靶剂量。

（4）对有高钾血症和肾损伤的患者，避免使用ARB＋ACEI，尤其是ARB＋ACEI＋盐皮质激素受体拮抗剂。

（5）ARB致咳嗽的发生率远低于ACEI，仍有极少数患者出现咳嗽。

（三）单药应用与联合治疗方案推荐

（1）3个大型临床试验（LIFE、VALUE及SCOPE）确立了ARB作为抗高血压一线药物地位。常规剂量ARB可降低1～2级高血压患者的血压，降压效果与ACEI、CCB、β受体阻滞剂和利尿剂相当，平均下降10/5mmHg，剂量翻倍，血压进一步下降30%左右，基础血压越高，ARB降压幅度越大。因此，对于1级中青年高血压，尤其是ARB强适应证人群，可优先选用单剂量ARB；4周后血压不达标者，可增加剂量至足剂量或联合利尿剂或CCB。

（2）对于2级以上高血压患者，起始联合治疗（ARB＋利尿剂或ARB＋CCB），4周后血压不达标者，可加大ARB、CCB或利尿剂的剂量，或三药联合如ARB＋CCB＋利尿剂，4周后血压仍未达标，应通过24小时血压监测或家庭自测血压，排除白大衣效应，确认血压未达标者，可加用β受体阻滞剂或α受体阻滞剂或盐皮质激素受体拮抗剂如螺内酯，有时只需改变服药时间，如将ARB改为晚上服用即可控制夜间或晨起高血压（时间治疗学），尤其对高血压合并糖尿病、CKD或肥胖等患者；如血压仍不达标建议转高血压专科进一步诊疗。

（3）ARB＋利尿剂或ARB＋CCB均是各国高血压指南推荐的优化联合方案，因为双药降压机制不同，互补性强，ARB可抑制噻嗪类利尿剂所致的RAAS激活和低血钾等不良反应，利尿剂减少ARB扩血管时由于肾脏压力利钠机制而引起的水钠潴留，增强ARB疗效。同样，ARB也可抑制二氢吡啶类CCB引起的RAAS激活和下肢水肿等不良反应。二者优化联合降压效果增强，不良反应减少。ACCOMPLISH研究比较ACEI＋利尿剂与ACEI＋CCB联合治疗对高危高血压患者心血管事件的影响，结果显示，与ACEI＋利尿剂相比，ACEI＋CCB进一步使心血管事件风险下降20%，但此结果未被JNC8和ESC/ESH指南采纳，因为在比较CCB与利尿剂为基础治疗的临床试验中，CCB从未显示出优越性，且ACCOMPLISH研究入选的大多数患者合并冠心病,而排除了利尿剂的强适应证(如心力衰竭)患者,因此仅 ACCOM-PLISH 一项研究不足以证明 ARB+CCB 优于 ARB+利尿剂。

(4)降压治疗的核心方式是 24 小时降压达标并长期保持。个体化选择降压方案是降压治疗的基本原则,不同降压方案均有其适合的高血压患者。ARB+利尿剂适用于盐敏感性高血压、老年和高龄老年高血压、高血压合并糖尿病、高血压合并心功能不全、肥胖合并高血压等患者,而 ARB+CCB 优先适用于老年高血压、高血压合并糖尿病、冠心病、CKD 或外周血管病患者。ARB+利尿剂或 ARB+CCB 组成的固定复方制剂可明显增加治疗依从性,提高降压达标率,是高血压治疗的必经之路。目前不推荐 ARB+β受体阻滞剂,避免使用 ACEI+ARB 联合治疗,因为 ARB+β受体阻滞剂降压机制部分重叠,降压效果不能显著增加(1+1<2);而 ACEI+ARB 有增加高钾血症的风险,且对心血管及肾脏保护无协同作用。

常用 ARB 的单药应用见表 2-3。

表 2-3　常用血管紧张素受体拮抗剂的单药应用

中文通用药名	英文药名	达峰时间(小时)	半衰期(小时)	常用剂量
氯沙坦	Losartan	3～4	6～9	50～100mg,qd
缬沙坦	Valsartan	2	9	80～160mg,qd
厄贝沙坦	Irbesartan	1～1.5	11～15	150～300mg,qd
坎地沙坦	Candesartan	2～4	9	4～16mg,qd
替米沙坦	Telmisartan	0.5～1	>20	40～80mg,qd
奥美沙坦	Olmesartan	1～2	13	20～40mg,qd
依普沙坦	Eprosartan	1～3	5～7	400～800mg,qd
阿利沙坦	Alisartan	1.5～2.5	10	80～240mg,qd

四、β受体阻滞剂

β受体阻滞剂自 20 世纪 60 年代被用于降压治疗,1984 年首次被 JNC3 推荐为起始降压药物,之后被众多国家高血压指南推荐为首选降压药物,广泛用于高血压治疗。然而,近 10 年来,随着临床研究的不断深入,β受体阻滞剂的降压地位受到挑战,JNC8 和 2014 日本高血压学会(JSH)高血压管理指南不再推荐其为首选降压药物,而 2014 年加拿大指南不建议老年高血压患者首选β受体阻滞剂。不同的高血压指南对β受体阻滞剂推荐不一致,导致临床医师的困惑,应如何评价β受体阻滞剂在高血压治疗中的地位?β受体阻滞剂能否减少高血压患者卒中的发生?在降压治疗中应如何合理使用β受体阻滞剂?

(一)分类

(1)根据受体选择性不同分类:

1)非选择性β受体阻滞剂:竞争性阻断 β_1 和 β_2 受体,导致对糖脂代谢和肺功能的不良影响;阻断血管上的 β_2 受体,相对兴奋 α 受体,增加周围动脉血管阻力。代表药物为普萘洛尔。该类药物在临床已较少应用。

2)选择性 β_1 受体阻滞剂:特异性阻断 β_1 受体,对 β_2 受体的影响相对较小。代表药物为比索洛尔和美托洛尔,是临床常用的 β 受体阻滞剂。

3)有周围血管舒张功能的 β 受体阻滞剂:该类药物通过阻断 α_1 受体,产生周围血管舒张作用,如卡维地洛、阿罗洛尔、拉贝洛尔或通过激动 β_3 受体而增强一氧化氮的释放,产生周围血管舒张作用,如奈必洛尔。

(2)根据药代动力学特征分类:

1)脂溶性 β 受体阻滞剂:如美托洛尔,组织穿透力强,半衰期短。进入中枢神经系统,可能是导致该药中枢不良反应的原因之一。

2)水溶性 β 受体阻滞剂:如阿替洛尔,组织穿透力较弱,很少通过血脑屏障。

3)水脂双溶性 β 受体阻滞剂:如比索洛尔,既有水溶性 β 受体阻滞剂首关效应低、又有脂溶性 β 受体阻滞剂口服吸收率高的优势,中度透过血脑屏障。

(二)用药原则

1. 适应证

β 受体阻滞剂通过拮抗交感神经系统的过度激活、减慢心率、抑制过度的神经激素和 RAAS 的激活而发挥降压作用,同时还通过降低交感神经张力、预防儿茶酚胺的心脏毒性作用,保护心血管系统。尤其适用于伴快速性心律失常、冠心病、慢性心力衰竭、主动脉夹层、交感神经活性增高以及高动力状态的高血压患者。

2. 禁忌证

不适宜首选 β 受体阻滞剂的人群包括老年人、肥胖者、糖代谢异常者、卒中、间歇跛行、严重慢性阻塞性肺疾病患者。禁忌用于合并支气管哮喘、二度及以上房室传导阻滞、严重心动过缓的患者。

3. 临床用药注意事项

(1)对于伴心力衰竭患者,β 受体阻滞剂均应由极小剂量起始,如比索洛尔 1.25mg,每日 1 次;美托洛尔缓释片 12.5mg,每日 1 次;美托洛尔平片 6.25mg,每日 2~3 次;卡维地洛 3.125mg,每日 2 次。如患者能够耐受,每隔 2~4 周剂量加倍,直至达到心力衰竭治疗所需的目标剂量或最大耐受剂量。临床试验的最大日剂量:比索洛尔 10mg,美托洛尔缓释片 200mg,美托洛尔平片 150mg,卡维地洛 50mg,但需依据患者的耐受状况而定。目标剂量的确定一般以心率为准。

(2)β 受体阻滞剂对高血压患者卒中事件的影响尚存在争议。在与其他降压药物的比较研究中,未显示减少卒中事件的作用,归因于 β 受体阻滞剂降低中心动脉收缩压和脉压的能力较少。然而既往研究主要来源于阿替洛尔,在高龄老年患者治疗中,此药在降低心率的同时增加中心动脉压及主动脉压力增强指数等。不同的 β 受体阻滞剂对中心动脉压的影响不同,β_1 高选择性阻滞剂以及有血管舒张功能的 β 受体阻滞剂甚至降低中心动脉压。高 β_1 选择性的 β 受体阻滞剂,如比索洛尔和美托洛尔或兼有血管舒张作用的 β 受体阻滞剂如卡维地洛、阿罗洛尔或奈必洛尔可作为优先推荐使用,不建议老年高血压及卒中患者首选β受体阻滞剂降压。

（3）使用常规剂量β受体阻滞剂血压未达标,而心率仍≥75次/分的单纯高血压患者可加大β受体阻滞剂使用剂量,有利于血压和心率双达标。

（4）对不适宜人群,但临床存在交感激活及心率>75次/分（合并严重肥胖的代谢综合征或糖尿病）的高血压患者,需评估后使用β受体阻滞剂,并监测血糖、血脂水平变化。建议使用美托洛尔、比索洛尔、卡维地洛、阿罗洛尔或奈必洛尔。

（5）使用β受体阻滞剂时应监测血糖、血脂水平,定期评估血压和心率,有效进行血压以及心率的管理,以最大限度地保证患者使用的依从性和安全性。

（三）单药应用和联合治疗方案推荐

1. 伴快速性心律失常的高血压

大多数房颤患者心室率增快,β受体阻滞剂适用于合并房颤、窦性心动过速患者,减慢心室率。β受体阻滞剂甚至可以预防心力衰竭患者发生房颤。

2. 伴交感神经活性增高

β受体阻滞剂尤其适用于有心率增快等交感活性增高表现的高血压患者。可单用或与其他降压药物联用以控制血压。优化的联合治疗方案是β受体阻滞剂与长效二氢吡啶类CCB联用。二氢吡啶类CCB具有扩张血管和轻度增加心率作用,抵消了β受体阻滞剂缩血管及减慢心率作用。两者联合是《中国高血压防治指南（2010）》推荐的优化联合。在高血压治疗中心率应作为一项重要的监测指标,常规监测并给予控制。建议无并发症高血压患者目标心率控制为75次/分。

3. 伴冠心病

β受体阻滞剂可减少心肌氧耗,改善心肌缺血和心绞痛症状,减轻室壁张力而减少心肌重构,延长舒张期而改善心肌灌注,减少心血管事件,因此国内外冠心病指南均指出β受体阻滞剂是治疗冠心病的推荐药物,尤其合并心绞痛、心肌梗死和心力衰竭患者。2012年中国不稳定性心绞痛和非ST段抬高型心肌梗死指南建议,若无禁忌证均应使用β受体阻滞剂（1,A）。2010年中国急性ST段抬高型心肌梗死诊断与治疗指南指出若无禁忌证,24小时内常规使用β受体阻滞剂并长期使用（1,B）。2012美国AHA稳定性冠心病指南建议β受体阻滞剂应用于合并心力衰竭（1,A）、心肌梗死后和心绞痛患者（1,B）,对于高血压合并冠心病的患者,降压治疗可优选ACEI或β受体阻滞剂。对于高血压合并冠心病患者,在控制血压的同时应减慢静息心率至55～60次/分;治疗后进行中等量活动时,心率应较静息增加少于20次/分。严重心绞痛患者如无心动过缓症状,可降至50次/分。

4. 伴心力衰竭

收缩性心力衰竭是高血压患者血压控制欠佳的严重并发症。3项慢性收缩性心力衰竭的大型临床试验（CIBISH、MERIT－HF和COPERNICUS）分别显示β受体阻滞剂使死亡率降低34%～35%,心源性猝死下降41%～44%,提示β受体阻滞剂长期治疗能改善心力衰竭患者的临床状况,降低住院率,减少死亡率。国内外心力衰竭指南均推荐收缩性心力衰竭患者应用β受体阻滞剂。

建议所有高血压合并慢性收缩性心力衰竭患者应用β受体阻滞剂,且需终身使用,除非有禁忌证或不能耐受。纽约心脏病协会(NYHA)心功能Ⅱ级和Ⅲ级病情稳定患者、NYHA心功能Ⅰ级阶段B的患者[左室射血分数(LVEF)<40%],可以立即应用,心功能Ⅳ级患者病情稳定后可以使用。目标心率为55~60次/分。

5. 伴主动脉夹层

建议首选β受体阻滞剂,减慢心率,降低血压,以减少主动脉病变处的层流剪切力损伤。急性期建议静脉使用β受体阻滞剂,目标心率<60次/分。常用β受体阻滞剂单药应用见表2—4。

表2—4 常用β受体阻滞剂单药应用

中文通用药名	英文药名	达峰时间(小时)	半衰期(小时)	常用剂量
普萘洛尔	Propranolol	1~1.5	2~3	20~90mg, tid
阿替洛尔	Atenolol	2~4	6~10	12.5~50mg, bid
拉贝洛尔	Labetalol	1~2	5.5	50~100mg, tid 最大每日 2400mg
比索洛尔	Bisoprolol	3~4	10~12	2.5~100mg, qd
美托洛尔酒石酸盐	Metoprolol tartrate	1~2	3~4	50~100mg, bid
美托洛尔琥珀酸盐(缓释剂)	Metoprololsuccinate	3~7	12~24	47.5~190mg, qd
卡维地洛	Carvedilol	1	6~7	12.5~50mg, bid
阿罗洛尔	Arotinolol	2	10~12	10~15mg, bid
奈必洛尔	Nebivolol	0.5~2	12~19	5mg, qd

五、α受体阻滞剂

α受体为传出神经系统受体,α受体阻滞剂可以选择性地与α受体结合,并不激动或减弱激动肾上腺素受体,能阻滞相应的神经递质及药物与α受体结合,产生抗肾上腺素作用。在抗高血压药物中,α受体阻滞剂已经应用于临床多年。目前临床常用的主要是作用于外周的α受体阻滞剂包括特拉唑嗪、哌唑嗪、多沙唑嗪、乌拉地尔等。

(一)分类

(1)根据作用特性与分布分类:根据其作用特性与分布的不同,分为两个亚型 α_1 受体主要分布在血管平滑肌(如皮肤、黏膜血管以及部分内脏血管),激动时引起血管收缩;α_1 受体也分布于瞳孔开大肌,激动时瞳孔开大肌收缩,瞳孔扩大。α_2 受体主要分布于去甲肾上腺素能神经的突触前膜上,受体激动时可使去甲肾上腺素释放减少,对其产生负反馈调节作用。能同时阻断这两个受体的药物称为非选择性α受体阻滞剂,而选择性 α_1 受体阻滞剂主要作用于 α_1 受体,目前用于临床的 α_2 受体阻滞剂包括育亨宾,主要用于功能性阴茎勃起障碍并不应用于降压。非选择性 α 受体阻滞剂包括酚苄明、酚妥拉明、妥拉唑林和吲哚拉明等,这类药物在降低血压的同时阻滞了突触前膜的 α_2 受体,可以促进去甲肾上腺素释放,导致心率加快,部分对抗了其阻断突触后 α_1 受体所引起的降压效应。这一不足之处限制了此类药物的临床应用,除用于嗜铬细胞瘤引起的高血压以外,一般不用于其他高血压患者。选择性 α_1 受体阻滞剂以哌唑嗪为代表,还包括特拉唑嗪、多沙唑嗪、布那唑嗪、曲马唑嗪及乌拉地尔。这类药物对 α_1 受体有高选择性阻断作用,不阻断突触前膜的 α_2 受体,故减少了心动过速的发生,其中乌拉地尔虽同时有 α_2 受体的阻滞作用但作用较弱,主要以 α_1 受体阻滞为主。

(2)根据药物作用持续时间分类:根据药物作用持续时间的不同,可将 α 受体阻滞剂分为两类。一类是能够与儿茶酚胺互相竞争受体而发挥 α 受体阻滞作用的药物,由于与 α 受体结合不甚牢固,起效快而维持作用时间短,称为短效 α 受体阻滞剂,又称竞争性 α 受体阻滞剂。常用药物包括酚妥拉明和妥拉唑啉。另一类则与 α 受体以共价键结合,结合牢固,具有受体阻断作用强、作用时间长等特点,称为长效类 α 受体阻滞剂,又称非竞争型 α 受体阻滞剂,如纷节明和哌唑嗪。

(二)用药原则

1. 适应证

α_1 受体阻滞剂一般不作为治疗高血压的一线药物,该药的最大优点是没有明显的代谢副作用,可用于糖尿病、周围血管病、哮喘病及高脂血症的高血压患者。

多沙唑嗪、曲马唑嗪较特拉唑嗪脂溶性差,与 α_1 受体亲和力只有哌唑嗪的 1/2 或更少,特拉唑嗪血压下降缓和,作用时间长,直立性低血压较少,通常可维持 24 小时持续降压,对于利尿剂、β 受体阻滞剂、CCB、ACEI、ARB 等足量或联合应用后,仍不能满意控制血压的患者,可考虑联合应用选择性 α_1 受体阻滞剂。

目前兼有 α 和 β 受体阻滞作用的药物正在逐渐广泛应用,一方面通过 α_1 受体阻滞作用使外周血管扩张、血管阻力下降,降低血压,同时防止交感神经张力反射性增加;另一方面通过非选择性阻断 β 受体,可减慢心率、抑制心肌收缩力和减少心排血量等。其降压作用在低剂量时主要为 β 受体阻滞所致,高剂量时则主要为 α_1 受体阻滞的作用。因此,α、β 受体阻滞剂在高血压治疗中具有良好前景。

常用的 α 和 β 受体阻滞剂包括:拉贝洛尔,其 α 和 β 受体阻滞作用之比分别为 1 : 3(静脉)、1 : 7(口服);阿罗洛尔和卡维地洛,其 α 和 β 受体阻滞作用之比均为 1 : 8。其中阿罗洛尔的作用较强,对高血压患者体内 α 和 β 受体有均衡的阻断作用,可抑制血管收缩紧张度上升所致末梢血管收缩,呈现良好的降压效果,故其口服降压疗效优于其他两药。此外,由于阿罗洛尔较其他两药心率减慢作用更为显著,故常用于高血压合并心动过速的治疗。拉贝洛尔有静脉制剂,可用于高血压急症、围术期禁食期间高血压及妊娠高血压患者的降压治疗。卡维地洛、阿罗洛尔还可用于心律失常的治疗。

2. 禁忌证

(1) α 受体阻滞剂静脉注射过快可引起心动过速、心律失常,诱发或加剧心绞痛。所以冠心病患者慎用。

(2) 应用 α 受体阻滞剂,常见体位性低血压、心悸、鼻塞等症状,也可有恶心、呕吐症状,少数患者出现嗜睡、乏力等中枢抑制症状,故体位性低血压患者禁用,胃炎、溃疡病、肾功能不全及心力衰竭患者慎用。

3. 临床应用注意事项

(1) 2003 年前欧洲高血压指南中,α 受体阻滞剂还位于一线降压药物,但在 2007 年、2013 年欧洲高血压指南及 JNC8 中,α 受体阻滞剂已经退出一线降压药物之列。所以,α 受体阻滞剂一般不作为高血压的一线降压药物,对于利尿剂、CCB、ACEI、ARB 等足量应用后,仍不能满意控制血压的患者,可考虑联合应用 α 受体阻滞剂。

(2) 由于 α 受体阻滞剂常见恶心、呕吐、腹痛等胃肠道症状,所以高血压合并胃炎、溃疡病患者应谨慎使用。

(3) α 受体阻滞剂在应用过程中可能出现体位性低血压,患者初始用药时最好于睡前服用。服药过程中需监测立位血压,预防体位性低血压的发生。

(三) 单药应用与联合治疗方案推荐

如患者血压不能很好控制,α 受体阻滞剂可与 β 受体阻滞剂、ACEI、ARB、CCB、利尿剂联合应用,但一般不作为首选,常在一线降压药物联合应用后血压仍然不达标时联合应用。

与 β 受体阻滞剂联合应用于嗜铬细胞瘤患者降压治疗时,应注意用药顺序:首先应用 α 受体阻滞剂,后应用 β 受体阻滞剂;停药顺序为先停用 β 受体阻滞剂后再停用 α 受体阻滞剂。

怀疑原发性醛固酮增多症的患者行肾素检查前需停用利尿剂 4 周,停用 β 受体阻滞剂、ACEI、ARB、CCB2 周,停药期间的替代降压药物可选择特拉唑嗪、维拉帕米缓释片。

常用 α 受体阻滞剂的单药应用见表 2—5。

表 2—5　常用口服 α 受体阻滞剂的单药应用

中文通用药名	英文药名	达峰时间(小时)	半衰期(小时)	常用剂量
特拉唑嗪	Terazosin	1	12	1～5mg,qd
多沙唑嗪	Doxazosin	2～3	19～22	1～8mg,qd～bid
多沙唑嗪控释片	Doxazosin XR	8～9	22	4～8mg,qd
哌唑嗪	Prazosin	1～3	2～3	6～15mg,bid～tid

第三章　冠心病患者家庭用药

冠状动脉性心脏病(CHD)是最常见的心血管疾病之一,是一种严重危害人类健康的疾病,是导致中老年人死亡的主要原因之一。广义的冠状动脉性心脏病指所有引起冠状动脉病变的疾病,一般指冠状动脉粥样硬化性心脏病,简称为冠心病,有时又被称为缺血性心脏病。冠心病指由于冠状动脉粥样硬化使管腔狭窄、痉挛或阻塞导致心肌缺血、缺氧或坏死而引起的心脏病,它是动脉粥样硬化导致器官病变的最常见类型,由于冠状动脉的完全阻塞常为血栓形成所致,近年又被称为冠状动脉粥样硬化血栓性心脏病。冠状动脉性心脏病或冠心病这一统称或简称,目前虽被普遍应用,但它未表达出动脉粥样硬化这一病因,而可有更广泛的含义。因为可以导致心肌缺血、缺氧的冠状动脉病,除粥样硬化外,还有炎症(风湿性、梅毒性和血管闭塞性脉管炎等)、痉挛(功能性)、栓塞、结缔组织病、创伤和先天性畸形等多种,所有这些情况引起的心脏病变,应都可称为冠状动脉性心脏病,但由于绝大多数(95%～99%)患者所患是冠状动脉的粥样硬化,因此,用冠状动脉性心脏病或冠心病这两词来代替冠状动脉粥样硬化性心脏病,虽然不甚确切,在临床上还是可行的。

第一节　概　述

冠心病是一种常见病,老年人发病率较高,65 岁以上年龄组发病率男性约为330/10 万人,女性约为 20C/10 万人。随着生活水平的提高和社会环境的变化,我国冠心病发病率有逐年上升的趋势,已成为主要死亡原因之一。本病多发生于 40 岁以上的中老年人,男性多于女性,且以脑力劳动者居多,是工业发达国家的流行病,已成为欧美国家最多见的心脏病病种。冠心病发病率一般以心肌梗死发病率为代表,有明显的地区和性别的差异。

1990 年,全球人口为 53 亿,死亡 5000 万,其中 630 万死于冠心病,占 12.6%。于20 世纪 90 年代结束的世界卫生组织 MONICA 方案检测 47 国 35—64 岁年龄段冠心病事件发病率的资料显示,我国(北京地区)处于倒数第二(男性)和第三(女性)位,但却高于末位的日本。作为亚洲国家,我国目前冠心病发病率和死亡率仍处于较低发国家的行列,然而也和一些发展中国家一样,近年有增高的趋势。1988 年我国城市(部分)冠心病死亡率为 41.88/10 万,但到 1996 年增至 64.25/10 万,8 年内增高53.4%;农村则从 19.17/10 万增至 26.92/10 万,8 年内增高 40.4%。此外,在住院心脏病患者中本病所占比例也随年代不断增加,以上海两所大型综合性医院的资料为例,20 世纪 50 年代占 6.78%,60 年代占 15.71%,70 年代占 26.03%,80 年代占26.80%,90 年代占 39.18%,80 和 90 年代均已成为第一位常见的心脏病病种。

美国的统计显示,美国每年因心血管病死亡者达 100 万人,冠心病占 50%,每年均有 150 万美国人患急性心肌梗死,急性心肌梗死中约 2/3 存活,可存活者中 2/3 不能完全康复。我国居民冠心病病死率与发病率逐年增加,据卫生部公布的 1988—1996 年我国城市冠心病病死率的资料表明,9 年间冠心病新发患者数增加 53.4%,平均以每年 5.9% 的速度递增;中国 MONICA 项目部分人群 1984—1997 年冠心病事件年龄标化发病率平均每年增长 1.7%。冠心病已成为 21 世纪重要的公共卫生问题。

一、冠心病危险因素

对冠状动脉粥样硬化性心脏病进行的大量流行病学研究表明,以下因素与冠心病发病密切相关,这些因素被称之为冠心病易患因素(也称之为危险因素)。

(一)高脂血症

血清胆固醇水平的升高对冠心病的发病有着肯定的影响。Framingham 研究证实了血压、血脂、血糖和纤维蛋白原的升高可导致动脉粥样硬化,并证明了低密度脂蛋白胆固醇(LDL－C)的升高与冠心病的未来发病呈正相关,高密度脂蛋白胆固醇(HDL－C)则与冠心病发病呈负相关,并肯定胆固醇(TC)/HDL－C 比值的升高为动脉粥样硬化危险的有效指标。Framingham 研究、美国协作研究和以色列的一项研究均提示,胆固醇水平在 5.2~5.72mmol/L(2~2.2g/L)时,冠心病发病相对稳定,但当胆固醇超过此值时,发病危险则随胆固醇浓度升高而增加。同时认为当胆固醇浓度在 5.2mmoL/L(2g/L)以下时,所有保护措施并无预防冠心病的作用,但多因素干预试验(MRFIT)对 356222 名年龄 35—57 岁男性随访 6 年的结果指出,血浆胆固醇浓度与冠心病发病率呈正性曲线关系,如胆固醇水平为 5.2mmol/L(2g/L)时的相对危险比约为 1.0;胆固醇水平为 3.9mmol/L(1.5g/L)时的相对危险比约为 0.7;而胆固醇水平为 6.2mmol/L(2.5g/L)时,则危险加倍;胆固醇水平在 7.8mmol/L(3g/L)时,冠心病的发病危险再加倍。

(二)高血压

研究已表明血压水平作为冠心病的危险因素是独立的,不依赖于其他已知的危险因素。美国联合方案由 5 个前瞻性研究人群所组成,对 7065 例平均年龄为 48.5 岁的人群进行 8.6 年的随访,表明入组时舒张压(DBP)的水平与日后发生冠心病的危险呈正相关。DBP 在 90~140mmHg 者,其冠心病的发病危险和死亡危险较 DBP80mmHg 者均有显著增加。Framingham 研究表明冠心病发病与血压水平呈曲线相关,无论是收缩压(SBP)或舒张压都能很好地预报冠心病的发病。SBP≥160mmHg 和(或)DBP≥95mmHg 者,冠心病的发病率 2~3 倍于正常血压者。北京首都钢铁公司 5298 例年龄在 18 岁以上的男性中前瞻性研究资料表明,无论是 Cox 回归还是单因素分层分析,均得出随着 SBP 或 DBP 水平的升高,心绞痛、心肌梗死或冠心病猝死的发病率呈明显增高;在校正和控制了年龄因素和血清胆固醇后,Cox 回归分析结果表明,SBP≥160mmHg 和 SBP 为 140~159mmHg 者,心绞痛的相对风险比,分别是 SBP≥120mmHg 者的 2.9 倍和 1.9 倍,其差异具有统计学意义。

（三）糖尿病

20 世纪 40 年代流行病学研究表明,糖耐量减低是导致动脉粥样硬化,尤其是冠心病的一个很强的独立易患因子。Barrett－Connor 等所做的前瞻性流行病学研究,包括糖尿病男性 207 例,女性 127 例,以及 2137 例空腹血糖正常且无糖尿病家族史者。在校正了年龄因素之后,糖尿病者和非糖尿病者相比,缺血性心脏病死亡的相对危险男性为 1.8,女性为 3.3。在校正了其他危险因素如收缩压、TC、体重指数和吸烟之后,这种危险的比率无明显变化,分别为 1.9 和 3.3。显然,糖尿病对女性的影响更甚于男性。糖尿病常伴其他危险因素,最常见为高血压和肥胖。为了降低心血管病危险,有必要控制这些危险因素,如通过运动、饮食调整或应用药物。

（四）吸烟

近年来吸烟已确定为重要的危险因素之一,可使心肌梗死危险增加约 3 倍,冠心病相关的死亡危险增加约 2 倍。吸烟可使纤维蛋白原浓度增加,从而增加了血小板反应性、增加血黏度;吸烟还降低 HDL－C,促进 LDL－C 氧化,长期吸烟可损伤内皮有依赖性血管扩张作用。前瞻性流行病学研究结果肯定了吸烟是对心血管系统健康的一个主要威胁。冠心病的危险性与日吸烟数有关,而与吸烟时间长短无关。

（五）肥胖和运动量过少

标准体重(kg)＝身高(cm)－105(或 110)。体重指数＝体重(kg)/身高(m)^2。超过标准体重 20％或体重指数＞24 者称肥胖症。肥胖虽不如高血压、高脂血症、糖尿病那么重要,但肥胖可通过促进这 3 项因素的发生发展而间接影响冠心病。运动能调节和改善血管内皮功能,促使已患冠心病患者其冠脉侧支循环的建立,运动量少易致肥胖,因此,应充分认识到治疗肥胖症的紧迫性和增加运动量的重要性。

（六）其他

1. 个体类型

A 型性格者(争强好胜、竞争性强)有较高的冠心病患病率,精神过度紧张者也易患病。可能与体内儿茶酚胺类物质浓度长期过高有关。

2. 饮酒

长期大量饮高度数的白酒对心脏、血管、肝脏等脏器的功能有损伤作用,可招致酒精性心肌病、肝硬化、高血压的发生;而适量饮低度数的有色酒(例如葡萄酒)可降低冠心病的危险性,因为饮酒可使高密度脂蛋白浓度增高。

3. 口服避孕药

长期口服避孕药可使血压升高、血脂增高、糖耐量异常,同时改变凝血机制,增加血栓形成机会。

4. 饮食习惯

进食高热量、高动物脂肪、高胆固醇、高糖饮食易患冠心病,其他还有微量元素的摄入量的改变等。

二、冠状动脉粥样硬化发病特点与机制

冠状动脉发生粥样硬化是否即发生冠心病,一定程度上取决于冠状动脉粥样硬

化造成血管腔狭窄的程度。病理学上常按狭窄最严重部位的横断面,采用四级分类法:Ⅰ级,管腔狭窄面积≤25%;Ⅱ级,管腔狭窄面积为26%~50%;Ⅲ级,为51%~75%;Ⅳ级,为76%~100%。一般Ⅰ~Ⅱ级粥样硬化并不引起明显的冠状动脉血流量的减少,除冠状动脉痉挛外,对冠心病发病并无直接影响。因此,虽然有冠状动脉粥样硬化,但临床可无冠心病的表现,或虽有"冠心病表现"却并非冠心病所致。Ⅲ级以上狭窄者则与冠心病的发生有直接关系。

近年研究表明,有无冠心病表现,除与冠脉狭窄程度有关外,更重要的取决于粥样斑块的稳定性。动脉发生粥样硬化时,特别在老年人和严重斑块处,容易有大量钙盐沉着,而正常的动脉不会发生钙化;虽然钙化程度与动脉粥样硬化严重程度、特别是狭窄程度不成比例,但从血管超声中可观察到钙化斑块通常都相对稳定的。问题是,部分无钙化的斑块,或者当斑块发展为厚的钙化帽,与邻近区内膜间的应力增加时,这些情形易造成冠状动脉粥样硬化斑块的破裂、出血和随后血管腔内的血栓形成,导致"急性冠状动脉综合征"的发生,出现不稳定型心绞痛、心肌梗死甚至猝死。病理可见斑块破裂常发生在钙化与非钙化动脉粥样硬化病变的交界处。

在部分患者,冠心病的发生是冠状动脉痉挛所致,不过,此种情况下大多同时伴有冠状动脉粥样硬化。冠状动脉痉挛的发生机制是多方面的,目前认为内皮损伤是冠状动脉痉挛的最重要的诱发因素。粥样硬化的血管对各种缩血管物质的收缩反应性明显亢进,此为胆固醇促进细胞外钙离子流向细胞内所致。此外,内皮损伤时除前列环素(PGI_2)合成减少、血栓素 A_2(TXA_2)增多外,正常内皮细胞合成的内皮源性松弛因子下降,从而对抗 ADP、5-羟色胺、凝血酶等缩血管物质的收缩血管作用降低。最近的研究还观察到,乙酰胆碱使有正常内皮功能的冠状动脉松弛,而使有粥样硬化的血管发生收缩。

三、病理生理基础

在冠状动脉粥样硬化病变的基础上,心肌供氧和需氧量的失衡,是引起心肌缺血、缺氧,导致冠心病发生的病理生理基础。

(一)心肌耗氧量的决定因素

心肌自冠状循环中摄取可利用的氧占所需氧分的75%,用于产生高磷酸化合物。心肌氧耗量的多少主要由心肌张力、心肌收缩力和心率3个要素决定,其他3个次要因素是基础代谢、电激动和心肌纤维缩短。动脉收缩压、心率与射血时间的"三乘积"与左室压力曲线收缩面积与心率,即张力-时间指数密切相关;但临床上常采用更为简单的方法,即收缩压与心率的"二乘积"作为心肌氧耗量指标,例如观察稳定型心绞痛的阈值时常用该项指标。

(二)心肌供氧量的决定因素

心脏的肌肉即心肌,从其所构成的房室腔所包容的血液中直接摄取氧的分量仅25%左右,心肌所需的氧分主要靠冠状动脉的血流供给,因此,冠状动脉血流量是影响心肌供氧最主要的因素。人在休息状态下,心肌从冠脉血液中摄取的氧分已接近最大值,当需氧量增加时已难从冠状动脉血液中更多地摄取氧,只能依靠增加冠状动脉的血液量来提供。正常情况下冠状动脉循环储备力大,剧烈运动、缺氧时冠状动脉扩张,其血流量可增至休息时的 4～7 倍;而冠状动脉粥样硬化狭窄和阻塞则成为限制氧化血液传送至心肌的最主要原因。此外,心脏收缩与舒张的机械活动、心肌细胞的代谢、神经体液及多种血管活性物质均参与冠状动脉血流量的调节。

(三)心肌供氧和需氧量的失衡

任何原因导致心肌供氧和需氧量超过机体代偿范围时,都将导致心肌氧的供需失衡,从而导致心肌缺血的发生。其中以冠状动脉粥样硬化所致的冠心病心肌缺血最为常见。因此应注意,临床上所谓的"心肌缺血"虽以冠心病最常见,但并不等于冠心病;冠心病与缺血性心脏病则为同义词。

(四)心肌缺血对心脏的影响

心肌缺血时,糖酵解成为 ATP 的主要来源。故此时心肌除乳酸量增加外,因能量不足而使得心脏的收缩和舒张功能受到影响。当心肌缺血较重(包括急性心肌梗死病灶周围急性严重缺血或冠状动脉再灌注后尚未发生坏死的心肌)且持续时间较长时,心肌发生可逆性损伤,随着血供恢复,心肌结构、代谢和功能缓慢恢复,需时数小时、数天甚至数周,处于该种状态的心肌称为顿抑心肌。在冠心病患者,为适应血流量低于正常的状况,某些心肌可"自动"调低耗氧量,以保证心肌氧的供需在新的水平达到平衡,心肌功能随血供恢复而恢复,像这种既不发生心肌梗死、又无缺血症状的存活心肌,被称为冬眠心肌。一般认为,这是心肌的一种保护性机制,一旦供血改善则心肌功能可完全恢复。

冠状动脉粥样硬化狭窄产生心肌缺血时,代谢产物等可刺激冠状动脉扩张,以增加血流量,这种"反应性充血反应"现象随狭窄程度增加而逐渐减弱,直至冠状动脉狭窄程度＞90％时完全消失。同时,慢性缺血可促使侧支循环的建立。这些代偿机制均有利于保持心肌氧的供需平衡,患者在较长时间内可无心肌缺血的表现。只有当心肌耗氧量明显增加,冠状动脉血流量和侧支血流不足以维持这种平衡时,才出现心肌缺血的表现,在粥样硬化基础上,迅速发生的斑块破裂和(或)出血、痉挛及完全性或不完全性血栓性阻塞等急性病变,引起急性冠状动脉综合征,临床表现为不稳定型心绞痛、急性心肌梗死或猝死。

四、病理改变

(一)心绞痛

是冠状动脉供血不足,心肌急剧的、暂时的缺血与缺氧所导致的临床综合征,通常是由于动脉粥样硬化发展的结果。当冠状动脉粥样硬化超过管腔的 50％时,冠状动脉循环的最大储备下降,并随着阻塞的不断加重呈进行性下降,当心肌耗氧量超过狭窄的冠状动脉代偿能力时,则易产生心肌缺血和心绞痛。临床上可分稳定型和不稳定型心绞痛,但稳定型可转变为不稳定型,它们都有共同的病理基础,如稳定型斑块可因内皮损伤或斑块破裂引发血管痉挛、血小板聚集和血栓形成,这三者之间互相诱发和加重,并由此构成了不稳定型心绞痛的临床疾病谱。

心绞痛是由于心肌供氧和需氧不平衡所致缺氧的结果。在心绞痛患者中,冠状动脉本身病变,特别是冠状动脉粥样硬化是最主要的病理原因,占心绞痛患者的80%～90%,其他造成心绞痛的病理因素是严重主动脉瓣狭窄和关闭不全,梅毒性主动脉炎或主动脉夹层动脉瘤累及冠状动脉开口,大动脉炎侵犯冠状动脉,左心室流出道狭窄,左心室肥厚和肥厚型心肌病等。

(二)心肌梗死(MI)

是指由于冠状动脉急性狭窄或闭塞,供血持续减少或终止,所产生的心肌严重缺血和坏死。其主要病理生理机制是在冠状动脉粥样硬化的基础上,由于某些机械原因(如高血压或冠状动脉痉挛等)诱发了易损性斑块的破裂和血栓形成,产生了急性冠状动脉严重狭窄或完全闭塞的结果。MI在中、老年多发,男性多于女性,亦可见年轻人;而且起病急,发病凶险,病死率高,预后差,是冠心病极具危重的表现类型。MI的主要死因为室性心律失常(主要是心室颤动)和泵衰竭,发病后12h内因心室颤动而死亡者约占总死亡者的50%;发生后6h内若不能有效地使梗死相关冠状动脉再通,则大面积(>40%)梗死者多会并发泵衰竭包括心源性休克和左侧心力衰竭,存活者多数演变成慢性心力衰竭,也是冠心病心力衰竭形成的主要原因。

(三)急性冠状动脉综合征(ACS)

特指冠心病中急性发病的临床类型,主要涵盖以往分类中的Q波性急性心肌梗死(AMI),非Q波性AMI和不稳定型心绞痛。近年来又将ACS划分为ST段抬高ACS和非ST段抬高ACS两大类,前者主要指ST段抬高AMI,后者则包括非ST段抬高AMI和不稳定型心绞痛。这种分类虽然最终基本满足了治疗上的一致性,但非ST段抬高AMI和不稳定型心绞痛之间在发病的急骤性和血管阻塞的程度以及血栓在急性血管阻塞中的作用等方面仍存在较大的不同。

急性冠状动脉综合征发生不稳定型心绞痛和(或)心肌梗死主要是由于不稳定的粥样斑块发生变化的影响:如斑块内出血使之迅速增大,斑块破裂出血或表面破损局部血小板聚集而形成血栓,血管发生痉挛等,引起冠状动脉不完全或完全性阻塞所致。不稳定斑块亦称易损斑块或软斑块,其覆盖的纤维帽中平滑肌细胞少,胶原含量少,因而较薄;而脂质核心较大,所含脂质较多,因而较软,其外形不规则呈偏心性分布。此时如有血流动力学变化,局部产生涡流、应切力波动、狭窄远端血流不稳定或冠状动脉痉挛等因素,可使纤维帽与正常内膜交界处破裂。纤维帽钙化时,其顺应性降低也易破裂。破裂后如血栓形成未完全阻塞冠状动脉则引起不稳定型心绞痛,最终可发展为完全阻塞而发生NSTEMI或STEMI。

五、临床表现

(一)症状

心绞痛以发作性胸痛为主要临床表现,疼痛的特点如下:

1. 部位

主要在胸骨体上段之后,亦可波及心前区,有手掌大小范围,甚至横贯前胸,界限不很清楚。常放射到左肩、左臂内侧,达环指和小指,或到达颈、咽或下颌部。

2. 性质

胸痛常为压迫、发闷或紧缩性,也可有烧灼痛,但不尖锐,不像针刺或刀扎样痛,偶伴濒死的恐惧感觉。发作时,患者往往不自觉地停止原来的活动,直到症状缓解。

3. 诱因

发作常由体力劳动或情绪激动(如愤怒、焦急、过度兴奋等)所激发,饱食、寒冷、吸烟、心动过速、休克等亦可诱发。疼痛发生于劳力或激动的当时,而不在一天或一阵劳累之后。典型的心绞痛常在相似的条件下发生,但有时同样的劳力,只在早晨而不在下午引起心绞痛,提示与晨间痛阈较低有关。

4. 持续时间

疼痛出现后,常逐渐加重,在 3～5min 逐渐消失。一般在停止诱因的情况下即可缓解。舌下含化硝酸甘油片也能在几分钟内使之缓解。可数天或数周发作 1 次。亦可 1d 内多次发作。

(二)体征

一般并无异常体征。但心绞痛发作时常伴有心率增快、血压升高、焦虑、皮肤冷或出汗,有时出现第四或第三心音奔马律。可有暂时性收缩期杂音,是乳头肌缺血导致功能失调引起二尖瓣关闭不全所致。第二心音可有逆分裂或有交替脉。

六、辅助检查

(一)心电图

对于典型的心绞痛依据病史及症状就可做出诊断,而临床症状不典型者甚至无症状者,心电图可以帮助早期诊断。目前,心电图检查仍是发现心肌缺血、诊断心绞痛最常用的检查方法。

1. 静息时心电图

由于静息时心肌对氧和营养的需要并未超过供给,心肌仍然接受了足够的血供,故 50％以上已确诊为心绞痛的患者,休息时心电图都是正常的,但也有一些除有缺血性改变(ST－T异常)外,尚有陈旧性心肌梗死的改变,以及各种心律失常、房室传导阻滞、室内阻滞和左室肥大异常与缺血性改变同时共存。

2. 心绞痛发作时心电图

心绞痛发作时,出现暂时性的 ST 段和 T 波异常,亦即 ST 段呈水平型或下垂型压低,ST 段压低常在 0.1mV 以上或 ST 段和 R 波下降支相交角度≥90°,T 波较缓解时相对高耸,形态对称如箭头状,也可从原有正向转为双相、低平或倒置。发作缓解后,逐步恢复。变异型心绞痛发作时,相关导联 ST 段抬高,常伴直立 T 波增高,趋于箭头状,在对应导联 ST 段下降。

3. 心电图负荷试验

为了诱导产生心肌缺血,需要对休息时心电图正常或接近正常的疑似心绞痛患者做负荷试验及其他试验以诊断之。常用的方法有:马斯特二级梯运动(双程 Masters)试验、踏车和踏板运动试验、双嘧达莫试验及其他药物负荷试验。

(二)超声心动图

超声心动图广泛地应用于冠心病的诊断。有专家研究证明,二维超声心动图是检测心肌缺血最敏感的工具。冠心病心绞痛二维超声显示：

（1）左主冠状动脉及其分支管腔可能变窄，管壁不规则增厚及回声增强。

（2）静止时，心肌运动正常。

（3）心绞痛发作时或运动后，局部心肌运动幅度减低或无运动及心功能减低。超声多普勒于二尖瓣上取样，测出舒张早期血流速度减低，舒张末期流速增加，表示舒张早期心肌顺应性减低。

（三）放射性核素显像

其原理是各种器官包括心脏对放射性核素的吸收程度不同，其程度不仅取决于器官的性质，也取决于器官的功能状态。常用的检查方法是静脉注射如 ^{201}Tl，正常心肌能摄取冠状血流中 ^{201}Tl 而显像，心肌缺血时缺血区不显像。^{201}Tl 运动试验诱发心肌缺血，可使休息时无异常表现的冠心病患者呈现不显像的缺血区。

（四）冠状动脉造影和心室造影

冠状动脉造影是精确测定冠状动脉狭窄或阻塞部位和程度的有效方法。由于其属于侵入性诊断试验，故应严格掌握冠状动脉造影的适应证：

（1）经内科治疗心绞痛仍较重，需明确动脉病变，以便考虑搭桥手术者。

（2）胸痛疑似心绞痛而不能确诊者。分别做左、右冠状动脉造影。可发现由动脉粥样硬化引起的狭窄性病变及其确切部位、范围和程度，并能估计狭窄处远端的管腔情况。冠状动脉造影和心室造影可明确冠脉有无临界性狭窄（≥50％冠状动脉直径）、其病变形态（中心型或偏心型、表面光滑或不规则、有无血栓形成等）、分布范围、有几支冠脉病变等。约 10％的典型心绞痛患者冠状动脉造影可正常或无重要病变，其中部分为冠状动脉痉挛，部分为小冠状动脉舒张功能不全所致，如 X 综合征。左心室造影可计算射血分数（EF）值、发现局部心室壁运动异常（运动低下、不运动、矛盾运动），对选择患者做血运重建手术有重要价值。

七、临床诊断

（一）诊断依据

根据典型的发作特点和体征，含用硝酸甘油后缓解，结合年龄和存在冠心病易患因素，除外其他原因所致的心绞痛，一般可建立诊断。发作时心电图检查可见以 R 波为主的导联中，ST 段压低，T 波平坦或倒置（变异型心绞痛者则有关导联 ST 段抬高），发作过后数分钟内逐渐恢复。心电图无改变的患者可行心电图负荷试验。发作不典型者，诊断要依靠观察硝酸甘油的疗效和发作时心电图的改变；如仍不能确诊，可多次复查心电图或心电图负荷试验，或做 24h 的动态心电图连续监测，如心电图出现阳性变化或负荷试验诱发心绞痛发作时也可确诊。诊断有困难者或在有条件的医院里，可考虑行放射性核素检查和选择性冠状动脉造影检查。若考虑施行介入性治疗或外科手术治疗者则必须行选择性冠状动脉造影。

（二）诊断分型

本病分为 4 种临床类型。

1. 无症状性冠心病

也称隐匿性冠心病,包括症状不典型、真正无症状以及有冠心病史但无症状者。人群中,无症状性冠心病的发生率不清。Framingham 研究中,约 1/4 心肌梗死者发病前无临床症状。虽然这些患者无症状,但静息或负荷试验时,有心肌缺血的心电图改变,包括 ST 段压低、T 波低平或倒置等。病理学检查心肌无明显组织形态学改变。

2. 心绞痛型冠心病

患者临床上有心肌缺血引起的发作性心前区疼痛。病理学检查心肌无组织形态改变。参照世界卫生组织的"缺血性心脏病的命名法及诊断标准",结合临床特征,将心绞痛分为下列几型。

劳累性心绞痛:常在运动、劳累、情绪激动或其他增加心肌耗氧量时,发生心前区疼痛,而在休息或舌下含服硝酸甘油后迅速缓解。

(1)初发型心绞痛:亦称新近发生心绞痛,即在最近 1 个月内初次发生劳累性心绞痛;也包括有稳定型心绞痛者,已数月不发作心前区疼痛,现再次发作,时间未到 1 个月。

(2)稳定型心绞痛:反复发作劳累性心绞痛,且性质无明显变化,历时 1～3 个月。心绞痛的频率、程度、时限以及诱发疼痛的劳累程度无明显变化,且对硝酸甘油有明显反应。

(3)恶化型心绞痛:亦称增剧型心绞痛,即原为稳定型心绞痛,在最近 3 个月内心绞痛程度和发作频率增加、疼痛时间延长以及诱发因素经常变动,常在低心肌耗氧量时引起心绞痛,提示病情进行性恶化。

1972 年加拿大心血管协会(CCS)根据劳累性心绞痛发作时的劳力量进行分级,对评价病情有一定帮助,目前已为国际采用。

(1)Ⅰ级:一般日常活动不引起心绞痛发作,费力大、速度快、时间长的体力活动引起发作。

(2)Ⅱ级:日常体力活动受限制,在饭后、冷风、着急时更明显。

(3)Ⅲ级:日常体力活动显著受限,在一般条件下以一般速度平地步行一个街区,或上一层楼即可引起心绞痛发作。

(4)Ⅳ级:轻微活动可引起心绞痛,甚至休息时也有发作。

自发性心绞痛:心绞痛发作与心肌耗氧量增加无明显关系,疼痛程度较重和时间较长,且不易被舌下含服硝酸甘油所缓解。心电图常出现一过性 ST－T 波改变,但不伴血清酶变化。

(1)卧位型心绞痛:常在半夜熟睡时发生,可能因做梦、夜间血压波动或平卧位使静脉回流增加,引起心功能不全,致使冠状动脉灌注不足和心肌耗氧量增加。严重者可发展为心肌梗死或心脏性猝死。

(2)变异型心绞痛:通常在昼夜的某一固定时间自发性发作心前区疼痛,心绞痛程度重,发作时心电图示有关导联 ST 段抬高及相背导联 ST 段压低,常伴严重室性心律失常或房室传导阻滞。

(3)中间综合征:亦称冠脉功能不全心绞痛状态或梗死前心绞痛。患者常在休息或睡眠时自发性发作心绞痛,且疼痛严重,历时可长达 30min 以上,但无心肌梗死的心电图和血清酶变化。

(4)梗死后心绞痛:为急性心肌梗死发生后 1～3 个月重新出现的自发性心绞痛。通常是梗死相关的冠状动脉发生再通(不完全阻塞)或侧支循环形成,致使"不完全梗阻",尚存活但缺血的心肌导致心绞痛。也可由多支冠状动脉病变引起梗死后心绞痛。

初发型、恶化型和自发性心绞痛统称为不稳定型心绞痛。

混合性心绞痛:休息和劳累时均发生心绞痛,常由于冠状动脉一处或多处严重狭窄,使冠状动脉血流突然和短暂减少所致。后者可能是由于一大段心外膜冠状动脉过度敏感、内膜下粥样硬化斑块处张力增加、血小板血栓暂时阻塞血管、血管收缩和阻塞合并存在和小血管处血管张力变化。

(三)心肌梗死型冠心病

为冠心病的严重临床表现类型。其基本病因是在冠状动脉粥样硬化病变基础上发生斑块破裂、出血,血管痉挛,血小板黏附、聚集,凝血因子参与,致血栓形成和血管腔阻塞,引起心肌缺血性坏死。临床表现有持久的心前区剧烈疼痛,伴有典型心电图和血清酶浓度序列改变。根据心电图表现,可将急性心肌梗死分成穿壁性、Q 波心肌梗死和内膜下、非穿壁性、无 Q 波心肌梗死。前者表现为异常、持久的病理性 Q 波或 QS 波以及 ST 段线性背向上抬高。后者表现为无病理性 Q 波但有 ST 段抬高或压低和 T 波倒置。有时心前区疼痛可很轻微甚至缺如,而以其他症状为主要表现如心力衰竭、休克、晕厥、心律失常等。

在急性心肌梗死恢复期,某些患者可呈现自发性胸痛,有时伴有心电图改变,如伴血清酶再度增高,则可能为急性心肌梗死扩展。如无新的血清酶变化,其中某些病例可诊断为梗死后综合征,某些为自发性心绞痛。其他方面的诊断方法有助于建立确切诊断。心肌梗死急性期抬高的 ST 段迅速明显下降或恢复期病理性 Q 波自行消退,提示梗死有关冠状动脉再通,心室功能受损较小。相反,急性心肌梗死 2 周后 ST 段抬高常提示梗死区心室壁活动严重异常或梗死区膨出、心室壁瘤形成。

(四)心力衰竭和心律失常型冠心病

又称心肌硬化型冠心病。本型冠心病是由于心肌坏死或长期供血不足,使纤维组织增生所致。其临床特点是心脏逐渐增大,发生心力衰竭和心律失常,通常被称为缺血性心肌病。必须指出,绝大多数缺血型心肌病患者有心肌梗死史和心绞痛症状,说明这些患者存在严重冠状动脉病变。仅极少数患者可无明显的心绞痛症状或心肌梗死史,对这些患者需冠状动脉造影确诊。

(三)鉴别诊断

心绞痛诊断主要依靠症状,症状典型诊断即可成立。但心绞痛并不全由粥样硬化性冠状动脉心脏病所致,需除外其他原因引起的心绞痛如非粥样硬化性冠状动脉病及非冠状动脉心脏病后,冠状动脉粥样硬化性心脏病、心绞痛诊断才能成立。

临床主要鉴别诊断的疾病有:神经循环衰弱和血管调节衰弱、反流性食管炎及食管裂孔疝、弥漫性食管痉挛、胆绞痛、胸壁疼痛、颈椎骨关节病、带状疱疹、心包炎、二尖瓣脱垂综合征等。

八、心绞痛危险度分层

心绞痛的病理生理基础为心肌供氧和需氧失衡导致心肌缺氧的结果。在氧的供需矛盾中,供血减少是最关键的因素。如果供血减少是由于冠状动脉管腔固定性狭窄所致(主要为动脉粥样硬化),心绞痛则表现为活动或运动诱发的劳累性心绞痛;如果供血减少是由于冠状动脉痉挛,心绞痛多表现为无明显诱因的自发性或变异型心绞痛;如果供血减少兼有固定性狭窄和血管收缩因素参与,心绞痛常表现为混合型。

心绞痛危险性主要取决于左心功能状况和冠状动脉病变严重程度。而决定患者病情稳定与否主要与"罪犯"斑块是否发生破裂及破裂程度有密切的关系,后者常决定急性血栓形成的速度和大小。在判断冠心病患者预后方面,冠状动脉造影无疑是最佳的检查手段,然而我国广大的基层医院无冠状动脉造影的条件,即使有造影条件的医院,医生对于急诊患者需要迅速做出分诊决定时(根据患者病情的严重性)都需要寻找一种简便易行的危险度分层的方法来指导临床工作。阜外心血管病医院草拟的稳定型心绞痛和不稳定型心绞痛的危险度分层,可供临床参考。

（一）稳定型心绞痛的危险度分层

主要依据运动试验的结果(表3-1)。由于冠状动脉严重固定性狭窄是该型心绞痛的主要发病基础,故在其危险度分层中掌握一个基本思路,即诱发心肌缺血、心绞痛发作的运动量越低,缺血范围越大,其危险度也越高,前者反映冠状动脉阻塞的程度,后者反映阻塞的部位,即诱发缺血的运动量越低,血管阻塞程度越重,缺血越广泛,狭窄阻塞部位越靠血管的近端,例如前降支起始部或左冠状动脉主干病变缺血发作时常伴有广泛导联的 ST 段压低,其预后都是较差的。

表 3-1　稳定型心绞痛临床危险度分层

组别	加拿大心脏病学会心绞痛分类（Ⅰ～Ⅳ）	运动试验指标（Bruce 或 MET 方法）	发作时心电图
低危险组	Ⅰ、Ⅱ	Ⅲ级或 6Mets 以上	ST 段压低≤1mm
中危险组	Ⅱ、Ⅲ	低于Ⅲ级或 6Mets 心率＞130/mm	ST 段压低＞1mm
高危险组	Ⅲ、Ⅳ	低于Ⅱ级或 4Mets 心率＜130 次/min	ST 段压低＞1mm

注:(1)陈旧性心肌梗死者,若心绞痛是由非梗死区缺血所致时,应视为高危险组;(2)左心室射血分数＜40%,应视为高危险组;(3)心绞痛发作时并发急性左心功能不全、二尖瓣反流或低血压(收缩压≤90mmHg),应视为高危险组

（二）不稳定型心绞痛危险度分层

主要依据心绞痛类型、心绞痛发作持续时间和缓解方式以及心电图缺血性改变多项指标进行综合判断(表3-2)。其中最重要的指标是心绞痛类型和发作的持续时间。在心绞痛类型中,恶化劳累性心绞痛伴 48h 之内反复休息时发作的患者最重,这

些患者心绞痛症状突然加重多源于斑块的破裂和其后的血栓形成,当患者出现休息时心绞痛时,该血管血栓性阻塞的程度已超过90%,并随时有进一步进展的可能。因此是属于最不稳定的类型。静息心绞痛发作时ST段压低并且持续时间>20s,短时间含多片硝酸甘油无效,也常提示其缺血相关血管已濒临闭塞,是需要紧急介入治疗的指征。当左心室射血分数(LVEF)<40%,心肌对缺血的耐受性明显降低,猝死发生率增加。既往有陈旧性心肌梗死病史,特别是缺血是由非梗死相关血管所致时,应引起高度重视,因为一旦此血管发生急性闭塞常导致急性心肌梗死伴心源性休克。此外,心绞痛发作时并发急性左侧心功能不全,二尖瓣反流或低血压等,常提示为严重缺血所致如左主干病变等,故这些患者都应视为高危险患者。

表 3-2   不稳定型心绞痛临床危险度分层

组别	心绞痛(AP)类型	发作时心电图	肌钙蛋白
低危险组	初发、恶化劳累性、无静息时发作	ST段压低≤1mm	阴性
中危险组	1个月内出现的静息心绞痛,但48h内未再发作者(多数由劳累性心绞痛进展而来)	ST段压低>1mm	阴性或弱阳性
高危险组	48h内反复发作静息心绞痛;梗死后心绞痛	ST段压低>1mm	常呈阳性

注:(1)陈旧性心肌梗死者,若AP是由非梗死区缺血所致时,应视为高危险组;(2)左心室射血分数<40%,应视为高危险组;(3)若心绞痛发作时并发左心功能不全、二尖瓣反流或低血压(收缩压≤90mmHg),应视为高危险组;(4)当横向指标不一致时,按危险度高的指标归类,例如心绞痛类型为低危险组,但心绞痛发作时ST段压低>1mm应归入中危险组

九、治疗策略

稳定型心绞痛的治疗有两个主要目的:一是预防心肌梗死和猝死,因而提高生命质量,二是减轻症状和缺血发作,后者也应能够提高生命质量。

患者的初始治疗应包括:A(阿司匹林和抗心绞痛治疗)、B(β受体拮抗药和血压)、C(吸烟和胆固醇)和D(饮食和糖尿病)。制订一个反映治疗过程的流程图应对临床有帮助,把整个治疗过程分为两部分:

(1)抗心绞痛治疗。

(2)教育和消除危险因素。鉴于阿司匹林能够明确减少继发性心脏事件和死亡发生的危险,但不能有效地防止发生心绞痛,因此,应将阿司匹林归到教育和消除危险因素部分。

冠心病的治疗除抗心绞痛、抗心肌缺血、改善生活质量等短期目标之外,还有预防心肌梗死和降低病死率、旨在增加生命数量的长期目标。冠心病的治疗主要分为药物治疗、介入治疗、外科手术治疗。目前,冠心病的治疗仍然以药物治疗为主。Stukel等研究表明有关美国经济文化发展程度不同的地区急性心肌梗死(AMI)患者介入治疗与药物治疗强度对长期预后的影响,各地区间患者基线的急性心肌梗死严重程度相近,但AMI发生后的治疗差异(介入治疗与药物治疗)显著,在药物治疗强

度较高的地区,更多的介入治疗所带来的生存率的改善似乎很小或没有。尽管该研究有一定的局限性,但大量的循证医学证据确已证明,非介入的、相对经济的药物治疗可以降低冠心病患者各种不良事件发生率及病死率。合理选用药物治疗冠心病,不仅能改善患者的生命质量、改善预后,而且药物治疗是冠心病各种治疗方法的基础,它贯穿于血管重建术的始终。

针对预防死亡的治疗应最为优先。当两种治疗策略对缓解心绞痛症状同样有效时,主张应用肯定或很可能防止死亡的治疗。例如外科搭桥术因为能够延长寿命,因而优选于左主干病变。然而,在许多轻微心绞痛、单支血管病变和左心室功能正常者,药物治疗、冠状动脉介入治疗(PCI)和外科搭桥术都是合理的选择。治疗的选择常常依赖于对最初药物治疗的反应,但一些患者选择冠状动脉重建治疗。对患者的教育、治疗成本效益和患者的选择都是做出决定治疗时的重要因素。

(一)药物治疗

预防心肌梗死和死亡首选药物治疗,其次是缓解症状、减轻缺血及改善生命质量的抗缺血治疗。为此,随着越来越多的资料证实降脂药物的有效性,针对预防心肌梗死和死亡的药物治疗得到迅速发展。这种预防心肌梗死和死亡的药物治疗的出现,代表了一种新的治疗,应得到重视。

根据冠状动脉解剖、心绞痛的严重程度和患者的选择,应进行评估并考虑冠状动脉重建治疗。某些患者(仅占全体患者的一小部分)显示出血管重建治疗能够提高存活率的优点。然而,对于大多数患者,并没有显示出血管重建治疗能够提高存活率的优点。因此,在进行 PCI 或外科搭桥术前,应考虑药物治疗。应用药物治疗应努力的程度,明显取决于具体者。总之,对于低危患者,在认为药物治疗失败之前,应至少采用 2 种,最好采用 3 种药物联合治疗。

所有患者都应接受舌下含服硝酸甘油片这一方案,并学会合理的使用方法。患者要认识硝酸甘油片是一种短效制剂,没有长期作用,因此,应自觉使用。若患者有静息或夜间心绞痛病史提示血管痉挛,正确的做法是应用长效硝酸盐制剂或钙通道阻滞药开始治疗。

必须认识到诱发或加重心绞痛的药物或诱因并采取适当治疗。有时适当处理这些诱因可使心绞痛缓解。若如此,无须进一步进行抗心绞痛治疗。通常,治疗这些伴随疾病可改善但不能缓解心绞痛症状,因此应开始进一步的治疗。

临床主张在无禁忌证时首先应用 β 受体拮抗药治疗。在有陈旧性心肌梗死时,应用这种方法的证据最强,因为采用该类药物可降低死亡率。由于这些药物在治疗单纯高血压中还能降低死亡率,因此即使无陈旧性心肌梗死,也应将 β 受体拮抗药作为首先的治疗。若有使用 β 受体拮抗药禁忌证,使用这些药物发生严重的不良反应,或者使用后仍有心绞痛发作,则应使用钙通道阻滞药。若有使用钙通道阻滞药禁忌证,使用这些药物发生严重的不良反应,或者使用后仍有心绞痛发作,则应使用长效硝酸盐制剂。

(二)冠状动脉介入治疗(PCI)

PCI 于 1977 年以经皮腔内冠状动脉球囊成形术的形式引入临床,它是在冠状动脉狭窄的部位充盈一个附着在导管上的球囊。已经开发出多种经皮治疗的机械性器械,包括设计用于去除粥样斑块物质的旋转刀片或磨头,达到光消融病变的激光和设计用于维持血管直径的金属支架。PCI 治疗冠心病的优点有许多,包括与操作有关的并发症少,在经过适当选择者中与操作有关的死亡率低,住院时间缩短,活动时间早并可多次进行。缺点是对许多患者不易进行,在成功治疗的病变再狭窄率很高,并在 PCI 期间有发生急性冠状动脉闭塞的危险。PCI 期间发生急性冠状动脉闭塞的风险,在 PCI 早期是一个严重的问题,但随着冠状动脉内支架的出现,血管治疗手段选择的增加和药物治疗的改进,大大降低了急性闭塞与手术有关的心脏并发症和与 PCI 有关的急诊外科搭桥术的危险。PCI 的其他缺点包括许多患者的解剖不适合 PCI,6 个月内受治病变的再狭窄率达 30％～40％。

尽管有这些缺点,但 PCI 对于解除有些患者症状的效果迅速并明显,因此,PCI 手术例数增长非常迅速,目前已经超过了外科搭桥术。PCI 开始时仅应用于单支近段的病变,现在已经推广应用于更复杂的病变。

(三)外科冠状动脉搭桥手术

外科搭桥术已经有 40 年历史。对于大多数患者,该手术需要做胸部正中切口和体外循环。目前一种可供选择的微创外科搭桥手术正在观察中,有些"微创"手术可能需要标准的临床治疗。然而,目前只有相当简单的搭桥手术才可能采用微创技术,进行评价外科搭桥手术对于桥血管通畅性、症状减轻和降低死亡率的长期效果的全部研究,都是应用标准技术完成的。应用这些标准方法做外科搭桥手术,能够相当安全地完成复杂冠心病的多支血管重建治疗。

使用大隐静脉建立旁路或使用动脉桥,最常使用乳内动脉。大隐静脉桥的缺点是静脉桥随时间推移本身发生变化。来自 20 世纪 70 年代的资料显示,手术后 1 周至 1 年大隐静脉桥的阻塞率为 10％～15％,术后 5 年阻塞率为 20％～25％。术后 5 年,静脉粥样硬化的发展进一步累及血管桥,结果 10 年后约 40％的大隐静脉桥阻塞,并通畅的桥血管中约 50％显示粥样硬化性改变。好在在防止静脉桥病变方面已经取得进展。前瞻性随机研究显示,围术期和长期应用血小板抑制药可明显减少术后 1 年大隐静脉桥阻塞率至 6％～11％。积极的调脂治疗可明显降低静脉桥粥样硬化的远期复发和进展。然而,尽管取得了这些进步,静脉桥粥样硬化仍然是影响外科搭桥术长期效果的最大问题。

与静脉桥相比,动脉桥尤其是乳内动脉桥,其早期和后期阻塞率较低。乳内动脉至前降支桥,手术 10 年后＞90％的桥仍然有功能。而且,通畅的乳内动脉桥晚期粥样硬化的发生极其少见,并甚至在术后 20 年,阻塞率也很低。使用乳内动脉－前降支桥也已经显示能够改善长期临床结果(存活率和避免再手术),并这种方法目前在大多数情况下是标准的外科搭桥手术的一部分。右乳内动脉在有些中心也已经用做桥血管,并长期效果非常好,但这种方法还没有得到广泛应用。其他的动脉桥包括胃网膜右动脉、桡动脉和胃网膜下动脉,都显示了良好的前景,并桥血管通畅度的早期效果非常好。然而,广泛的动脉血管重建治疗还没有得到推广,长期结果尚不清楚。

（四）其他治疗方法

已经出现有关一些应用于处理慢性顽固性心绞痛相对有效性的证据。这些技术应仅仅应用于药物治疗不能够充分控制症状并不适合 PCI 者或外科搭桥术者。

1. 脊髓刺激

1987 年以来将脊髓刺激作为药物、导管介入或外科治疗对稳定型心绞痛无效者一种镇痛方法而应用。脊髓刺激的效果取决于在背部硬膜外隙（通常在 C_7 至 T_1 水平）是否准确放置刺激电极。两项小规模的临床随机试验涉及置入脊髓刺激电极，其中的一项直接评估其效果。在 13 例受治患者与 12 例对照患者中研究了脊髓刺激的效果，对两组慢性顽固性心绞痛进行为期 6 周的研究。与对照组比较，脊髓刺激组的运动时间到心绞痛发作的时间均增加且生命质量也均提高。而且，心绞痛的发作次数、舌下硝酸甘油含片用量、48h 缺血的发作次数和运动心电图（ECG）上 ST 段的下移程度均减少和减轻，提示脊髓刺激治疗慢性顽固性心绞痛有效，并且其效果是通过抗缺血作用而体现的。

一项在不能预测从外科搭桥术中获益者和外科手术风险增高者进行的随机前瞻开放性比较外科搭桥术（51 例）和脊髓刺激（53 例）的研究显示，停止刺激，脊髓刺激组的心绞痛症状减轻。还发现脊髓刺激对缺血性 ST 段的变化没有影响。结果可能说明了脊髓刺激的长期重要抗心绞痛的效应。

2. 强化体外反搏

另一项应用于稳定型心绞痛患者治疗的非药物技术称为强化体外反搏。该技术使用一系列袖带绑在患者的双腿，使用压缩空气，以与心动周期同步的序列，通过袖带将压力施加到患者的下肢。尤其是在舒张早期，将压力从小腿顺序施加到大腿，将血流挤回到心脏。这一过程导致在舒张期动脉血压和逆向主动脉血流增加（舒张性增压）。

两项分别包括来自 43 个中心 978 例患者和 100 个中心 2289 例患者的多中心注册登记研究评估了强化体外反搏治疗稳定型心绞痛的安全性与疗效。这些研究显示，这种治疗一般能够被良好耐受并有效，75％～80％的患者心绞痛症状得到改善。然而，在建议应用这种技术之前，有必要补充临床试验的资料。

3. 激光心肌血管重建

另一项新出现的应用于治疗药物治疗或其他治疗无效的严重稳定型心绞痛的技术是激光心肌血管重建。这种技术可在手术室（使用 CO_2 或钬：YAG 激光）实施，也可通过经皮途径使用一根特殊的导管（钬：YAG 激光）完成。已经完成 8 项前瞻性的随机临床研究，2 项采用经皮技术，6 项采用外科心外膜技术。两种途径的目的都是要建立一系列穿透心肌心内膜的通道，以改善心肌血管重建。

4. 经皮心肌血管重建

两项经皮心肌血管重建试验入选了 550 例患者，症状改善率为 45％和 66％，而最佳药物治疗为 13％。这些试验总体上确定了疼痛等级、无心绞痛、运动耐量和生命质量得分等参数，这些研究显示疼痛等级、运动耐量和生命质量均得到改善，无心绞痛时间延长。然而,经皮心肌血管重建没有得到美国食品和药物管理局(FDA)的批准,因此,仍是一项试验性的治疗。

5. 外科心肌血管重建

外科心肌血管重建技术一般也可改善稳定型心绞痛患者的症状。其机制仍然有争议。可能包括心肌灌注增加、心肌去神经支配、刺激血管增生,还有一些其他未知机制。相反,有关运动能力改善的资料相互矛盾:2项研究证实没有改善,而第3项研究证明有效。3项研究均使用铊扫描来确定心肌灌注。与继续仅使用药物治疗者相比,仅一项试验证实心肌血管重建治疗者的心肌灌注得到改善。尽管在减轻心绞痛症状方面明显受益,但在增加心肌灌注方面没有能够证实肯定受益。

第二节 冠心病患者家庭用药

近几十年来随着医学科技领域的研究进展,新的治疗方法不断出现,展示了广阔的前景。过去的20年,已经认识到一氧化氮(NO)与动脉粥样硬化进程有关。动物实验已经证实,NO供体具有减缓动脉粥样硬化进程的作用。临床研究也表明,NO供体应用可治疗冠心病伴发的心绞痛。在ACS的患者,现在认为炎症是斑块破裂的中心环节。因此抗炎治疗,无论是针对特异性炎症,还是非特异性炎症,都可以作为新的治疗靶点。早在20世纪初,就有学者应用各种方法促进缺血心肌的血管再生,在血管再生分子机制的研究过程中,试图找到一种在这一过程起关键作用的细胞因子,将其应用于临床性血管再生。研究较多的是血管内皮生长因子(VEGF)和成纤维母细胞生长因子(bFGF),它们作用于血管生成的多个环节,在理论上及体外实验均起启动和加速血管再生数个关键步骤的作用。新近研究表明,在不稳定型心绞痛(UA)、AMI、心肌冬眠、缺血再灌注损伤中都存在细胞凋亡的解剖学证据。通过对细胞凋亡的调控以延缓粥样硬化的过程,促进斑块消退,防止斑块破裂及其并发症,改善预后,可以成为一个新的治疗方向。

目前临床上用于冠心病的药物种类主要有抗血小板聚集药、调脂药、硝酸酯类药、β受体拮抗药、钙通道阻滞药、血管紧张素转化酶抑制药等。

一、抗血小板药物的应用

阿司匹林通过抑制环氧化酶和血小板血栓烷 A_2 的合成来达到抗栓作用。在3000例以上稳定型心绞痛患者应用阿司匹林治疗,心血管不良事件的危险性平均降低33%。在UA者,阿司匹林能够减少短期或长期致死或非致死性心肌梗死的危险。研究显示,择期给予无症状患者300mg阿司匹林,可降低心肌梗死的发生率。在稳定型心绞痛患者进行的试验显示,索他洛尔治疗基础上加用75mg阿司匹林,作为主要终点事件的心肌梗死和死亡减少34%,二级终点事件血管事件减少32%。

噻氯匹定是沙纳吡啶衍生物,它抑制腺苷酸诱导的血小板积聚,并降低凝血酶、胶原和血栓烷 A_2、血小板活化因子的浓度。它还可减少纤维蛋白原并增加红细胞变形,从而降低血液黏滞度。虽然噻氯匹定可降低稳定型心绞痛患者的血小板功能,但不像阿司匹林,它没有显示能够减少心血管事件。然而,它可引起白细胞计数减少,偶尔可发生血栓性血小板减少性紫癜。

氯吡格雷也是一种沙纳吡啶衍生物,在化学结构上与噻氯匹定相近,但具有更强的抗血栓功能。它选择性地不可逆地抑制腺苷二磷酸与血小板受体结合,因而阻断依赖腺苷二磷酸激活的糖蛋白Ⅱb/Ⅲa复合物,阻止腺苷二磷酸介导的血小板激活。一项在陈旧性心肌梗死、卒中或有症状周围血管性疾病(即有发生缺血事件危险)者比较氯吡格雷与阿司匹林的随机试验显示,氯吡格雷对减少心肌梗死、血管性死亡或缺血性卒中的联合危险性方面比阿司匹林更有效。然而,没有进一步的试验证实氯吡格雷治疗稳定型心绞痛患者有效果。

双嘧达莫是一种嘧啶类衍生物,具有扩张冠状动脉阻力血管的作用,并还有抗血栓作用。它通过抑制磷酸二酯酶,激活腺苷酸环化酶,增加血小板细胞内 CAMP,并抑制从血管内皮细胞和红细胞内摄取腺苷。血浆内腺苷浓度增加导致血管扩张。由于常规口服剂量的双嘧达莫就可加重稳定型心绞痛患者运动诱发的心肌缺血,因此,它不应作为抗血小板药物使用。

冠心病患者无论是否有症状,只要没有禁忌证,就应常规每日应用阿司匹林75~300mg。荟萃分析287项随机试验的结果显示,75~150mg/d 剂量组血管事件减少与 160~300mg/d 剂量组相近,然而,<75mg/d 受益较小。

二、抗凝血药的应用

已经发现,组织纤溶酶原激活物抗原(tPA－ag)增加、纤溶酶原激活物抑制剂(PAI－1)浓度增高和运动后 tPA－ag 反应降低,都可与稳定型心绞痛患者发生继发性心血管死亡危险性增高有关,这就为长期抗血栓治疗提供了理论依据。在稳定型心绞痛患者进行的小规模安慰剂对照研究显示,每日皮下注射低分子肝素能够降低纤维蛋白原水平,这与改善临床症状和提高运动到 ST 段压低 1mm 或最大 ST 下降的时间有关。然而,这种治疗的临床经验非常有限。还没有确立新型抗血小板及抗血栓药物加糖蛋白 nb/ma 抑制药和重组水蛭素在治疗稳定型心绞痛患者的效果口在有动脉粥样硬化危险因素但没有症状的心绞痛患者进行的随机试验表明,使用华法林口服低强度抗凝(INR1.47)可降低缺血事件(冠心病死亡和致死性及非致死性心肌梗死)的危险。阿司匹林可增强这种获益。

三、调脂药物的应用

使用胆汁酸螯合药、纤维酸衍生物(吉非贝齐和氯贝丁酯)或者烟酸等较早的降脂试验表明可将总胆固醇降低 6%~15%。汇总这些研究得到的资料还表明,总胆固醇每减少 1%,冠状动脉事件的发生减少 2%。采用冠状动脉造影的试验解释了调脂治疗对冠状动脉粥样硬化斑块出现解剖学变化的作用。积极治疗可延缓斑块发展,使斑块更加稳定,减少临床事件的发生。对 37 项试验的荟萃分析证实,降低胆固醇治疗与冠心病病死率和总病死率降低有明显的关系。

降低低密度脂蛋白(LDL)的药物可减少冠心病患者不良缺血事件的危险。试验显示,在基线胆固醇 2.12~3.08g/L 的冠心病(包括心绞痛)患者应用 HMG～CoA

还原酶抑制药治疗,可将病死率和主要冠状动脉事件降低 30%～35%。一项研究显示,在有陈旧性心肌梗死并血浆总胆固醇＜2.4g/L(平均 2.09g/L)和 LDL－胆固醇在 1.15～1.74g/L(平均 1.39g/L)的男性和女性,应用 HMG～CoA 还原酶抑制药(他汀类)治疗,可将致死性或非致死心肌梗死降低 24%。这些临床试验表明,在冠心病包括稳定型心绞痛者,主张进行调脂治疗,即使只是出现轻到中度 LDL－胆固醇升高。

四、血管紧张素转化酶抑制药(ACEI)的应用

曾一直认为 ACEI 有潜在的心血管保护作用。早在 1990 年,两项研究显示,ACEI 能够降低复发性心肌梗死发生率,这种效应与单纯降低血压的作用有关。与此同时,研究证实,血浆肾素高值与心肌梗死合并轻度高血压患者的病死率明显增高有关,并这种效应与血压水平无关。

90% 以上的血管紧张素转化酶与组织结合,而仅有 10% 的血管紧张素转化酶在血浆内以可溶解的形式出现。在非动脉粥样硬化的动脉,大多数组织内血管紧张素转化酶与血管壁管腔面的内皮细胞的细胞膜结合,并高浓度血管紧张素转化酶出现在血管内皮外。粥样硬化代表了一个过程的不同阶段,它主要由内皮细胞介导。因此,在早期,对于内皮细胞功能有重要影响的局部血管紧张素 Ⅱ 和缓激肽浓度,主要位于内皮细胞的血管紧张素转化酶是一个非常重要的介质。应用喹那普利(40mg/d),能够消除没有严重高脂血症或心力衰竭证据患者的冠状动脉内皮功能紊乱。在更严重的病变,血管紧张素转化酶也可位于贯穿整个斑块的微血管结构的内皮并伴有血管紧张素 Ⅱ 增高。

血管紧张素转化酶使得血管紧张素 Ⅰ 转变为血管紧张素 Ⅱ,并通过水解作用使缓激肽降解成为无活性的代谢物。因此,血管紧张素转化酶为血浆内的血管紧张素 Ⅱ 和缓激肽之间的平衡,提供了一个重要的生理学功能,但在血管壁内更加重要。已经表明,与安慰剂比较,雷米普利治疗导致心肌梗死后患者的血浆凝血酶原激活物抑制剂－1(PAI－1)抗原水平降低 44%(P＝0.004),PAI－1 活动度降低 22%(P＝0.02)。因此,雷米普利使心肌梗死后的纤溶平衡移向溶解这一侧,这种生物化学作用与临床试验中降低心肌梗死的危险性有关。总之,血管紧张素转化酶抑制药具有有利于促进血管扩张、抗凝集、抗增生和抗血栓效应的血管作用机制。

五、抗心绞痛和抗缺血药物的应用

抗心绞痛和抗缺血药物治疗与其他防止心肌梗死和死亡的药物联合应用。但在某些高危患者,有些干预(例如 β 受体拮抗药和外科搭桥术)在防止心肌梗死和心脏性猝死的同时,可改善心绞痛和缺血。然而,抗心绞痛治疗的主要目的是减轻心肌缺血的症状,因而改善体力活动功能和提高生命质量。减轻缺血和心绞痛的最有效药物是 β 受体拮抗药、钙通道阻滞药和硝酸盐制剂。

(一)β 受体拮抗药

应用 β 受体拮抗药减慢心率、抑制心肌收缩力和降低动脉压力,可减少心肌氧耗。心率减少可延长舒张期灌注时间,从而增加左心室灌注。尽管 β 受体拮抗药可

能通过形成环腺苷酸(cAMP)来增加冠状动脉血管阻力,但尚没有证实这种药效学的临床意义。心率显著减慢可增加左心室舒张期室壁张力,从而增加心肌需氧量,但与硝酸盐制剂同时使用可抵消β受体拮抗药的这种潜在不良反应。

目前有多种β受体拮抗药都可用于治疗高血压和心绞痛。所有β受体拮抗药对心绞痛可能具有相同的作用。在稳定型劳累性心绞痛患者,这些药物可减少运动时的心率与血压的乘积,因此,心绞痛的发作或运动时缺血阈值延迟或避免。在治疗稳定型心绞痛时,常规将β受体拮抗药的剂量调整到静息心率为 55～60/min。在严重心绞痛患者,假如没有与窦性心动过缓有关的症状和没有发生心脏传导阻滞,可将心率减慢到＜50/min。在稳定型劳累性心绞痛者,β受体拮抗药限制运动性心率增加,理想心率为低于缺血发作时心率的 75%。已经发现,具有血管扩张作用的β受体拮抗药对稳定型心绞痛有效。同时具有α肾上腺素能受体和β肾上腺素能受体拮抗作用的药物,在稳定型心绞痛的治疗中也有效。β受体拮抗药对于控制劳累性心绞痛具有明显效果。比较β受体拮抗药和钙通道阻滞药的对照研究显示,这两种药物对控制稳定型心绞痛同样有效。对于梗死后稳定型心绞痛和血管重建治疗后需要抗心绞痛治疗者,应用β受体拮抗药治疗,能够有效地控制有症状或无症状心肌缺血的发生。文献报道,在有高血压但无明显冠心病的老年患者,与利尿药相比,作为一线治疗的β受体拮抗药不能够降低心源性病死率和各种原因的病死率。然而,β受体拮抗药仍然是治疗老年稳定型心绞痛患者可供选择的抗缺血药物。

许多随机试验已经显示β受体拮抗药能改善新近发生心肌梗死患者的存活率。几个大规模的随机试验也显示,β受体拮抗药能改善高血压患者的存活率并预防卒中和心力衰竭。一些小规模的随机对照试验观察到β受体拮抗药对既往没有心肌梗死或高血压的稳定型心绞痛患者的作用。

(二)钙通道阻滞药

钙通道阻滞药包括新的第二代选择性二氢吡啶类药物和如维拉帕米、地尔硫䓬等非二氢吡啶类药物,它们能够减少冠状动脉血管阻力,增加冠状动脉血流。所有这些药物都可使心外膜冠状动脉血管和小动脉阻力血管扩张。心外膜冠状动脉扩张是钙通道阻滞药缓解血管痉挛性心绞痛的主要受益机制。钙通道阻滞药还能主要通过减轻血管阻力和动脉压力来减轻心肌需氧。

比较钙通道阻滞药与β受体拮抗药的随机试验显示,钙通道阻滞药对于减轻心绞痛大体上与β受体拮抗药的效果相当,并能够延长运动到心绞痛或缺血发生的时间。不同剂量的二氢吡啶类药物或非二氢吡啶类药物,其临床效果都很明显。钙通道阻滞药能有效降低血管痉挛性心绞痛患者的心绞痛发生率。短效的硝苯地平、地尔硫䓬和维拉帕米在约 70%患者可完全解除心绞痛发作,还有 20%患者的心绞痛发作频率明显降低。应用新一代血管选择性长效二氢吡啶类药物氨氯地平治疗血管痉挛性心绞痛的安慰剂随机对照试验将 52 例血管痉挛性心绞痛患者随机分为氨氯地平组或安慰剂组,与安慰剂组比较,氨氯地平治疗组的心绞痛发生率明显下降,摄入硝酸甘油片的量也明显减少。

（三）硝酸甘油和硝酸制剂

硝酸甘油是内皮依赖性血管扩张药,它通过减少心肌需氧和改善心肌灌注而产生有益的作用。心肌需氧和氧耗下降主要是由于前负荷降低所致左心室容积和动脉压力降低。大动脉压力降低也可是由于硝酸甘油使大动脉的顺应性改善的结果。在稳定型心绞痛患者,硝酸甘油还具有抗血栓和血小板的作用。有些患者由于反射性的交感神经兴奋性增加,结果心率增加,心肌收缩力增强。但一般硝酸甘油和硝酸制剂的净作用是减少心肌需氧量。

硝酸甘油能够扩张心外膜冠状动脉和侧支血管。这种对有或没有粥样硬化性冠心病的心外膜冠状动脉的扩张作用,可有效地缓解血管痉挛性心绞痛患者的冠状动脉痉挛。由于硝酸甘油减少需氧并改善心肌灌注,因此,这些药物能够有效地缓解需氧性和供氧性心肌缺血。

对于劳累性心绞痛患者,硝酸甘油能提高运动耐量,延缓心绞痛发生时间,减轻踏板运动试验中 ST 段下降的程度。与β受体拮抗药或钙通道阻滞药联合应用,硝酸盐制剂能增强在稳定型心绞痛患者抗心绞痛或抗缺血效果。

（四）其他抗心绞痛药物

吗多明是一种与硝酸盐制剂具有相同药理特性的斯德酮亚胺,能够有效地控制有症状的稳定型心绞痛患者。尼可地尔是一种钾通道激活药,也与硝酸盐制剂具有相同的药理特性并可有效地治疗稳定型心绞痛。代谢性药物如曲美他嗪、雷诺嗪和左旋肉毒碱在一些患者具有抗心绞痛作用。心动过缓药物如阿普林定和扎替雷定已经用于治疗稳定型心绞痛,但其有效性还有待进一步观察。研究者一直在对 ACEI 治疗稳定型心绞痛的作用进行观察,但尚不能肯定其疗效。文献报道,在使用β受体拮抗药的稳定型心绞痛并左心室功能正常者,加用 ACEI 可减轻运动诱发的心肌缺血。5－羟色胺拮抗药酮色林可能对稳定型心绞痛无效。拉贝洛尔是一种β受体和α受体拮抗药,已经证实具有抗心绞痛作用。文献报道,非选择性的磷酸二酯酶抑制药如茶碱和曲匹地尔具有抗心绞痛作用。泛托法隆是一种钙通道阻滞药,具有抑制窦房结兴奋性的作用,因而能减慢心率。与其他钙通道阻滞药一样,它具有强烈扩张外周血管和冠状动脉血管的作用。对照研究中已经观察到它对稳定型心绞痛患者具有抗心绞痛作用。

六、稳定型心绞痛药物治疗的选择

稳定型心绞痛治疗有两个目的:

（1）降低病死率和发生不良事件的危险。

（2）减轻症状。从患者的角度,往往更加关注后者。稳定型冠心病的主要症状有绞窄性胸痛或相当于劳力性呼吸困难一样的症状。患者往往不仅有症状本身而感到不适,还可有伴随的活动受限或症状引起的焦虑。有关预后的不确定也是导致焦虑的另一个原因。对于有些患者,主要症状可以是心律失常引起的心悸或晕厥;或者心功能不全导致的疲劳、水肿或端坐呼吸。

由于患者中症状的不同、患者本身独特的感觉、期望和选择不同,不可能制订一个统一的治疗成功的定义。例如对一例除心绞痛之外无其他疾病的活动量很大的患者,治疗目的是完全消除心绞痛,恢复积极的体力活动。相反,对于一例有严重心绞痛并伴有其他严重疾病的老年患者,减轻症状并能进行日常有限的活动就很满意了。

对大多数患者来说,治疗目标应是完全或几乎完全地消除绞窄性胸痛,恢复正常活动并恢复到 CCS 分级为Ⅰ级的功能状态。完成这种目标的同时,治疗的不良反应应尽可能少。这种成功的定义应根据每一例患者的具体临床特征和选择来确定。

治疗心绞痛的药物选择主要考虑应是改善预后。一级预防或二级预防试验已经显示,阿司匹林和调脂治疗能够降低病死率和非致死性心肌梗死的危险。这些资料强烈提示,在稳定型心绞痛患者,心脏事件也可减少,这得到应用阿司匹林小样本随机试验的直接证据的支持。

β受体拮抗药作为心肌梗死后患者的二级预防应用时,也能够减少心脏事件并降低高血压患者的病死率和患病率。基于β受体拮抗药可降低患病率和病死率,应着重考虑将β受体拮抗药作为稳定型心绞痛的首先治疗,但目前应用较少。糖尿病不是使用β受体拮抗药的禁忌证。尚没有研究显示硝酸盐制剂能够降低急性心肌梗死或冠心病患者的病死率。但即刻释放或短效二氢吡啶类钙通道阻滞药可增加心脏不良事件。然而,长效或缓释的二氢吡啶药或非二氢吡啶类药物,可缓解稳定型心绞痛患者的症状,不会增加心脏不良事件的危险。没有结论性证据表明,长效硝酸盐制剂或钙通道阻滞药能够有效地长期治疗和缓解心绞痛症状。长效钙通道阻滞药由于可维持 24h,在维持治疗方面比长效硝酸盐制剂有效。然而,也应考虑到患者和医师的选择。

新一代血管选择性长效钙通道阻滞药如氨氯地平或非洛地平,可用于左心室收缩功能下降者。在窦房结功能失调、休息时心动过缓或房室传导阻滞者,应避免应用β受体拮抗药或减慢心率的钙通道阻滞药。在胰岛素依赖的糖尿病患者,应慎用β受体拮抗药,因为β受体拮抗药可掩盖低血糖症状。轻微外周血管疾病者,没有应用β受体拮抗药或钙通道阻滞药的禁忌证。然而,有静息性缺血症状的严重外周血管疾病患者,最好避免使用β受体拮抗药,但优先应用钙通道阻滞药。在梗阻性肥厚型心脏病患者,应避免应用硝酸盐制剂和二氢吡啶类钙通道阻滞药。对这些患者,β受体拮抗药和减慢心率的钙通道阻滞药可能有用。有严重主动脉瓣狭窄者,应慎用所有血管扩张药,包括硝酸盐制剂,因为血管扩张药有引起低血压和晕厥的危险。

心绞痛患者可伴随其他心脏问题,例如充血性心力衰竭,需要其他特殊治疗,如利尿药和 ACEI。

第三节 稳定型心绞痛患者家庭用药

心绞痛是由于心肌急剧的、暂时的供氧和需氧不平衡引起的临床综合征,其特征为发作性胸骨后压榨样疼痛感觉,可放射至心前区并可累及下颌、颈部、肩背部及手臂。常发生于劳累或情绪激动时,症状多持续数分钟至十几分钟,舌下含服或喷雾硝酸酯类药物可迅速缓解。心绞痛通常发生于累及一支大的心外膜动脉的冠状动脉粥样硬化性心脏病患者,冠状动脉"正常"的患者也可由于冠状动脉痉挛或内皮功能障碍等原因发生心绞痛。此外,心绞痛也可发生在瓣膜病(尤其主动脉瓣病变)、肥厚型心肌病和未控制的高血压以及甲状腺功能亢进、严重贫血等患者。某些非心脏性疾病如食管、胸壁或肺部疾病也可引起类似心绞痛的症状,临床上需注意鉴别。本章主要介绍冠心病心绞痛。

稳定型心绞痛是指与冠心病心肌缺血有关的胸骨后及心前区不适,其发生频率、诱因、持续时间及缓解方式基本固定,病情在数周内稳定而无恶化。心绞痛的诊断主要依靠采集特征性的病史,因此,不能仅根据这些证据来可靠评价其发病率和患病率。在冠心病患病率高的国家,采用不同数据采集方法的人群分析研究显示,中年人群中男性心绞痛的患病率是女性的 2 倍。男女性心绞痛均随年龄增长,患病率明显上升:男性从 45—54 岁年龄组的 2%~5%上升到 65—74 岁年龄组的 11%~20%,女性则相应从 0.5%~1%上升到 10%~14%,75 岁以后,男女性的患病率几乎相当。根据这些研究估计,在冠心病患病率高的国家,每百万人口有 3 万~4 万人患有心绞痛。

一、发生机制

此类患者冠状动脉均有固定性阻塞病变,多支病变较单支更常见,缺血相关血管的狭窄程度多在 70%~95%。当狭窄超过 90%时,均有良好的侧支循环。斑块形态学上常为同心性病变,或呈边缘平滑、底部较宽的偏心性病变。不具有显著的偏心性血栓和溃疡病变的特点。稳定型心绞痛的病理基础是其冠状动脉粥样硬化斑块的稳定,其斑块表面光滑,无溃疡出血、血栓等急性因素存在。

心肌内没有躯体神经分布,因此,机械性刺激并不引起疼痛。心肌缺血产生痛觉的机制仍不明确。当冠状动脉的供氧与心肌的氧耗之间发生矛盾时,心肌急剧的、暂时的缺血缺氧,导致心肌的代谢产物如乳酸、丙酮酸、磷酸等酸性物质,以及一些类似激肽的多肽类物质在心肌内大量积聚,刺激心脏内自主神经的传入纤维末梢,经第 1~5 胸交感神经节和相应的脊髓段传至大脑,产生疼痛感觉。因此,与心脏自主神经传入处于相同水平脊髓段的脊神经所分布的区域,如胸骨后、胸骨下段、上腹部、左肩、左上肢内侧等部位可以出现痛觉,这就是牵涉痛产生的可能原因。由于心绞痛并非躯体神经传入,所以常不是锐痛,不能准确定位。

心肌产生能量的过程需要大量的氧供,心肌耗氧量(MVO_2)的增加是引起稳定型心绞痛发作的主要原因之一。心肌耗氧量由心肌张力、心肌收缩强度和心率所决定,常用心率与收缩压的乘积作为评估心肌耗氧程度的指标。在正常情况下,冠状动脉循环有强大的储备力量,在剧烈运动时,其血流量可增加到静息时的 6~7 倍;在缺氧状况下,正常的冠状动脉可以扩张,也能使血流量增加 4~5 倍。动脉粥样硬化而致冠状动脉狭窄或部分分支闭塞时,冠状动脉应对应激状态下血流的调节能力明显减弱。在稳定型心绞痛患者,虽然冠状动脉狭窄,心肌的血液供应减少,但在静息状态下,仍然可以满足心脏的需要,故安静时患者无症状;当心脏负荷突然增加,如劳力、激动、寒冷刺激、饱食等,使心肌张力增加(心腔容积增加、心室舒张末期压力增加)、心肌收缩力增加(收缩压增高、心室压力曲线最大压力随时间变化率增加)或心率增快,均可引起心肌耗氧量增加,引起心绞痛的发作。

在其他情况下,如严重贫血、肥厚型心肌病、主动脉瓣狭窄/关闭不全等,由于血液携带氧的能力下降、心肌肥厚致心肌耗氧增加、心排血量过少/舒张压过低,均可以造成心肌氧供和耗氧之间的失平衡,心肌血液供给不足,遂引起心绞痛发作。

在多数情况下,稳定型心绞痛常在同样的心肌耗氧量的情况下发生,即患者每次某一固定运动强度的诱发下发生症状,因此,症状的出现很具有规律性。当发作的规律性在短期内发生显著变化时(如诱发症状的运动强度明显减低),常提示患者出现了不稳定型心绞痛。

二、临床诊断

(一)临床表现

主要表现为胸痛,其特征包括如下几个方面:

1. 部位

典型的心绞痛部位是在胸骨后或左前胸,范围常不局限,可以放射到颈部、咽部、下颌部、上腹部、肩背部、左臂及左手指侧,也可以放射至其他部位,心绞痛还可以发生在胸部以外如上腹部、咽部、颈部等。每次心绞痛发作部位往往是相似的。

2. 性质

常呈紧缩感、绞榨感、压迫感、烧灼感、胸憋、胸闷或有窒息感、沉重感,有的患者只述为胸部不适,主观感觉个体差异较大,但一般不会是针刺样疼痛,有的表现为乏力、气短。

3. 持续时间

呈阵发性发作,持续数分钟,一般不会超过 10min,也不会转瞬即逝或持续数小时。

4. 诱发因素及缓解方式

慢性稳定型心绞痛的发作与劳力或情绪激动有关,如走快路、爬坡时诱发,停下休息即可缓解,多发生在劳力当时而不是之后。舌下含服硝酸甘油可在 2～5min 迅速缓解症状。

常有冠心病危险因素:如吸烟、高脂血症、高血压、糖尿病、肥胖、早发冠心病家族史等。

稳定型心绞痛体检常无明显异常,心绞痛发作时可有心率增快、血压升高、焦虑、出汗,有时可闻及第四心音、第三心音或奔马律,或出现心尖部收缩期杂音,第二心音逆分裂,偶闻双肺底啰音。体检尚能发现其他相关情况,如心脏瓣膜病、心肌病等非冠状动脉粥样硬化性疾病,也可发现高血压、脂质代谢障碍所致的黄色瘤等危险因素,颈动脉杂音或周围血管病变有助于动脉粥样硬化的诊断。体检尚需注意肥胖(体重指数及腰围),以助了解有无代谢综合征。

（二）辅助检查

1. 心电图

心绞痛发作间期可以完全正常或仅提示陈旧性心肌梗死。心绞痛发作期间可以出现典型的 ST 段和 T 波异常改变（ST 段压低反映心内膜下缺血；ST 段抬高反映急性心肌梗死或一过性冠状动脉痉挛）。急性心肌缺血常伴随室性心律失常。尽管50％以上慢性稳定型心绞痛患者心电图是正常的，但心电图仍旧是容易获得的首选检查，它既能够提供诊断又能够提供预后信息。在诊断检查时的一份正常心电图通常伴随良好的长期预后，而异常心电图例如左心室肥厚，提示既往心肌梗死的 Q 波；持续性的 ST 段压低，则提示患者未来发生不良事件的危险较高。

2. 心电图负荷试验

通过踏板或踏车达到靶心率或出现症状（胸痛、头晕、低血压、明显呼吸困难、室性心动过速）、具有诊断意义的 ST 段改变。有用的信息包括达到运动目标所需要的时间；最大心率和血压；运动强度，形态学，ST 段压低持续时间；是否出现以及在运动的何种阶段出现疼痛、低血压和室性心律失常。已经发表的有关心电图负荷试验的一项最大样本的荟萃分析表明，与冠状动脉造影结果做对照，心电图负荷试验诊断冠心病的平均敏感性和特异性分别是 68％和 77％。尽管与影像负荷检查相比，心电图负荷试验敏感性稍低，但是该检查仍然是诊断冠心病和普通心电图疑似冠心病的患者危险分层的主要无创诊断项目。但要注意，心电图负荷试验不能在患者出现急性心肌梗死、不稳定型心绞痛以及严重主动脉瓣狭窄时进行。

3. ^{201}Tl（或^{99}Tc）核素显像

尽管负荷影像学检查较心电图负荷试验有更高的诊断准确率，但此类检查的费用限制了其在所有可疑冠心病患者中的常规应用。多数情况下，普通心电图不正常，不能进行足量运动患者，以及既往有再血管化治疗病史现在有临床症状的患者，首选核医学或心脏负荷影像学检查。结合心电图负荷试验检查，负荷影像学检查结果能够区分出哪种患者合适药物治疗，而哪种患者可能适合进一步的冠状动脉造影检查和可能的再血管化治疗并从中获益。

4. 冠状动脉造影

冠状动脉造影仍然是诊断冠心病的"金指标"，可以明确冠状动脉粥样硬化性心脏病病变范围和严重程度，检查指征包括：

（1）药物难治性心绞痛。

（2）运动试验显著阳性（ST 段压低≥2mm 或运动后低血压）提示左主干或三支血管病变。

（3）反复发作心绞痛或心肌梗死后负荷试验阳性。

（4）评估冠状动脉痉挛。

5. 心脏超声

大多数正在进行心绞痛诊断性评估的患者不需要心脏超声检查。更具体地来说，如果患者心电图正常，既往无心肌梗死病史，临床上没有心力衰竭、心脏瓣膜疾病或肥厚型心肌病的体征或症状,目前心脏超声检查是不恰当的。一种例外的情况是在心绞痛发作期间或者发作30min内为了评价患者心脏心室壁运动异常时,在这种情况下,心室壁运动异常对缺血的阳性预测值为50%,而结果正常提示患者发生急性心肌梗死的危险性低。

（三）诊断与鉴别诊断

1. 诊断要点

根据典型的发作特点和体征,休息或含服硝酸甘油后缓解,结合年龄和存在的其他冠心病危险因素,除外其他疾病所致的心绞痛,即可建立诊断。

2. 鉴别诊断

稳定型心绞痛需与以下疾病进行鉴别:

（1）心脏神经官能症:本病患者常诉胸痛,但为短暂（数秒钟）的刺痛或持久（数小时）的隐痛,患者常喜欢不时地吸一大口气或做叹息性呼吸。胸痛部位多在左胸乳房下心尖部附近,或经常变动。症状多在疲劳之后出现,而不在疲劳的当时,做轻度体力活动反觉舒适,有时可耐受较重的体力活动而不发生胸痛或胸闷。含用硝酸甘油无效或在10多分钟后才"见效",常伴有心悸、疲乏及其他神经衰弱的症状。

（2）不稳定型心绞痛和急性心肌梗死:与稳定型心绞痛不同,不稳定型心绞痛包括初发型心绞痛、恶化型心绞痛及静息型心绞痛,因其发病机制与稳定型心绞痛不同;急性心肌梗死临床表现更严重。

（3）其他疾病引起的心绞痛:包括主动脉瓣严重狭窄或关闭不全、冠状动脉炎引起的冠状动脉瓣口狭窄或闭塞、肥厚型心肌病、X综合征等疾病均可引起心绞痛,要根据其他临床表现来鉴别。其中X综合征多见于女性,心电图负荷试验常阳性,但冠状动脉造影阴性且无冠状动脉痉挛,预后良好,被认为与毛细血管功能不良有关。

（4）肋间神经痛:本病疼痛常累及1～2个肋间,但并不一定局限在胸前,为刺痛或灼痛,多为持续性而非发作性,咳嗽、用力呼吸和身体转动可使疼痛加剧,沿神经行经处有压痛,手臂上举活动时局部有牵拉疼痛。

（5）其他疼痛:还需与包括胃食管反流、食管动力障碍、食管裂孔疝等食管疾病以及消化性溃疡、颈椎病等鉴别。

三、治疗策略

（一）药物治疗目的及原则

经皮冠状动脉介入治疗（PCI）尽管应用越来越常见,并且能够有效缓解症状,但是与药物治疗相比,并没有减少稳定型冠心病患者的病死率或心肌梗死事件。冠状动脉旁路搭桥术与药物治疗相比确实能提高冠心病患者的长期生存率,但这仅限于一小部分冠状动脉造影结果提示高危特征的患者。因此,对大多数慢性冠心病患者来说,初始应用药物治疗仍然是主要的。这通过将旨在改善心绞痛症状治疗与控制目前已知对心绞痛恶化和心血管疾病的可控危险因素治疗相结合来实现的。目前已明确能够降低心肌梗死和死亡风险的药物治疗被提升到最优先地位,旨在通过降低心绞痛次数和严重程度来提高生命质量的药物治疗作为重要的辅助治疗。

1. 稳定型心绞痛的治疗目的

第一是预防心肌梗死和死亡(从而提高生命"数量");第二是减轻心绞痛症状和减少心肌缺血的发生(从而提高生命质量)。一级预防和二级预防试验证实阿司匹林和降脂治疗能够降低病死率和非致死性心肌梗死的危险,硝酸盐和钙通道阻滞药还没有证明上述的作用,β受体拮抗药在心肌梗死后患者可以减少病死率和再梗死率。

2. 临床处理主要原则

(1)所有无禁忌证的心绞痛患者应口服阿司匹林,使用阿司匹林有禁忌者口服氯吡格雷。

(2)确诊或拟诊冠心病并且低密度脂蛋白胆固醇(LDL-C)>3.38mmol/L(130mg/dl)的患者,给予降低 LDL-C 治疗,LDL-C 的靶值<2.6mmol/L(100mg/dl);极高危的患者,可选择的治疗目标为 LDL-C 的靶值<1.82mmol/L(70mg/dl)。对确诊或拟诊冠心病合并三酰甘油>5.2mmol/L(200mg/dl)的患者,治疗目标为<3.36mmol/L(130mg/dl)。

(3)所有合并糖尿病和(或)左心室收缩功能不全的冠心病或有心肌梗死病史的患者,使用 ACE 抑制药。

(4)当无禁忌证时应用β肾上腺素受体拮抗药作为抗心肌缺血的首选治疗,此治疗在曾有心肌梗死者中证据最强,因为β受体拮抗药能够降低病死率。β受体拮抗药还能降低单纯高血压的病死率,并且低于心绞痛患者的病死率,因此,即使无心肌梗死史的心绞痛患者也应把β受体拮抗药作为首选治疗。

(5)应用β受体拮抗药治疗不成功,联合应用钙通道阻滞药和(或)长效硝酸盐;如果存在严重的β受体拮抗药禁忌证或者应用时出现不可耐受的不良反应,应用钙通道阻滞药或长效硝酸盐替代β受体拮抗药。

(6)如果病史中有显著的冠状动脉血管痉挛的特征即静息心绞痛和夜间心绞痛,首选治疗应该是长效硝酸盐和钙离子拮抗药。

(7)舌下含服或喷雾硝酸甘油制剂用于即刻缓解心绞痛发作。

(8)根据心绞痛症状的严重程度,心肌缺血的范围以及患者的个人意愿,考虑评估冠状动脉血管重建。血管重建使部分中高危的患者获得生存的益处,然而在极低危患者未发现血管重建使其生存获益。血管成形术或者手术前应该考虑尝试药物治疗。冠状动脉血管重建术后药物疗法仍然是重要的治疗。

(9)吸烟、肥胖、高血压、糖尿病和高脂血症都是冠心病的危险因素,对危险因素的全面管理和治疗是稳定型心绞痛治疗的重要组成部分。

(二)药物治疗方案及其应用

1. 防治心肌梗死和死亡的药物应用

(1)抗血小板药物:稳定型心绞痛者其冠状动脉常有较严重狭窄,但导致狭窄的粥样斑块相对稳定,不易破裂,故其心绞痛发作与心肌耗氧量增加或冠状动脉供血减少有关,而与血栓形成或血小板聚集关系不大;但其冠状动脉粥样斑块的发生、发展与血小板功能和凝血功能异常有关,且稳定型心绞痛可发展为不稳定型心绞痛或急性心肌梗死,故稳定型心绞痛,尤其是先前有心肌梗死史、冠状动脉造影异常或运动试验阳性的慢性稳定型心绞痛患者,宜应给予抗血小板治疗,一般选用阿司匹林口服。

阿司匹林在稳定和不稳定型心绞痛患者中的益处早已被很好地确立了数十年。尽管阿司匹林不能改善症状,但是在慢性稳定心绞痛患者的阿司匹林临床试验已经证实其能够降低不良心脏事件的风险。这与在不稳定型心绞痛患者中所见到的不良心脏事件降低程度相当。瑞典心绞痛阿司匹林试验是阿司匹林治疗慢性稳定型心绞痛的最大随机临床试验。在索他洛尔基础上另外给予75mg的阿司匹林能够使心肌梗死和猝死的主要复合终点下降34%,使测定到的次要终点血管事件(血管性死亡、全因死亡和卒中)下降了22%～32%。由抗栓临床试验协作组对包括2920例稳定型心绞痛患者进行的荟萃分析显示,阿司匹林使不良心血管事件下降了33%。因此,每日服用阿司匹林75～325mg,在冠心病患者中应作为首选治疗。

在CAPRIE研究中,氯吡格雷对近期发生心肌梗死、卒中或有症状的外周血管疾病患者在降低心肌梗死、血管性死亡或缺血性卒中方面似乎比阿司匹林略微有效。阿司匹林联合氯吡格雷抗血小板聚集仅在急性冠状动脉综合征的患者中做过研究(CURE),其在稳定型心绞痛患者中的益处还不得而知。鉴于氯吡格雷在稳定型心绞痛患者中应用的有限资料,目前仅推荐作为对阿司匹林有禁忌的患者的替代治疗。

(2)调脂药物:稳定型心绞痛患者应进行调脂治疗,他汀类药物还有延缓斑块进展,使斑块稳定和抗炎等有益作用。调脂治疗可减少稳定型心绞痛患者的心血管事件,降低病死率。临床研究证明,部分患者经数年降脂治疗后,冠状动脉狭窄程度明显减轻,使原本需要手术或介入治疗的患者,免于手术或介入治疗。血胆固醇(TC)水平从<4.68mmol/L(180mg/dl)开始,TC水平升高与发生心血管事件发生率呈连续升高的关系,其中与低密度脂蛋白胆固醇(LDL-C)水平的相关性更密切。多个随机双盲的一、二级预防临床试验证明,他汀类能有效降低TC和LDL-C,因此,降低心血管事件作用更好。稳定型心绞痛患者LDL-C的目标值应<2.60mmol/L(100mg/dl),对于极高危者(确诊冠心病合并糖尿病或ACS),治疗目标为LDL-C<2.07mmol/L(80mg/dl)也是合理的。选择这一治疗目标还可扩展至基线LDL-C<2.60mmol/L(100mg/dl)的极高危患者。为达到更好的降脂效果,在他汀类治疗的基础上,可加用胆固醇吸收抑制药ezetimibe 10mg/d。高危或中度高危患者接受降LDL-C药物治疗时,治疗的强度应足以使LDL-C水平至少降低30%～40%。

除了改善临床预后,核医学研究表明他汀类治疗能够改善稳定型心绞痛患者心肌缺血灌注和减少动态心电图监测到的心肌缺血,无论其血浆胆固醇水平是高的还是正常的。对用药物难以控制的心绞痛而又不愿进行再血管化治疗的患者,与更保守的治疗(LDL-C的目标值应<116mg/dl)、相比,每日服用80mg阿托伐他汀进行积极的降脂治疗(LDL-C的目标值应<77mg/dl)显示出更能改善心绞痛症状并减少经多巴酚丁胺负荷心脏超声所测定的心肌缺血节段数。

(3)血管紧张素转化酶(ACE)抑制药:血管紧张素转化酶抑制药(ACEI)对有糖

尿病和左心室收缩受损患者的益处已经被多个大型临床试验所证实,这些临床试验的结果一致表明不良临床事件的发生率在下降。因此,ACEI 被推荐用于伴有糖尿病和左心室收缩功能受损的冠状动脉疾病患者的首选用药。但对于稳定型冠心病和左心室收缩功能正常的患者来说,研究结果并不一致。尽管 HOPE 和 EU－ROPA 试验均证实,ACEI(分别为雷米普利和培哚普利)用于左心室功能正常稳定的心血管疾病患者能够降低病死率,但在人口特征相似的 PEACE 试验中患者并没有因服用群多普利拉而获益。先于 EUROPA 和 PEACE 试验发表的最新 ACC/AHA 指南(2002)中,ACEI 作为Ⅱa 类推荐用于冠状动脉粥样硬化疾病或者其他血管疾病而左心室功能正常的患者中。

所有冠心病患者均能从血管紧张素转化酶抑制药(ACEI)治疗中获益。所以,冠心病患者,无论是否合并心绞痛,无论病情是稳定型还是不稳定型,是否合并糖尿病、心力衰竭或左心室收缩功能不全的患者,均应使用 ACEI。不能耐受 ACEI 的患者,可以使用血管紧张素Ⅱ受体拮抗药(ARB)替代。

2. 减轻心肌缺血和缓解症状的药物应用

目前主要通过降低心肌需氧量和(或)促使冠状动脉血管扩张等抗心绞痛的药物治疗,来对抗限制血流的冠状动脉狭窄所导致的血流动力学效应。这些都是缓解症状的有效治疗,但是,这些药物治疗不会降低无并发症稳定型心绞痛患者的病死率或心肌梗死的发生率。

(1)β受体拮抗药:β受体拮抗药通过充分抑制儿茶酚胺的生理作用而发挥其功能,它们导致心率减慢、动脉血压下降和心脏收缩力下降,从而显著降低心肌需氧量。β受体拮抗药对稳定型心绞痛的作用已经被大多数的运动负荷研究明确证实。在这些研究中,服用β受体拮抗药的患者与基线相比,其心绞痛发作被延后或者避免了。在无并发症的低危稳定型心绞痛患者,β受体拮抗药并没有持续降低主要缺血事件的发生率。然而,在发生过心肌梗死或心力衰竭的高危亚组,β受体拮抗药在降低死亡和复发性心肌梗死的长期益处已被多个大型随机临床试验所证实。比较β受体拮抗药和钙通道阻滞药的多项研究报道了它们在控制症状方面有相似疗效,并且不良反应也没有差别。直接比较硝酸盐与β受体拮抗药作为稳定型心绞痛单一药物疗法的有限资料提示,β受体拮抗药在缓解症状方面更优。考虑到能够降低高危稳定型心绞痛患者的病死率和不良心血管事件发生率,再加上在缓解症状方面具有相等的疗效,β受体拮抗药对于所有稳定型心绞痛患者应作为抗心绞痛的一线药物。

(2)钙通道阻滞药:所有钙通道阻滞药(CCB)都是血管扩张药,它们能够降低心肌需氧量和增加心肌供氧量。尽管钙通道阻滞药并不能提高稳定型心绞痛患者的生存率,或者降低心肌梗死的发生率,但随机临床试验已经证明二氢吡啶类和非二氢吡啶类制剂在缓解症状方面与β受体拮抗药疗效一样。

由于某些研究的结果提示短效剂型的钙通道阻滞药增加了患者的不良后果,钙通道阻滞药用于高血压和冠状动脉粥样硬化患者中的安全性存在着明显争议。尽管对已经发表的报道作进一步的分析没有证实不良事件的风险增加,但短效二氢吡啶类钙通道阻滞药的安全性仍然不确定,要避免用于冠状动脉疾病患者。相反,缓慢释放或长效血管选择性的钙通道阻滞药既安全又对症状缓解有效。action 试验是一项比较长效硝苯地平与安慰剂在 7600 多名稳定型心绞痛患者中疗效的随机对照研究。该试验表明,服用长效硝苯地平患者需要行冠状动脉造影和再血管化治疗的发生率并没有升高。基于这些资料,当出现 β 受体拮抗药应用禁忌或者不能耐受时,长效钙通道阻滞药作为Ⅰ类适应证用于缓解心绞痛症状的起始治疗,并且当 β 受体拮抗药单独应用不能奏效时可与 β 受体拮抗药联合治疗心绞痛。作为起始的单一药物疗法,长效非二氢吡啶类钙通道阻滞药代替 β 受体拮抗药治疗心绞痛的适应证为Ⅱa 类。

（3）硝酸酯类:硝酸酯类在临床上应用已逾百年,安全性非常高,其不良反应被人们熟知,几乎没有药物之间的相互作用。在稳定型心绞痛患者,硝酸酯类既可以作为单一药物疗法又可以与 β 受体拮抗药和钙通道阻滞药联合来减少症状。不管评估的基线危险有多大,硝酸酯类没有提高生存率或降低心肌梗死的风险。所以,硝酸酯类被推荐作为 β 受体拮抗药或钙通道阻滞药足量下心绞痛仍持续性发作患者的联合用药,以及对不能耐受其他药物治疗患者的单一药物疗法。

3. 联合药物治疗的选择

对多数接受抗心绞痛药物治疗的患者来说,单一药物治疗时心绞痛症状持续存在,这表明多数患者经常需要联合药物治疗。尽管不是已发表的所有联合药物治疗试验均证明联合药物疗效优于单一药物,但是荟萃分析资料提示,与单用一种药物相比,β 受体拮抗药联合钙通道阻滞药使稳定型心绞痛患者的运动耐量得到明显提升。将长效的、血管选择性的第二代二氢吡啶类钙通道阻滞药与 β 受体拮抗药联合似乎是一种特别有效的抗心绞痛方案,这可以由心绞痛指数、运动耐量和硝酸甘油的用量来测定。当与 β 受体拮抗药或者钙通道阻滞药联合应用时,硝酸酯类也会改善症状。在 β 受体拮抗药起始治疗不成功时,钙通道阻滞药与长效硝酸酯类都能够联合 β 受体拮抗药作为心绞痛治疗的Ⅰ类适应证。

尽管没有一类针对缓解症状的药物治疗方案被证明对无并发症稳定型心绞痛患者的预后更佳,但是 β 受体拮抗药能够降低高危心血管疾病患者(既往心肌梗死、心力衰竭、高血压史)的病死率,因此,可作为处理症状的一线药物。钙通道阻滞药和硝酸酯类药物可以作为有持续性症状患者的联合药物或者不能耐受 β 受体拮抗药患者的二线药物。对于每个患者来说,除了治疗其症状之外。更关键的是发现其危险因素并且进行处理。最大的重点应当放在处理可以改变的危险因素上,这样才能最大限度地防止病变进展和降低未来缺血事件的风险。其中包括应用阿司匹林抗血小板聚集治疗和积极治疗高脂血症、高血压和糖尿病等。

作用于代谢途径的新型药物(雷诺嗪、尼可地尔)和降低窦性心律的药物(阿糖腺苷)有独特的作用机制,与传统治疗相结合可能会有额外的益处。

（三）非药物治疗的方法

2002 年,美国估计有 515000 例冠状动脉搭桥术和超过 1200000 例经皮冠状动脉介入治疗术。其中多数是稳定型心绞痛患者的择期手术。尽管机械性再血管化治疗处理稳定型心绞痛越来越多,但循证医学要求低危患者最好采用药物治疗,而症状顽固或者临床上和冠状动脉造影结果显示高危患者选择再血管化治疗。

经皮冠状动脉介入治疗(PCI)包括经皮腔内冠状动脉成形术(PTCA)和支架置入。作用于解剖学上发生狭窄的冠状动脉或搭桥的旁路血管;相对于药物可以更好地缓解心绞痛。但没有证据显示 PCI 可以降低心肌梗死或死亡发生的风险;不适用于无症状或症状轻微的患者。有 95％的患者进行介入治疗后心绞痛症状缓解;但有 30％～45％的患者会在 PTCA 手术后 6 个月内发生再狭窄(不稳定型心绞痛、血管不完全扩张、糖尿病或狭窄处存在血管的患者更常见)。应用药物洗脱支架后再狭窄可以降低到 5％～10％,若发生再狭窄,可以重复 PTCA,其成功率和风险与初次手术相同。介入治疗潜在的并发症包括血管夹层、血栓形成、缺血未控制和慢性心力衰竭。患有慢性心力衰竭、血管存在离心性狭窄或钙化斑块的女性患者更容易出现并发症。如果扩张支配大面积心肌的冠状动脉没有足够的侧支循环供血,此类患者也容易出现并发症。选择合适的患者进行冠状动脉内支架置入可以将 6 个月内冠状动脉再狭窄率降低至 10％～30％。PCI 也可以用于近期(＜3 个月)冠状动脉完全狭窄的患者。

冠状动脉旁路搭桥手术(CABG)适用于药物治疗效果不佳,不能耐受药物治疗,病变不适于进行 PCI,存在严重冠状动脉粥样硬化性心脏病(左主干、3 支血管病变且左心室功能受损)的心绞痛患者。合并糖尿病及 2 支血管以上病变的冠心病患者应选择 CABG 而非 PTCA,因为 CABG 可以获得更好的生存率。

来自随机的临床研究和观察性注册研究资料显示,稳定型冠心病患者进行再血管化治疗所带来的益处与单独药物治疗的长期风险成正比。对那些单支冠状动脉病变的低危患者来说,药物治疗是首选治疗,而再血管化治疗则用于药物治疗对症状缓解无效的患者。多支血管病变的冠心病患者情况更为复杂,外科手术能够最大程度提高糖尿病合并多支冠状动脉病变患者以及冠状动脉造影结合显示高危病变例如严重左主干狭窄、3 支血管病变、累及前降支近端的 2 支血管病变患者而言,采用再血管化和药物治疗得到的临床结果相似。

(四)预防措施

1. 健康教育

对整个人群进行健康知识教育提高公民的自我保健意识,避免或改变不良生活习惯如戒烟,注意合理饮食,适当运动,保持心理平衡等,从而减少冠心病的发生。

2. 控制高危因素

针对冠心病的高危人群如高血压、糖尿病、高脂血症、肥胖、吸烟以及有家族史等情况给予积极处理。当然,在这些危险因素中有些是可以控制的,如高血压、高血脂、糖尿病、肥胖、吸烟、少活动的生活方式等;而有些是无法改变的,如冠心病家族史、年龄、性别等。处理方法包括选用适当药物持续控制血压、纠正血脂代谢异常、戒烟限酒、适当体力活动、控制体重、控制糖尿病等。

四、预后特点

稳定型心绞痛经有效治疗后可改善预后、预防心肌梗死和死亡；减轻或消除症状。前者通过药物与非药物治疗以抑制炎症反应，保护内皮功能，达到减少斑块进展、稳定斑块和预防血栓形成的目的；后者则通过改善生活方式、药物治疗与血运重建来达到目的。

心绞痛患者大多数能生存很多年，但有发生急性心肌梗死或猝死的危险，有室性心律失常或传导阻滞者预后较差，但决定预后的主要因素为冠状动脉病变范围和心功能。左冠状动脉主干病变最为严重，左主干狭窄患者第 1 年的生存率为 70％，3 支血管病变及心功能减退的患者(LVEF＜25％)的生存率与左主干狭窄相同，左前降支近端病变较其他两支的病变严重。

第四节　无症状性心肌缺血患者家庭用药

无症状性心肌缺血(SMI)亦称隐匿型冠心病、静息性心肌缺血。指临床无心绞痛或心绞痛等同症状，但客观检查有心肌缺血表现的冠心病，作为心肌缺血的一种表现形式，普遍存在于稳定型心绞痛、不稳定型心绞痛、心肌梗死和缺血性心肌病等病程中。其心肌缺血的心电图表现可于静息、动态或心脏负荷增加时有 ST 段压低、T 波低平或倒置等客观证据；或心肌灌注不足的核素心肌显像表现。

根据有无心绞痛发作、心肌梗死病史，将其分为 3 种临床类型。Ⅰ 型：完全无临床症状的心肌缺血，也无心绞痛或心肌梗死病史；Ⅱ 型：心肌梗死后出现自发或诱发的客观缺血证据，而缺血时无临床症状；Ⅲ 型：临床有心绞痛表现，同时伴有无症状心肌缺血。

资料显示，用不同方法检出的 SMI，年发生率为 0.29％～1％。"健康人群"平时无心血管病症者其发生率为 0.2％～0.4％，稳定型心绞痛者 SMI 占其日常活动中的心肌缺血的 24％～82％，较伴有胸痛的心肌缺血高 8～10 倍。不稳定型心绞痛者 SMI 高达 90％，即使住院治疗这部分患者中仍有 42％发生 SMI。AMI 患者约 25％同时发生 SMI，特别在疾病早期多见。在 AMI 发生前后 30％的患者存在 SMI。原发性高血压患者 18％同时发生 SMI。此外，有研究显示 SMI 的发生率随着年龄的增长明显增高。

一、发生机制

(一)病因与发病机制

1. 病因

已知冠心病是一种由诸多遗传和环境危险因素所致的慢性疾病。所谓危险因素系指在群体中由于该因素的存在，使相关疾病的发生率增高，而当其被消除后，又可使发病率降低，这种与疾病发病率高低有关的因素称为危险因素。对冠心病这类慢性原因不明的疾病而言，危险因素即可视为病因。

(1)致病性危险因素：包括糖尿病、吸烟、高血压、低密度脂蛋白(LDL－C)增高及高密度脂蛋白(HDL－C)降低。

(2)条件性危险因素:三酰甘油(TG)、脂蛋白(a)、小而密低密度脂蛋白(sLDL)、同型半胱氨酸、纤维蛋白原、纤溶酶原激活物抑制物－1(PAI－1)和C反应蛋白升高。

(3)促发性危险因素:肥胖、长期静坐、早发冠心病家族史、年龄(男性40岁以上,女性围绝经期以后)、男性、社会经济状态、种族、胰岛素抵抗。

(4)斑块负荷作为危险因素。

(5)易感性危险因素:左心室肥厚等。

2. 发病机制

SMI发病机制尚不十分清楚,但根本原因与有症状心肌缺血一样,心肌缺血发作早期糖醇解增强,乳酸产生增多,细胞内pH下降,导致Ca_2^+与收缩蛋白相互作用改变,心肌张力下降、功能降低,在此基础上产生的心电生理改变,可有心律失常以及心肌缺血的ST段与T波相应变化,最后出现胸痛。由于心肌缺血的持续时间、频率与程度的差异,有时虽有ST段的缺血改变但不引起心绞痛。有研究发现,心肌缺血的自然过程有一个无症状期,即心肌的供氧失衡发生后至临床表现为胸痛发作,需经历一段"缺血间隙"的时间,其持续的长短不一,因此,有时心肌缺血可无胸痛,如有胸痛则出现于ST段降低之后。

(二)影响因素

心肌缺血但不产生疼痛的可能因素:

(1)缺血程度轻,持续时间短或有较好的侧支循环,未达到疼痛的阈值。

(2)不同个体对疼痛的感受不同或个体的疼痛阈值升高,特别是AM1后的患者,其感觉神经可能由于心肌梗死等弥漫性冠状动脉病变而被破坏,因而对疼痛不敏感。

(3)SMI发生早期,患者体内的内啡肽、脑啡肽浓度增加,具有很强的镇痛作用。

(4)近年研究表明,心脏一次或短暂多次缺血后会对随后长时间且更为严重的缺血性损伤产生耐受性,使心肌的超微结构改变减轻,这一现象称为缺血预适应,表现为心肌顿抑或心肌冬眠,使心肌功能受损减轻。

(5)心外因素如情绪或性格等,也可能导致传入信号在中枢皮质处理过程中出现异常。此外,大脑皮质的感觉"闸门"对疼痛的传入信号的调节可能有阻碍作用。

二、临床诊断

(一)临床表现

1. 易感人群

有资料表明,60岁以上的老年人、冠心病合并糖尿病患者、高血压患者、心肌梗死后的患者、冠状动脉旁路移植术后的患者、长期精神紧张者均属于SMI的易感人群,其原因可能为这些患者的传入神经系统受损、精神焦虑、痛觉不够敏感。

2. 无症状性心肌缺血的频率依赖性

与有症状性心肌缺血一样,80%的SMI具有快频率依赖性,20%的SMI具有慢频率依赖性,两者的发生机制不同。SMI的快频率依赖性与心率增快、心肌耗氧量增加导致心肌缺血有关；慢频率依赖性则与迷走神经张力增加，导致冠状动脉阻力增加，血流缓慢，血小板聚集力增加有关。

3. 无症状心肌缺血的节律

SMI 的发生具有昼夜节律性，其中 SMI 发作以上午 6 时至 12 时次数最多，另一高峰期为下午 5 时至 9 时，夜间 0 时至上午 6 时最少，具体原因不很清楚，可能与下列因素有关：

（1）儿茶酚胺分泌量大小。

（2）冠状动脉对儿茶酚胺的敏感性。

（3）心肌缺血的阈值高低。

（4）血小板聚集能力及纤溶功能。

4. 无症状心肌缺血发作特征

SMI 多发生在轻体力和脑力劳动后，例如办公、打电话、会客、吸烟等，亦可发生在剧烈活动时。发作持续时间可以较长，有时超过 20min。发作时心率多不增快，大部分低于当日最高窦性心律的心率水平。发作频繁者，可能预后不良。经同位素铊心肌显像证实，SMI 发生时心电图 ST 段改变的持续时间较短，ST 段改变的程度较轻，可逆性损伤的范围局限，损伤的程度轻，而患者的运动耐量高，从运动到诱发缺血的时间间隔长。

（二）辅助检查

1. 心电图检查

是发现心肌缺血最常用的检查方法。

（1）静息时心电图：心电图不能连续记录，因而应用价值有限，大部分患者在正常范围，也可能有陈旧性心肌梗死的改变或非特异性 ST 段和 T 波异常，有时出现房室或束支传导阻滞或室性、房性期前收缩等心律失常。

（2）心电图负荷试验：最常用的是运动负荷试验，运动可以增加心脏负荷以激发心肌缺血。运动负荷试验假阳性率高，且无法用于残疾、严重肺部疾病或不能完全足量运动负荷者，运动中应持续监测心电改变，运动前、运动中每当运动负荷量增加 1 次均应记录心电图，运动终止后即刻及此后每 2min 均应重复心电图记录直至心率恢复至运动前水平，进行心电图记录时应同时测定血压，运动中出现心电图 ST 段水平型或下斜型压低≥0.1mV（J 点后 60～80ms）持续 2min 为运动试验阳性。心肌梗死急性期、有不稳定型心绞痛、明显心力衰竭、严重心律失常或急性疾病者禁做运动试验。

（3）心电图连续监测：常用方法为 24h 动态心电图监测，可在患者从事日常活动时或在医院外长时间记录患者的心电图，可从中发现心电图 ST-T 改变和各种心律失常，是目前临床诊断 SMI 最常用的方法，其敏感度高达 70%～85%，并可对 SMI 的发生规律、频率、持续时间、严重程度进行全面的评估。

2. 放射性核素检查

单光子发射计算机化断层显像有较高的敏感性和特异性，对于不能耐受亚极量运动负荷试验的患者可以作为替代检查,但该检查设备昂贵,检查费用高且有放射损害。

3. 冠状动脉造影

冠状动脉造影虽然可以直接观察冠状动脉的病变,但为有创检查,有一定的并发症,且不能提供心肌血流灌注的具体信息。

4. 超声心动图

二维超声心动图及其负荷试验可发现节段性室壁运动异常。

(三)诊断与鉴别诊断

对于有冠心病家族史或中老年患者,如有下列 1 个或 1 个以上危险因素时应进行上述检查:高血压、高血脂、吸烟、糖尿病。Ⅱ型或Ⅲ型患者由于已明确冠状动脉粥样硬化性心脏病诊断,故只要以上无创性检查发现心肌缺血的证据,患者不同时伴胸痛,即可诊断。由于以上无创性检查皆有一定的假阳性,故不能单纯依靠这些检查确定Ⅰ型患者,必须进行选择性冠状动脉造影,提示存在有意义的固定狭窄,才能确立诊断,必要时考虑血管内超声检查协助诊断。并注意与非心源性肺胸痛疾病鉴别。

三、治疗策略

(一)药物治疗目的及方法

无症状心肌缺血药物治疗的主要目的是预防心肌梗死和猝死,改善患者的长期生存率。

1. 改善心肌缺血的药物

(1)β受体拮抗药:β受体拮抗药可以减少日常活动诱发的心肌缺血发作,缩短心肌缺血时间,改善预后,治疗 SMI 可单独或联合应用钙通道阻滞药或硝酸酯类药物。在临床应用中存在的问题,一是其负性肌力作用,二是"停药综合征"。

(2)硝酸酯类药物:硝酸酯类药物能减少心肌耗氧和改善心肌灌注,改善心肌缺血,是治疗心肌缺血的基础药物。

(3)钙通道阻滞药(CCB):CCB 通过改善冠状动脉血流和减少心肌耗氧缓解心肌缺血。

(4)K_{ATP} 通道开放药:K_{ATP} 通道开放药既可以舒张血管,增加冠状动脉血流量,又可以发挥缺血预适应作用,保护心肌。尼可地尔是目前唯一用于临床的 KATP 通道开放药,不仅能够扩张大中型冠状动脉,更重要的是可以扩张微小冠状动脉,这是现有抗心肌缺血药物所不具备的。大量的基础研究证实尼可地尔能够减少缺血和氧化应激所致的心肌损伤,更为难得的是大型临床研究证实尼可地尔可以减少全因死亡和心血管事件,从临床证实了尼可地尔的心脏保护作用。

SMI 发作时应密切观察心率变化,如心肌缺血发作时心率不快,反映冠状动脉血管张力大,以心肌供血减少为主,可选择 CCB 或硝酸酯类+CCB 治疗。心肌缺血发作时心率加快,机制为血管病变严重,心肌需氧和供氧失衡,可选择硝酸酯类+β受体拮抗药。动态心电图监测有助于选择药物,对于心肌缺血时心率时快时慢的患者,在缺血发作处于高阈值期时应选用硝酸酯类+β受体拮抗药,在缺血发作处于低阈值期时应选用硝酸酯类、CCB 或两者联合使用。

2. 改善预后的药物

（1）抗血小板药：如无禁忌证，所有冠状动脉粥样硬化性心脏病患者均应长期服用阿司匹林治疗。对阿司匹林不能耐受或有禁忌的患者应使用氯吡格雷作为替代治疗。

（2）他汀类药物：所有冠状动脉粥样硬化性心脏病患者如无禁忌都应接受他汀类药物治疗。

（3）β 受体拮抗药：β 受体拮抗药可以减少病死率，改善冠状动脉粥样硬化性心脏病患者的临床预后。

（4）血管紧张素转化酶抑制药（ACEI）和血管紧张素 Ⅱ 受体拮抗药（ARB）：合并糖尿病、心力衰竭或左心室收缩功能不全的高危患者应该使用 ACEI，不能耐受 ACEI 的患者可以使用 ARB。

（5）K 通道开放药：尼可地尔既能有效缓解心肌缺血发作，又能改善长期预后，是目前为数不多的可以同时满足心肌缺血治疗两大目标的药物。

（6）改善心肌代谢药物：曲美他嗪和雷诺嗪通过提高心肌氧利用率，从而提高心肌缺血阈值，有明确的抗心肌缺血疗效及长期使用可改善左心室功能。

（二）非药物治疗的方法

除药物治疗外，应用血管重建治疗 SMI 也逐渐受到重视，主要包括冠状动脉介入手术（PCI）及冠状动脉旁路移植术（CABG）。血管重建治疗的目标是缓解症状、提高生命质量和改善预后。对于 Ⅰ 型 SIM 患者，如冠状动脉造影检查发现左主干等主要冠状动脉血管有严重病变，可行 PCI 或 CABG 治疗；对于 Ⅱ 型 SIM 患者，如有频繁、持续的药物治疗无效的心肌缺血发作，行造影检查，必要时行 PCI 或 CABG 治疗；对于 Ⅲ 型 SIM 患者，药物治疗仍有 SIM 发作的患者，应及时行冠状动脉造影检查，明确血管病变严重程度和心功能状况，必要时行 PCI 或 CABG 治疗。

（三）预防措施

（1）戒烟限酒。

（2）控制血压：应使患者血压＜140/90mmHg，糖尿病患者＜130/80mmHg。

（3）控制糖尿病：应使糖尿病患者血糖控制在理想水平。

（4）调脂治疗：高危冠心病患者 LDL－C＜2.6mmol/L；极高危应＜1.8mmol/L；中危患者 LDL－C＜3.38mmol/L；低危患者 LDL－C＜4.6mmol/L。

（5）合理膳食，控制体重。

（6）适量有氧代谢运动。

四、预后特点

SMI 的预后与冠状动脉的病变程度、心功能以及患者的应激强度有关（有报道 SMI 的年病死率为 27%）。一般认为，伴发 SMI 者的预后并不比确诊的有症状的冠心病更好，稳定型心绞痛伴有 SMI 预后似更差。接受 PCI 与 CABG 治疗的患者预后可明显改善。SMI 常可引起猝死，其中心率快、左心室肥大者发生猝死的概率高，

Framingham 调查提出 AMI 猝死者中 50％死亡前 2 周无症状,但动态心电图监测 34％有 SMI 表现,故强调对怀疑为无症状的冠心病者应及早做动态心电图检查,以及时发现 SMI。SMI 一经发现,即应积极治疗。

第五节　缺血性心肌病患者家庭用药

缺血性心肌病(ICM)是由于冠状动脉狭窄闭塞,慢性心肌缺血而导致的严重心肌功能障碍,其左心室射血分数(LVEF)＜40％,伴有多灶性室壁运动异常。

临床上主要表现为心室收缩期或舒张期功能受损,或两者均失常。这种心室功能损害可以是急性的,也可以是慢性的或者在慢性基础上的急性发作,由于其心肌缺血和心肌梗死对心室作用的不同,缺血性心肌病具有各种不同的临床表现特点,可以表现为扩张型心肌病或限制型心肌病的严重类型。

一、发生机制

基本病因是冠心病,常有多次和(或)多发性心肌梗死史。由于心肌供氧和需氧之间不平衡而导致心肌细胞减少、坏死、心肌纤维化、心肌瘢痕和心力衰竭。缺血性心肌病主要由冠状动脉粥样硬化性狭窄、闭塞、痉挛和毛细血管网的病变所引起。心肌细胞的减少和坏死可以是心肌梗死的直接后果,也可因慢性累积性心肌缺血而造成。因此,心室壁上既可以有块状的成片坏死区,也可以有非连续性多发的灶性心肌损害存在。当心排血量和每搏输出量因部分心肌坏死丧失收缩能力而减少时,心室的舒张末期容量增加。其结果是使收缩期心室收缩时的心室容量也增大,室壁张力增加。心室扩张最终导致心肌肥厚。随着心脏扩张和肥厚的发展,心肌缺血加重,由于心肌血流因血管阻塞已经受到限制,从而产生恶性循环。尸体解剖特征表现为左心室肥厚和扩张,冠状动脉有弥散且严重的粥样硬化病变,肉眼常能发现瘢痕,组织学检查可见左心室散在区域性纤维化,伴有细胞肥大、萎缩、肌原纤维丧失等。那些在光学显微镜下检查相对正常的部位,在电镜下也可见有广泛的细胞损害。

长时间心肌缺血可产生一定范围的心肌坏死,继而瘢痕形成,可为透壁性或非透壁性。心内膜下心肌梗死可引起大范围坏死。无论是弥散性小范围抑或是大面积心肌梗死,都在缺血性心肌病的发病机制中起重要作用。一些晚期缺血性心肌病患者,甚至发现只有 8％发生心肌梗死或存在多部位小范围瘢痕。不论心肌丢失方式如何,剩余的存活心肌细胞中多数都可能有异常,它们必须超负荷工作,最终导致心室扩张和肥厚。当发生较多心肌细胞丢失和功能不全,超过心脏储备时,就会产生类似其他扩张型心肌病的变化特点,称为扩张型缺血性心肌病。少数患者表现以舒张期左心室功能异常为特点,称为限制型缺血性心肌病,又称之为"心脏僵硬综合征"。

二、临床诊断

(一)扩张型缺血性心肌病

1. 临床表现

常见于中老年患者,男性多见,主要表现为左心功能障碍,劳累性呼吸困难常见,可逐渐发展至出现端坐呼吸和夜间阵发性呼吸困难等表现。另外，疲乏、虚弱等也可常见。晚期可出现外周水肿、腹胀，厌食等。查体主要表现有颈静脉怒张，双肺有湿啰音，肝大，肝颈静脉回流征阳性，外周水肿，浆膜腔积液等。血压可正常或者偏低，偶见高血压，心脏听诊可闻及第三、第四心音。也可有肺动脉高压时的肺动脉第二心音亢进表现。二尖瓣、三尖瓣均有收缩期杂音。

2. 辅助检查

(1)X线检查：全心或左心增大，肺淤血、间质水肿、肺泡水肿或胸膜渗出等征象。

(2)心电图：多有异常，窦性心动过速、室性期前收缩和心房颤动、阵发性室性或室上性心动过速、房室传导阻滞等心律失常常见，同时常有 ST－T 异常和陈旧性心肌梗死的异常 Q 波，有时心肌缺血也可引起暂时性 Q 波，待缺血逆转后 Q 波可消失。

(3)超声心动图：可测定左心室大小和功能受损的程度，也常用来排除瓣膜、心包或其他结构异常。常提示左心室扩大，伴随舒张末和收缩末容量增加及射血分数下降，室壁运动异常。严重进行性心力衰竭病例，可有右心室扩大和轻到中度的心包渗出。

(4)放射性核素心室造影：可显示室壁运动障碍及射血分数下降。

(5)心导管检查：可发现左心室舒张末压、左心房压、肺动脉楔压增高，有时肺动脉压和右心室压中等度升高。心室造影可见左心室扩大伴弥散或节段性室壁运动异常，射血分数下降，以及轻到中等度的二尖瓣反流。冠状动脉造影可发现有多支病变。国外有人统计 3 支血管病变者约占 71％，2 支者占 27％，单支者仅占 2％。而且，所有的病例均有左前降支病变（100％），88％有右冠状动脉病变，79％有左回旋支病变。

3. 诊断与鉴别诊断

(1)诊断要点：诊断本病必须具备 3 个肯定条件和 2 个否定条件，即：

1)有明确冠心病史，至少有 1 次或以上心肌梗死(有 Q 波或无 Q 波心肌梗死)。

2)心脏明显扩大。

3)心功能不全征象和(或)实验室依据。

(2)鉴别诊断：必须排除：

1)冠心病的某些并发症如室间隔穿孔、心室壁瘤和乳头肌功能不全所致二尖瓣关闭不全等。因为这些并发症虽也可产生心脏扩大和心功能不全，但其主要原因为上述机械并发症导致心脏血流动力学紊乱的结果。其射血分数虽有下降，但较少＜35％，并非是心脏长期缺氧、缺血和心肌纤维化的结果。其治疗主要措施为手术矫治，而缺血性心肌病主要是内科治疗，两者有较大区别。

2)除外其他心脏病或其他原因引起的心脏扩大和心力衰竭。临床上本病主要应与扩张型心肌病作鉴别。

(二)限制型缺血性心脏病

1. 临床表现

限制型缺血性心脏病临床较少见，主要以舒张期左心室功能异常为主要特点，可表现为劳累性呼吸困难和反复发作心绞痛,活动受限。患者可有肺水肿表现而无心肌梗死。

2. 辅助检查

X线胸片示有肺水肿表现,但无心脏增大,心电图检查亦无左心室肥大的证据。肺水肿消退后,心导管检查有时仍可发现左心室舒张末压轻度增高、舒张末期容量增加和射血分数轻度减少。冠状动脉造影检查常有 2 支以上的弥漫性血管病变,心室造影示心室呈普遍性轻度收缩力减低,无心室壁瘤、局部室壁运动障碍和二尖瓣反流等。

3. 诊断与鉴别诊断

临床诊断较困难,有条件时可行心内膜心肌活检的明确诊断。注意与缩窄性心包炎鉴别。

三、治疗策略

(一)扩张型缺血性心肌病的治疗方法

早期积极的内科治疗能推迟心力衰竭的发生和发展,应采取多种措施预防冠状动脉硬化、控制冠心病危险因素,尽早识别冠心病并积极地治疗心绞痛。一旦发生心力衰竭,除给予基本的缓解心力衰竭症状的治疗手段外,还应千方百计地寻求阻断促进心力衰竭发生的各种因素。

1. 血管扩张药

扩张型缺血性心肌时常出现心绞痛、心力衰竭,因此,扩张冠状动脉及减轻心脏负荷是主要的治疗方法。

(1)硝酸酯类药物:硝酸酯类缓解心绞痛主要是对体循环静脉血管平滑肌的松弛作用,从而减轻心脏负荷,降低心肌耗氧量,恢复需氧与供氧的平衡,缓解心肌缺血。该类药物还能扩张冠状动脉,包括狭窄的冠状动脉节段。小剂量仅能扩张体静脉系统血管,减轻心脏前负荷;大剂量可同时扩张体动、静脉,减轻心脏前、后负荷。常用药有硝酸甘油、异山梨酯、单硝酸异山梨酯及亚硝酸异戊酯。硝酸甘油有片剂、口腔喷雾剂、针剂、缓释制剂及硝酸甘油贴片。临床上急性心力衰竭发作时常静脉给予硝酸盐,如硝酸甘油,可用 $20\mu g/min$ 至 $200\mu g/min$,硝酸异山梨酯 $1\sim10mg/h$,用药期间应注意监测血压,防止血压过度下降。对于主动脉狭窄的患者,更应谨慎应用。如果收缩压下降至 $90\sim100mmHg$ 应减量,下降过多应停用。以平均动脉压降低 $10mmHg$ 为宜。若缺血性心力衰竭有心肌缺血发作时可口服硝酸酯类,如异山梨酯 $10\sim20mg$,每 6 小时 1 次或单硝酸异山梨酯 $10\sim20mg$,每日 2 次至每 8 小时 1 次。

(2)血管紧张素转化酶抑制药(ACEI):该类药物除了扩张血管外,还能拮抗心力衰竭时肾素血管紧张素-醛固酮系统(RAS)激活心脏,延缓心室重塑和心力衰竭的进展,降低心力衰竭的病死率,常用药物有卡托普利、依那普利、贝那普利、福辛普利、雷米普利等。应用该类药物应从小剂量开始逐渐加量至目标剂量,如依那普利自 $2.5\sim10mg$,每日 2 次,卡托普利 $6.25\sim50mg$,每日 3 次,用药期间应注意血压变化,根据血压变化来调整用药剂量。另外还要注意个别患者可有干咳,甚至有剧烈咳嗽者,如确不能耐受,可改用血管紧张素受体拮抗药,如氯沙坦、缬沙坦、坎地沙坦等,氯沙坦12.5～50mg,每日2次,缬沙坦40～160mg,每日4次,坎地沙坦2～12mg,每日1次。

对于中、重度心力衰竭,可先静脉用血管扩张药,如硝酸甘油、硝普钠、酚妥拉明或者乌拉地尔,症状改善后再改为口服血管扩张药。对于严重心力衰竭和后负荷增加的患者,硝普钠是一个很好的药物,静脉滴注可以从0.3μg/(kg·min)逐渐加量至5μg/(kg·min),用药间期应密切监测血压,及时调整用量。一般常规用药在72h内会出现硫代氰化物和氰化物中毒,尤其是肝、肾功能受损的患者。缺血性心肌病出现心力衰竭加重患者,据认为硝酸盐类效果比硝普钠好。

2. 利尿药

通过减轻或消除体肺循环瘀血或水肿,降低心脏前负荷,改善心功能。如急性左心力衰竭及慢性心力衰竭伴有体液潴留,更应用利尿药。可选用噻嗪类如氢氯噻嗪25～50mg,每日1次,襻利尿药如呋塞米20～40mg,每日1次,利尿效果不好时可用布美他尼1～2mg。静脉使用襻利尿药具有强效快速利尿作用,在急性左心力衰竭时尤应首选,可视利尿效果增减剂量。有文献认为,静脉滴注比一次性静脉注射更有效,常用的有呋塞米、托拉塞米、布美他尼。常可用呋塞米20～40mg,托拉塞米20～100mg,布美他尼1～4mg。利尿药应用时应注意水、电解质紊乱,尤其是低血钾、低血钠及低血镁,这常常会影响到利尿药的利尿效果及疗效。因而应及时补充电解质,另外,也不应过分限制盐的摄入。可与留钾利尿药合用,如20～40mg,还要注意利尿药拮抗问题。如果出现利尿药拮抗往往提示预后极差,可通过增加襻利尿药的给药次数或改用持续静脉滴注处理利尿药的拮抗问题。假如仍然无效,可联合一种作用部位更远的利尿药,如氢氯噻嗪等。

3. 正性肌力药

对于轻度心力衰竭患者,可给予地高辛0.125～0.25mg,每日1次口服,对中、重度心力衰竭患者,可短期静脉应用正性肌力药如毛花苷C、多巴胺、多巴酚丁胺等药物。毛花苷C可首先静脉注射每次0.2～0.4mg,视情况不同可增加剂量,但总量一般不超过1.2mg;多巴胺适用于血压低的心力衰竭患者,起始剂量为2～3μg/(kg·min),可根据情况逐渐增量,最大量可用至20μg/(kg·min),有正性肌力、改善肾血流和尿量的作用;多巴酚丁胺起始剂量为2～3μg/(kg·min),视情况可用至15～20μg/(kg·min),多巴胺、多巴酚丁胺用药时均应监测血压、心率,根据病情调整剂量以短时间(2～3d)为宜,停药需逐渐减量至停用。左心室功能严重低下,经利尿扩张血管减轻心脏负荷等综合治疗效果差的患者可考虑静脉应用多巴胺[3～15μg/(kg·min)]＋硝普钠(5～30μg/min)或多巴酚丁胺[5～10μg/(kg·min)]＋硝普钠(10～50μg/min)治疗。此外α受体拮抗药酚妥拉明或乌拉地尔也可持续静脉滴注,通过正性肌力和降低外周阻力作用改善心功能达到治疗心力衰竭的目的。

4.β受体拮抗药

能拮抗和阻滞心力衰竭时交感神经系统异常激活而致心脏毒性作用,延缓心室重塑,防治心力衰竭进展。该药治疗冠心病并发心力衰竭应从小剂量开始逐渐加量,一般每周或 2 周加量 1 次,以达到目标剂量,即最大耐受量。如美托洛尔 6.25～50mg,每日 2 次,比索洛尔 1.25～10mg,每日 1 次,卡维地洛 3.125～25mg,每日 2 次,用药期间应注意血压、心率、心律及心功能变化,必要时调整剂量或暂停用药,还应注意药物的禁忌证。

5. 抗心律失常治疗

对伴发心律失常如快速心律失常、心房颤动、心房扑动快心室率者可用胺碘酮、毛花苷 C 等治疗,另外,缓慢性心律失常也常见于缺血性心肌病。

6. 改善心肌能量代谢

代谢治疗的目标是提高氧的利用效率。曲美他嗪(TMZ)是 3-KAT 抑制药,可以抑制游离脂肪酸的氧化,提高心肌细胞的能量产生,改善心功能,可能对 ICM 有一定的治疗效果。是一种有效的辅助治疗方法。

7,非药物治疗方法

主要有以下方面:

(1)血运重建:介入治疗、冠状动脉旁路移植、血管再生。

(2)心肌再生:自体骨骼肌成肌细胞移植、干细胞移植。

(3)改善心功能:左心室减容术、房室瓣成形或置换术、聚质网心室包绕术,心脏再同步化。

(4)心肌能量代谢改善。

(5)终末期的心脏移植。

(二)限制型缺血性心肌病患者的治疗方法

必须针对预防和改善缺血的发作。具体治疗是以利尿药为基础,配合硝酸酯制剂、钙通道阻滞药、β 受体拮抗药。由于此类患者的心肌收缩功能通常是正常或接近正常,故正性肌力药物是无效的,不宜使用洋地黄和儿茶酚胺类药物。血管再通可能改善预后,合适患者应考虑心脏移植。

(三)相关治疗方法

1. 降压治疗

高血压是冠心病的高危因素,故两者并存临床上很常见,许多大规模临床试验表明,积极有效地治疗并好控制血压对改善冠心病的临床症状及预后至关重要。常见的几种降压药由于其不同的药物特点,其作用不相同。可选择 β 受体拮抗药、钙通道阻滞药、血管紧张素转化酶抑制药、血管紧张素 II 受体拮抗药、利尿药等治疗。

2. 调脂治疗

调脂治疗最主要的目的在于防治缺血性心血管疾病。常用的调脂药物是他汀类,贝特类及烟酸类等可供选择。

3. 降糖治疗

糖尿病是冠心病的等危症,可加重冠心病的症状,并加重病变的发展,因此,治疗并控制好糖尿病尤其重要。糖尿病的药物主要有口服降糖药和应用胰岛素等方法。

四、预后特点

总的来说,扩张型缺血性心肌病预后不良,可能比扩张型原发性心肌病还要差,其 5 年病死率 50％～84％。具下列一些情况者表明预后不良：

（1）心脏明显扩大：心脏进行性扩大的患者 50％在 2 年内死亡。

（2）心房颤动、间歇性室性心动过速和室性期前收缩：对预后没有特别的意义，几乎在所有的患者中都会出现。死亡的原因主要是进行性充血性心力衰竭、心肌梗死和继发于严重心律失常或左心功能失常的猝死。由栓塞引起死亡的较少见。

目前对限制型缺血性心肌病的自然病程和预后资料很少。有报道在急性心肌梗死后发生肺水肿而射血分数正常的患者和急性心肌梗死后发生肺水肿且射血分数减低的患者相比，病死率和再发心肌梗死的比例一样高。但那些没有急性心肌梗死的心脏僵硬综合征患者中情况是否如此还不清楚。

第四章　心力衰竭患者家庭用药

第一节　心力衰竭的诊断与评估

心力衰竭的现代治疗能有效改善患者的症状和预后,正确有效使用这些治疗方法的前提是对心力衰竭患者进行全面准确的诊断和临床评估。心力衰竭患者诊断和临床评估的目的:

(1)确定是否存在心力衰竭,心力衰竭的诊断依据是存在心力衰竭的症状及体征,并有心脏收缩或舒张功能障碍的客观证据。

(2)确定心力衰竭的病因(基础心脏病)和诱因。

(3)评估病情的严重程度及预后。

(4)是否存在并发症(影响患者的临床表现、病程、对治疗的反应及预后)。心力衰竭的诊断和临床评估依赖于病史、体格检查、实验室检查、心脏影像学检查和功能检查,完整准确的病史采集和全面仔细的体格检查是临床评估的基础。

一、临床表现

心力衰竭的临床表现主要包括运动耐量降低(呼吸困难、疲乏)、水肿等,最常见和最早的表现为劳力性呼吸困难,病情加重可出现夜间阵发性呼吸困难、端坐呼吸。心力衰竭患者也可因其他心源性或非心源性疾病就诊,也有部分患者症状隐匿。询问病史时应注意:大多数心力衰竭患者除心力衰竭表现外还存在引起心力衰竭的基础疾病、各种并发症[如糖尿病、心律失常、慢性肾脏病、贫血、慢性阻塞性肺疾病、心理和精神障碍等]以及其他心血管危险因素等(高脂血症、肥胖、高尿酸血症、高龄)。注意有无累及心脏的全身性疾病(如淀粉样变、结节病、遗传性神经肌肉疾病等)、近期病毒感染或人类免疫缺陷病毒感染史、心力衰竭或心脏性猝死家族史、心脏毒性药物使用史、吸毒史、可能间接影响心脏的非心脏疾病(如贫血、甲状腺功能亢进、动静脉瘘等)。

查体除基础心脏病的体征外,可有心动过速、心律失常、心脏扩大、第 3 心音、低血压、颈静脉充盈或怒张、肝－颈静脉回 k 征、肺部啰音、胸腔积液、肝大、腹水、水肿。颈静脉压的测量可反映患者的容量状态,其测量方法很重要,要求上身呈 $30°\sim45°$,颈静脉与胸骨角的垂直距离为颈静脉压,加 $5cmH_2O$ 为右房压。查体时需注意评估患者生命体征、容量状态、体重、颈静脉压、水肿及严重程度、呼吸困难及严重程度。

二、实验室检查和辅助检查

(一)心力衰竭的常规检查

(1)心电图:心力衰竭患者一般均有心电图异常。可提供陈旧性心肌梗死、心肌缺血、左心室肥厚、心房扩大、心肌损伤、心律失常、心脏不同步等信息有心律失常或怀疑存在无症状性心肌缺血时应行 24 小时动态心电图监测。

（2）X 线胸片：有呼吸困难的患者均应行 X 线胸片检查，可提供心脏扩大、肺瘀血、肺水肿及肺部疾病的信息，但 X 线胸片正常并不能除外心力衰竭。

（3）血浆利钠肽：利钠肽主要由心室肌合成和分泌，当心室容量和压力负荷增加时，心肌受到牵张，心肌细胞内储存的 proBNP 即被释放出来，并很快分解为无活性的 N 末端 B 型利钠肽原（NT－proBNP）和有活性的 B 型利钠肽（BNP）。除心脏壁张力增加外，其他因素如缺血、缺氧、神经激素（如血管紧张素Ⅱ）和生理因素（如随年龄增加、男性较女性更高、肾功能降低患者更高）也调控其合成和分泌。引起血浆利钠肽水平升高的原因见表 4－1。

表 4－1　血浆利钠肽水平升高的常见原因

心脏疾病	非心血管情况
心力衰竭	年龄
急性冠状动脉综合征	贫血
心肌病变，包括左心室肥厚	肾衰竭
心脏瓣膜病	阻塞性睡眠呼吸暂停、严重肺炎、肺高血压
心包疾病	肺栓塞
心房颤动	严重全身性疾病
心肌炎	败血症
心脏手术	严重烧伤
电复律	中毒、化疗药物

NT－proBNP 和 BNP 可用于心力衰竭的诊断和鉴别诊断、危险分层、预后评价：

1）用于疑为心力衰竭患者的诊断和鉴别诊断。BNP<100pg/mL，NT－proBNP<300pg/mL 为排除急性心力衰竭的切点。BNP<35pg/mL，NT－proBNP<125pg/mL 时不支持慢性心力衰竭的诊断，但其敏感性和特异性低于急性心力衰竭。诊断急性心力衰竭时 NT－proBNP 水平应根据年龄和肾功能不全进行分层：50 岁以下的成人血浆 NT－proBNP>450pg/mL，50 岁以上的成人血浆 NT－proBNP>900pg/mL，75 岁以上的成人血浆 NT－proBNP>1800pg/mL，肾功能不全［肾小球滤过率（GFR）<60mL/min］时应 NT－proBNP>1200pg/mL。

2）评估病情严重程度和预后：利钠肽水平升高与慢性心力衰竭纽约心脏病学会（NYHA）心功能分级相关。急性心力衰竭患者 NT－proBNP>5000pg/mL 提示短期死亡率较高，NT－proBNP>1000pg/mL 提示长期死亡率高。

3）评价治疗效果：研究显示 BNP 指导治疗可以降低<75 岁患者的死亡率，降低中期（9～15 个月）心力衰竭患者住院风险。

（4）超声心动图可用于：

1）诊断心包、心肌或心脏瓣膜疾病。

2）定量分析：包括房室内径、心几何形状、心室壁厚度、室壁运动以及心包、心脏瓣膜疾病和血管结构，定量心脏瓣膜疾病狭窄、关闭不全程度，测量 LVEF，左心室舒张末期和收缩末期容量：LVEF 可反映左心室功能，初始评估心力衰竭或有可疑心力衰竭症状患者均应测量，不推荐常规反复测量，当临床情况发生变化、评估治疗效果、考虑器械治疗时，应重复测量。推荐采用改良 Simpson 法测量左心室容量及 LVEF。

3）区别舒张功能不全和收缩功能不全，二尖瓣环舒张早期心肌速度（e'）可用于评估心肌的松弛功能，E/e'比率则与左心室充盈压有关。左心室舒张功能降低的超声心动图参数包括 e'减少（平均 e'<9cm/s），E/e'比率增加（>15）、E/A 异常（>2 或<1）。发现左心室肥厚和左心房扩大也有助于诊断左心室舒张功能不全。

4）估测肺动脉压。

（5）实验室检查：心力衰竭评估常规包括全血细胞计数、尿液分析、血生化（钠、钾、钙、尿素氮、肌酐、转氨酶、胆红素、血清铁/总铁结合力）、空腹血糖（FPG）和糖化血红蛋白（HbA1c）、血脂谱及甲状腺功能。在病程发展中还需重复测定电解质、肾功能等。估算肾小球滤过率（eGFR）可用简化 MDRD 公式计算［eGFR＝186.3×（Scr）$^{-1.154}$×（年龄）$^{-0.203}$×（0.742 女性）］。在寻找心力衰竭的可能病因时，对某些患者应进行血色病、HIV 筛查，当疑有风湿性疾病、淀粉样变性、嗜铬细胞瘤时，应进行相关诊断性检查。建议家族性心肌病（即有 2 位及以上亲属符合特发性扩张型心肌病的诊断标准）患者行基因检测。

肌钙蛋白 T 和肌钙蛋白 I 是心肌细胞损伤的指标，可用于诊断心力衰竭的基础病因［如急性冠状动脉综合征（ACS）］，亦可对心力衰竭患者行进一步的危险分层。严重心力衰竭患者肌钙蛋白水平可能会升高，是由于心肌供氧和需氧之间的不平衡，心肌局部发生缺血损伤，肌钙蛋白水平升高的心力衰竭患者死亡风险增加。

（二）心力衰竭的特殊检查

只针对某些有特殊需要的心力衰竭患者，包括以下几方面：

1. 冠状动脉造影

适用于：

（1）有心绞痛、心肌梗死、心搏骤停史的患者。

（2）无创检查提示存在心肌缺血或有存活心肌。

2. 核素心室造影及核素心肌灌注和（或）代谢显像核素

心室造影可准确测定左心室容量、LVEF 及室壁运动。当超声心动图不能做出诊断时，可采用放射核素心室造影评估 LVEF。核素心肌灌注和（或）代谢显像可诊断心肌缺血和存活心肌，对鉴别扩张型心肌病或缺血性心肌病有一定帮助。新发心力衰竭的无症状冠心病患者，建议以核素心肌灌注和（或）代谢显像评估心肌活性和有无心肌缺血。合并冠心病的心力衰竭患者计划血运重建前建议行心肌活性评估。

3. 心脏磁共振（CMR）

当超声心动图检查不能做出诊断时，CMR 是最好的替代影像检查。疑诊心肌病、心脏肿瘤(或肿瘤累及心脏)或心包疾病时,CMR 有助于明确诊断,对复杂性先天性心脏病患者则是首选检查。CMR 还可用于评估心肌病变或瘢痕负荷,在检测心腔容量、心肌质量和室壁运动的准确性和可重复性方面被认为是"金标准"。

4. 负荷超声心动图运动或药物负荷试验

可检出心肌缺血及其程度,并分辨确定存活心肌。对于疑为射血分数正常的心力衰竭、静息舒张功能参数无结论的患者,也可采用舒张性心功能负荷试验,具有一定的辅助诊断价值。

5. 经食管超声心动图

适用于经胸超声心电图显示不清而 CMR 又不可用或有禁忌证时,还可用于检查左心耳血栓,有症状心力衰竭患者慎用。

6. 心肌活检

临床应用很少,主要用于诊断心肌炎性或浸润性病变,如心肌淀粉样变性、结节病、巨细胞性心肌炎。

7. 左心和右心导管

可测定左心室舒张末压、肺毛细血管楔压、心排血量、肺动脉压力、肺血管阻力、外周血管阻力、心内分流水平、分流量。

三、临床评估

临床评估目标是确定患者所处的心力衰竭发展阶段、心功能状态、严重程度、基础心血管疾病及其严重程度、并发症及其严重程度、既往治疗及疗效。恰当的评估是制订治疗方案的前提和基础,应贯穿于心力衰竭整个治疗过程中。

(一)心力衰竭的初始评估

(1)判断心脏病的性质及程度。

(2)判断心力衰竭的严重程度:NYHA 心功能分级(表 4—2)是常用的评估方法,反映运动能力和症状的严重程度。心力衰竭患者症状的严重程度与心室功能并不一致,但与预后明确相关,NYHA 心功能分级越高,死亡风险越高。但轻度症状的患者仍可能有较高的住院和死亡的绝对风险。

6 分钟步行试验用于客观评定患者的运动能力,简单、方便、安全,并量化患者的主诉,结果与预后相关。但不能区分运动能力受损的原因(如心脏、肺、骨科)。6 分钟步行距离<150m 为重度心力衰竭,150~450m 为中度心力衰竭,>450m 为轻度心力衰竭。

心肺运动试验可以量化运动能力,确定运动受限的原因是否为心源性,鉴别劳力性呼吸困难是呼吸系统疾病还是心力衰竭所致。心肺运动试验的结果是心力衰竭患者的预后指标,可用于指导心力衰竭患者康复,也可用于评估心脏移植患者的危险性分层。

表 4－2　NYHA 心功能分级

分级	标　准
Ⅰ级	活动不受限;日常体力活动不引起明显的气促、疲乏或心悸
Ⅱ级	活动轻度受限;休息时无症状,日常活动可引起明显的气促、疲乏或心悸
Ⅲ级	活动明显受限;休息时可无症状,轻于日常活动即引起显著的气促、疲乏或心悸
Ⅳ级	休息时也有症状,稍有体力活动症状即加重;任何体力活动均会引起不适;如无须静脉给药,可在室内或床边活动者为Ⅳa级,不能下床并需静脉给药支持者为Ⅳb级

注:NYHA:纽约心脏病学会

（3）判断液体潴留及其严重程度:对应用利尿剂治疗十分重要。短时间内体重增加是液体潴留的可靠指标。其他征象包括颈静脉充盈、肝颈静脉回流征阳性、肺部啰音、肝大、下肢和骶部水肿、胸腔积液和腹水。

（4）其他生理功能评价:

1)心脏不同步性:心力衰竭常并发心脏传导异常,导致房室、室间和(或)室内运动不同步,心脏不同步可严重影响左心室收缩功能。常使用心电图和超声心动图判断心脏不同步。QRS 间期(QRS 间期＞130mS)和 QRS 形态(左束支传导阻滞)是心脏再同步化治疗(CRT)的重要指征。

2)有创性血流动力学检查:主要用于严重威胁生命,对治疗反应差的泵衰竭患者,或需对呼吸困难、低血压、休克做出鉴别诊断的患者。

（二）心力衰竭评估治疗

1. 治疗效果的评估

进行综合性临床评价最重要,除临床症状及体征外,还可采用 NYHA 心功能分级、6 分钟步行试验、超声心动图、BNP/NT－proBNP。BNP/NT－proBNP 降幅≥30％提示治疗有效生活质量评分可采用普适性量表[如 36 条简明健康问卷(SF－36)]和疾病特异性量表[如明尼苏达心力衰竭生活质量量表(MLHFQ)和堪萨斯城心肌病患者生活质量量表(KCCQ)]。

2. 疾病进展的评估

包括:

（1）症状恶化(NYHA 心功能分级加重)。

（2）因心力衰竭加重需要增加药物剂量或增加新的药物。

（3）因心力衰竭或其他原因需住院治疗。

（4）死亡。死亡率尤其是全因死亡率是评估预后的主要指标,大型临床试验设计均以存活率评价患者治疗效果。

（三）预后的评定

以下临床因素提示心力衰竭患者预后差:LVEF 下降、NYHA 心功能分级恶化、低钠血症、运动峰耗氧量减少、贫血、心电图 12 导联 QRS 波增宽、慢性低血压、静息心动过速、肾功能不全、不能耐受常规治疗以及难治性容量超负荷。此外,心力衰竭患者住院期间 BNP/NT－PtoBNP 水平显著升高或居高不降或降幅＜30％,均预示再住院和死亡风险增加。

第二节　右心衰竭药物的选择和合理应用

右心衰竭的药物治疗包括优化右心室前后负荷、优化心肌收缩力及抗凝治疗、神经内分泌调节等。针对不同病因引起的右心衰竭,除针对病因治疗外,对症处理也不尽相同。

一、优化右心室前负荷

(一)利尿剂

右心衰竭可导致体循环液体潴留,加重患者心脏前负荷,影响胃肠道的吸收和消化功能。患者出现颈静脉充盈、下肢水肿、胸腔积液、腹水时,建议给予利尿剂,如醛固酮受体拮抗剂及袢利尿剂,但需注意利尿强度不宜过大,以防过度利尿导致心输出量降低、血压下降、冠状动脉及肾灌注减少。对于 COPD 所致右心衰竭患者,应注意避免使用强效利尿剂,以免出现代谢性碱中毒。使用利尿剂治疗期间必须密切监测患者血气、血电解质,防止体内电解质紊乱和酸碱失衡。

(二)扩容治疗

对于右心房压力不高的患者,在严密监测下扩容治疗可能有利。如中心静脉压无明显升高的右心室心肌梗死或肺栓塞患者,补液治疗可能有效,但过度补液可能扩张心肌,增加室壁张力,降低心肌收缩力,导致心输出量降低。所以补液治疗的时机及补液量均应以患者的血流动力学是否改善为衡量标准。

二、优化心肌收缩力

(1)洋地黄类药物:洋地黄类药物可以增强心肌收缩力,减慢心室率,心输出量＜4L/min 或心指数＜2.517(min·m²)是应用地高辛的首选指征。右心衰竭合并窦性心率＞100 次/分或心房颤动伴快速心室率也是应用地高辛的指征。缺氧和低血钾时易发生洋地黄中毒,COPD 患者应慎用洋地黄类药物。

(2)多巴酚丁胺和多巴胺是治疗重度右心衰竭的首选药物:多巴酚丁胺主要作用为增强心肌收缩力,增加心输出量,不影响心脏前负荷,大剂量时还有扩张血管作用,对心率影响小。小剂量多巴胺可以扩张肾动脉,改善肾血流量,增加尿量。中等剂量多巴胺可以发挥正性肌力作用,增强心肌收缩力,随剂量增加还可收缩动脉,升高血压,因此血压偏低患者首选多巴胺。两种药物的推荐起始剂量为 2μg/(kg·min),可逐渐加量至 8μg/(kg·min)左右。

(3)磷酸二酯酶抑制剂:文献报道米力农可改善继发于心肌梗死、扩张型心肌病及肺动脉瓣反流的右心衰竭患者的右心室射血分数,并且可降低肺动脉收缩末压力。氨力农也有多项关于降低肺动脉压力的报道。但目前对右心衰竭的治疗仍缺乏大规模临床研究证据。其优势在于用机制不依赖于β肾上腺素受体状态,如果合并使用β受体阻滞剂,可优先考虑米力农。

(4)去甲肾上腺素、异丙肾上腺素:可改善急性右心衰竭及循环衰竭患者的血流动力学。异丙肾上腺素是非选择性β受体激动剂,有正性肌力及正性变时作用,治疗剂量可增加心输出量。由于其肺血管扩张效应,在因肺血管阻力升高发生急性右心衰竭的心脏移植患者中,异丙肾上腺素是常用的正性肌力药。但突然停药会引起肺血管阻力反弹,故停药时需逐渐减量。

(5)左西孟旦:为钙离子增敏剂,通过结合于心肌细胞上的心肌肌钙蛋白C促进心肌收缩,还通过介导三磷腺苷(ATP)敏感的钾通道而发挥血管舒张作用和轻度抑制磷酸二酯酶的效应。其正性肌力作用独立于β肾上腺素能刺激,可用于正接受β受体阻滞剂治疗的患者。文献报道左西孟旦可以改善右心衰竭患者右心室收缩功能指数,但对肺动脉压及肺血管阻力改善不明显。目前对右心衰竭的治疗仍缺乏大规模临床研究证据。用法:首次剂量为 $12\mu g/kg$ 静脉注射(>10 分钟),继以 $0.1\mu g/(kg \cdot min)$ 静脉滴注,可酌情减半或加倍。对于收缩压$<100mmHg$的患者,不需负荷剂量,可直接使用维持剂量,防止发生低血压。应用时需监测血压和心电图,避免血压过低和心律失常的发生。

三、优化右心室后负荷

(一)硝酸酯类药物和硝普钠

通过扩张静脉和动脉而减轻心脏的前、后负荷,适用于左心收缩和(或)舒张功能不全导致的右心衰竭患者。使用均应由小剂量开始,逐渐加量。但对肺动脉高压导致的右心衰竭患者,这两类药物不能选择性地扩张肺动脉,反而因为降低主动脉及外周动脉血压而加重右心缺血缺氧,增加肺动脉阻力,加快患者死亡,应避免使用。

(二)奈西立肽(rh-BNP)

其主要药理作用为扩张静脉和动脉(包括冠状动脉),从而降低前、后负荷,故将其归类为血管扩张剂。实际上该药并非单纯的血管扩张剂,而是一种兼具多重作用的药物,有一定的促进钠排泄和利尿作用;还可抑制 RAAS 和交感神经系统。文献报道奈西立肽可显著降低肺动脉压及肺血管阻力。但鲜有关于右心衰竭治疗的相关研究报道。使用方法:先给予负荷剂量 $1.5\sim2\mu g/kg$ 缓慢静脉注射,继以 $0.01\mu g/(kg \cdot min)$ 静脉滴注;也可不用负荷剂量而直接静脉滴注。疗程一般为 3 天。

四、抗凝治疗

右心衰竭患者因体循环瘀血,血流缓慢,加之卧床,活动减少,易合并静脉血栓,甚至发生肺血栓栓塞症,因此需要抗凝治疗,使用低分子肝素或口服华法林或其他新型抗凝药物,如利伐沙班和达比加群,使用华法林时要定期监测 INR,建议 INR 衔寺在 1.5~2.5。

五、神经内分泌调节

对于全心衰竭患者,ACEI 能增加右心室射血分数,减少右心室舒张末容量,减轻右心室充盈压,β受体阻滞剂卡维地洛或比索洛尔、缓释美托洛尔能改善右心室功能。但对于动脉性肺动脉高压导致的右心衰竭,ACEI 不能增加患者运动耐量,不能改善其血流动力学指标,反而可能因动脉血压下降而使病情恶化。β受体阻滞剂亦会使动脉性肺动脉高压患者的运动耐量和血流动力学恶化。

六、7 种主要疾病导致的右心衰竭的药物治疗

（一）肺动脉高压伴右心衰竭

1. 动脉性肺动脉高压的治疗

首先治疗引起肺动脉高压的基础疾病或相关性疾病,如先天性心脏病、结缔组织病等。其次降低肺动脉压力和肺血管阻力,最大限度地减少右心衰竭的发生和死亡的危险性。2015 年欧洲肺动脉高压诊疗指南列举的目前主要治疗肺动脉高压的药物见表 4—3。

目前国内获得批准临床应用的肺动脉高压靶向治疗药物包括内皮素受体拮抗剂波生坦、安立生坦、伊洛前列素、贝前列素,而 5 型磷酸二酯酶抑制剂(西地那非、伐地那非、他达那非)在国内尚未批准用于治疗肺动脉高压,但国内的多项关于 5 型磷酸二酯酶抑制剂在国人肺动脉高压患者中进行的随机对研究验均获得了较好的结果(表 4—4)。

2. 右心衰竭的治疗

动脉性肺动脉高压所致右心衰竭的药物治疗需注意以下几方面:

(1)对于液体潴留的患者应限制盐的摄入和合理使用利尿剂:利尿宜缓,通常由小剂量开始,如呋塞米每日 20mg 或托拉塞米一次 10～20mg,氢氯噻嗪一次 25～50mg,并逐渐增加剂量直至尿量增加,体重每日减轻 0.5kg 左右,直至体重恢复正常后维持,利尿剂低剂量联合应用,其疗效优于单一大剂量,且不良反应更少。应注意避免发生电解质紊乱和低血压。

(2)对于利尿效果不佳的患者,可以考虑短期应用正性肌力药,推荐多巴酚丁胺·min),或给予磷酸二酯酶抑制剂米力农,负荷剂量为 25～50μg/kg,继以 0.25～0.75μg/(kg·min)。

(3)由于动脉性肺动脉高压所致重度右心衰竭时室间隔明显左移,导致左心室变小,左心室舒张末容量明显减少,心排血量降低,此时应避免应用非选择性血管扩张剂如硝普钠、硝酸酯类、肼苯达嗪、酚妥拉明,以免心排血量进一步减少,加重病情。

(4)选择性肺血管扩张剂的应用:肺动脉高压的靶向治疗药物可以降低肺动脉压力和肺血管阻力,提高心排血量,但这些药物对动脉性肺动脉高压所致右心衰竭的治疗效果尚缺乏大样本临床试验评估。

表 4-3　肺动脉高压治疗药物

药物		推荐类别及证据水平					
		WHO 心功能Ⅱ级		WHO 心功能Ⅲ级		WHO 心功能Ⅳ级	
钙通道阻滞剂		Ⅰ	C	Ⅰ	C	—	—
内皮素受体拮抗剂	安立生坦	Ⅰ	A	Ⅰ	A	Ⅱb	C
	波生坦	Ⅰ	A	Ⅰ	A	Ⅱb	C
	马西替坦	Ⅰ	B	Ⅰ	B	Ⅱb	C
5 型磷酸二酯酶抑制剂	西地那非	Ⅰ	A	Ⅰ	A	Ⅱb	C
	他达那非	Ⅰ	B	Ⅰ	B	Ⅱb	C
	伐地那非	Ⅱb	B	Ⅱb	B	Ⅱb	C
鸟苷酸环化酶激动剂	利奥西呱	Ⅰ	B	Ⅰ	B	Ⅱb	C
前列环素类似物	伊前列醇　静脉注射	—	—	Ⅰ	A	Ⅰ	A
	伊洛前列素　吸入	—	—	Ⅰ	B	Ⅱb	C
	静脉注射	—	—	Ⅱa	C	Ⅱb	C
	曲前列环素　皮下注射	—	—	Ⅰ	B	Ⅱb	C
	吸入	—	—	Ⅰ	B	Ⅱb	C
	静脉注射	—	—	Ⅱb	C	Ⅱb	C
	口服	—	—	Ⅱb	B		
	贝前列素	—	—	Ⅱb	B	—	—
前列环素受体激动剂	Selexipag（口服）	Ⅰ	B	Ⅰ	B	—	—

表 4-4　常用肺动脉高压靶向药物用法及不良反应

肺动脉高压靶向药物	用法	主要不良反应
前列环素类		
伊洛前列素	一次 2.5～5μg，每日 6～9 次，吸入	头痛、面部潮红、低血压
贝前列素	20～40μg，每日 3～4 次，口服	头痛、面部潮红
内皮素受体拮抗剂		
安立生坦	5mg，每日 1 次，口服	轻度肝功能异常
波生坦	62.5～125mg，每日 2 次，口服	肝功能异常、头痛、水肿

续表

肺动脉高压靶向药物	用法	主要不良反应
5 型磷酸二酯酶抑制剂		
西地那非	5～20μg，每日 3 次，口服	头痛、面部潮红，月经增多等
伐地那非	5mg，每日 2 次，口服	头痛、面部潮红，肌肉酸痛等
他达那非	20～40mg，每日 1 次，口服	头痛、面部潮红，肌肉酸痛等

(二)急性肺血栓栓塞症

急性肺血栓栓塞症的病情程度不同,临床表现各异。轻者可无任何症状,重者表现为突发呼吸困难、胸痛、晕厥、咯血等,可发生急性右心衰竭,甚至猝死。高危肺血栓栓塞症所致急性右心衰竭和低心排血量是死亡的主要原因,因此呼吸和循环支持治疗尤其重要。主要治疗包括:

(1)循环支持治疗:急性肺血栓栓塞症伴心源性休克患者推荐使用缩血管药物肾上腺素,起始剂量为根据血压调整剂量,伴低心排血量而血压正常患者可使用多巴酚丁胺[2～5μg/(kg·min)]和多巴胺[2～5μg/(kg·min)]。

(2)溶栓和(或)抗凝治疗:心源性休克和(或)持续低血压的高危肺血栓栓塞症患者,如无绝对禁忌证,首选溶栓治疗,常用尿激酶或重组人组织型纤溶酶原激活剂(rt—PA)(参见相关指南),溶栓后继续使用肝素抗凝治疗,应用普通肝素时需要检测活化部分凝血活酶时间(APTT),也可应用低分子量肝素或磺达肝癸钠,不需监测APTT。

(3)对于急性肺血栓栓塞症伴心源性休克患者不推荐大量补液,如患者低心排血量伴血压正常时可谨慎补液。

(三)COPD 治疗范围

(1)积极治疗原发病。

(2)改善右心功能的治疗:

1)利尿剂:有肝大、尿少、下肢水肿等情况,可适当使用利尿剂。使用原则为缓利、间歇、小量、联合、交替使用。

2)强心剂:COPD 合并右心衰竭的患者,洋地黄类药物的有效剂量与中毒剂量非常接近,易发生心律失常和其他不良反应,故仅在积极抗感染和利尿治疗的基础上才考虑,使用原则为选择快速起效半衰期短的药物,由小剂量开始。

3)正性肌力药:多巴胺、多巴酚丁胺和米力农具有一定正性肌力作用,可改善右心功能。

4)血管扩张剂:硝普钠等血管扩张剂可减轻心脏前、后负荷,对部分顽固性右心衰竭患者有一定效果。但血管扩张剂在引起肺血管扩张、肺动脉压力下降的同时,使肺血流增加,因此在使用硝普钠等血管扩张剂时,应加大吸氧流量以克服血氧分压下降。

5)合理的抗凝治疗:对于 COPD 所致右心衰竭,抗凝治疗可控制疾病、改善预后,可使用普通肝素或低分子量肝素,7~10 天为一疗程。

（四）左心衰竭合并右心衰竭

左心衰竭合并右心衰竭大多为慢性病程,即先出现左心衰竭,随后出现右心衰竭。同时表现为左心衰竭的症状,如呼吸困难、端坐呼吸等,以及右心衰竭的症状,如乏力、食欲缺乏、肝大、胸腔积液、腹水和外周水肿等。应注意在右心衰竭加重时,呼吸困难会减轻,且血压易偏低。左心衰竭合并右心衰竭急性期的治疗以挽救生命为主。稳定期的治疗则侧重于防止发生心律失常、康复和提高生活质量。这部分患者常伴较严重的水肿,但有效循环血容量不足,过度利尿、扩血管可能造成低血压。稳定期患者应根据血压和心率适当选用 ACEI/ARB、β 受体阻滞剂和醛固酮受体拮抗剂。左西孟旦除能提高心肌收缩力、舒张血管,降低血压外,还能够扩张肺血管,降低肺动脉压,改善右心功能,文献报道该药用于治疗肺动脉高压导致的右心衰竭,对此类患者有着较好的应用前景,但缺少充分的临床证据。降低肺动脉高压的靶向药物如 5 型磷酸二酯酶抑制剂、内皮素受体拮抗剂和类前列环素,目前缺乏大规模临床研究证据证实其对左心疾病导致的肺动脉高压及右心衰竭的有效性,并且这些药物引起的肺动脉压的急剧变化是否能为患者带来益处尚不明确。几项小规模临床研究提示 5 型磷酸二酯酶抑制剂西地那非可能对这类患者有益,但缺少充分的临床证据,仅适用于平均动脉压(MAP)＞25mmHg,肺动脉舒张压—肺毛细血管楔压(PCWP)＞5mmHg 的反应性肺动脉高压患者。

（五）右心瓣膜病

常见引起右心衰竭的右心瓣膜病为二尖瓣关闭不全、肺动脉瓣关闭不全和肺动脉瓣狭窄,绝大部分是由于各种原因的肺动脉高压所致。其他引起二尖瓣关闭不全的病因包括感染性心内膜炎、Ebstein 畸形和三尖瓣脱垂等。右心瓣膜病导致右心衰竭的治疗遵循右心衰竭的一般治疗原则,但需防止过度利尿造成心排血量减少。器质性瓣膜疾病应遵循相关指南给予外科或介入治疗。

（六）急性右心室心肌梗死

主要由右冠状动脉闭塞(约占 85％)和左冠状动脉优势型的回旋支闭塞(约占10％)所致,前降支极少成为罪犯血管。急性右心室心肌梗死所致急性右心衰竭应积极治疗冠状动脉心脏病,包括冠状动脉血运重建,并遵循下述原则。

(1)慎用或避免使用利尿剂和血管扩张剂,以避免进一步降低右心室充盈压,除非合并急性左心衰竭。

(2)优化右心室前、后负荷:在无左心衰竭、肺水肿征象的情况下,首选扩容治疗。快速补液直至右房压升高而心输出量不增加或 PCWP≥18mmHg 时,停止补液。若无 Swan—Ganz 导管监测条件,可在严密观察下试验性快速补液,每次 200~300mL,依靠血压、心率、周围灌注、肺部啰音作为治疗的判断指标。经扩容治疗后仍有低血压者,建议使用正性肌力药如多巴酚丁胺、多巴胺、米力农和左西孟旦。

（七）心肌病

心肌病是累及心肌并导致心脏机械和(或)电活动功能障碍的一类心肌疾病。常见可累及右心系统并导致右心衰竭的心肌病主要包括致心律失常性右心室心肌病或致心律失常性右心室发育不良和限制性心肌病。心律失常性右心室心肌病或心律失常性右心室发育不良的病理特征是右心室(有时包括左心室)心肌被脂肪/纤维脂肪所取代,临床表现主要为右心室扩张、右心衰竭、室性快速性心律失常或晕厥。首要治疗目的是预防猝死,ICD是预防猝死的重要手段。胺碘酮、索他洛尔仍可作为抗心律失常的辅助治疗,但远期治疗效果不佳。

第三节　射血分数保留性心力衰竭药物选择与合理应用

HF－PEF 的治疗需依据急性失代偿期和慢性稳定斯病情的不同特点,合理选择治疗药物。急性失代偿期的 HF－PEF 患者常有明显的水钠潴留表现,如肺淤血水肿、体循环淤血水肿等,严重者还出现血压下降,甚至心源性休克,部分患者发生致命性心律失常,导致心搏骤停,此时的治疗重点为稳定血流动力学、消除水钠潴留及其相关表现,缓解症状,防止发生严重并发症如呼吸衰竭、肾功能不全、肝功能不全、致命性心律失常等。急性症状缓解后,在有效去除病因和诱因的情况下,部分患者不再发生心力衰竭,即痊愈。而大部分患者的病因不能彻底去除,或心脏结构和功能的异常不能完全纠正,此时则转为慢性稳定期的 HF－PEF,患者的运动耐量降低,并有发生猝死和血栓栓塞的危险,在某些诱因的作用下还会再次急性加重。因此慢性 HF－PEF 的治疗在于控制病因、预防急性加重、猝死、血栓栓塞等并发症,从而改善患者的生活质量和预后。

一、HF－PEF 急性失代偿期的治疗

(1)少数病情严重的 HF－PEF 患者表现为低血压(收缩压＜90mmHg),甚至心源性休克,死亡率高。此时的治疗首先应用升压药物,保持收缩压＞90mmHg,以稳定血动力学,保护心、脑、肾等重要器官的血流灌注。主要药物包括多巴胺、去甲肾上腺素、肾上腺素,用法同其他类型的心源性休克。在血压突然下降的紧急情况下,可静脉注射多巴胺 3～5mg,并继以 2～5μg/(kg·min)静脉泵入;若血压逐渐下降,可不必静脉注射多巴胺,而以静脉泵入起始剂量开始,并依据血压监测情况调整多巴胺剂量;在单用较大剂量多巴胺收缩压仍不能稳定于＞90mmHg 时,可加用去甲肾上腺素或肾上腺素。

(2)利尿剂的应用:大多数 HF－PEF 患者均伴不同程度的肺淤血水肿,或同时伴体循环淤血水肿,严重者伴Ⅰ型或Ⅱ型呼吸衰竭。此时需静脉应用袢利尿剂,如呋塞米、布美他尼和托拉塞米,以消除肺部淤血水肿并改善呼吸功能。首次剂量一般为呋塞米 40mg、布美他尼 1mg、托拉塞米 20mg 静脉注射,根据 1 小时尿量调整随后的用量。若利尿效果不佳,呋塞米在首次剂量 40mg 后每小时可再次静脉注射 80mg,或以每小时 40～60mg 持续静脉泵入,直至利尿效果满意,每日最大累计用量可达1g。需注意纠正并存的可能影响利尿效果的异常情况,如低钠血症、低白蛋白血症、严重贫血、严重低氧血症、代谢性酸中毒等,同时注意监测和避免利尿剂的不良反应,

如电解质紊乱、低血容量和低血压等。在上述利尿剂效果不佳时，若患者血压不低（收缩压≥100mmHg），可加用基因重组人脑利钠肽（rh－BNP），以 0.01pg/(kg·min)静脉泵入，泵入前可予负荷剂量 1.5～15μg/kg 缓慢静脉注射；若患者合并低钠血症，可口服托伐普坦 7.5～15mg，常可表现出较好的利尿效果。病情缓解后改用口服利尿剂。

（3）血管扩张剂的应用：75％以上的急性 HF－PEF 患者合并高血压，血压常＞140/90mmHg，需静脉应用血管扩张剂，如硝普钠、硝酸甘油、rh－BNP 等，以降低血压，减轻心脏前后负荷，改善心功能，缓解临床症状。硝普钠通常以起始剂量 0.3μg/(kg·min)静脉泵入，根据血压情况，每 5～10 分钟可递增剂量 5～10μg，最大剂量可增至 10μg/(kg·min)。硝酸甘油静脉泵入起始剂量为 5～10μg/min，每 5～10 分钟递增 5～10μg，最大剂量为 200μg/min；rh－BNP 用法同上。病情缓解后口服 ACEI、ARB 或长效 CCB 等。

（4）快速心室率的心房颤动的治疗：快速心室率的心房颤动是 HF－PEF 急性失代偿的常见诱因，此时尽快控制过快的心室率或转复窦性心律是有效缓解病情的重要环节。在血压不低的患者中，可应用药物如盐酸艾司洛尔、地尔硫草、维拉帕米、去乙酰毛花苷等静脉注射和泵入。盐酸艾司洛尔负荷剂量为 0.5mg/kg，维持剂量由 0.05mg/(kg·min)开始，逐渐加量至 0.2mg/(kg·min)；地尔硫草 10mg 静脉注射 3 分钟，继以 1～5fig/(kg·min)静脉泵入；维拉帕米首次剂量为 5～10mg，稀释后缓慢静脉注射 2 分钟以上，15～30 分钟后可再次给予 5～10mg；去乙酰毛花苷首次剂量为 0.2～0.4mg 缓慢静脉注射 10 分钟，以后每 2～4 小时可再次给予 0.2～0.4mg，24 小时总量为 1～1.2mg。在血压偏低的患者中，可首选去乙酰毛花苷 0.2～0.4mg 缓慢静脉注射 10 分钟，因去乙酰毛花苷减慢心室率而不降低血压。若为阵发性心房颤动，在心室率过快导致血压降低伴血流动力学不稳定时，可在应用低分子肝素预防血栓的情况下急诊直流电复律。

（5）针对急性 HF－PEF 病因的治疗：高血压和冠心病心肌缺血是 HF－PEF 急性发作和加重的最常见病因。若合并高血压，则静脉应用血管扩张剂（如硝普钠）以有效控制血压。如有冠心病心肌缺血，需口服阿司匹林、氯吡格雷，皮下注射低分子肝素，静脉滴注硝酸甘油等，应用 CCB 防止冠状动脉痉挛，应用 β 受体阻滞剂减慢心率，缓解心肌缺血。

（6）其他治疗：急性肺水肿伴明显紧张和焦虑，可静脉注射吗啡 3～5mg 缓解症状。合并持续性室性心动过速时，可用胺碘酮 150mg 缓慢静脉注射 10 分钟，随后的 6 小时内以 1mg/min 的速度静脉泵入。注意预防和纠正电解质紊乱及酸碱平衡失调。由于 HF－PEF 患者的左心室收缩功能未下降，因此无正性肌力药的应用指征。

二、HF－PEF 慢性稳定期的治疗

（1）口服维持剂量的利尿剂，如氢氯噻嗪或呋塞米 20～40mg/d 或布美他尼 0.5～1mg/d 或托拉塞米 10～20mg/d，防止水钠潴留再次发生和心力衰竭急性加重。

（2）对于合并高血压者，需良好控制血压。可选择 ACEI、ARB、长效 CCB、β 受体

阻滞剂等,依据患者的具体病情和对治疗的反应而定。由于高血压是 HF－PEF 的最常见病因,ACE17ARB 作为高血压的主要治疗药物,在有效控制血压的同时,可更好地预防和逆转左心室肥厚,预防心房颤动发作和保护肾功能,无禁忌证时应优先应用。

(3)对于合并冠心病者,口服阿司匹林、硝酸酯类药物、CCB、β受体阻滞剂、他汀类药物等,及时行冠状动脉造影以了解冠状动脉病变情况,在可行的情况下选择介入或冠状动脉旁路移植术等血运重建治疗,防止心肌缺血发作及其诱发的 HF－PEF 急性加重。

(4)合并心房颤动的治疗:对于持续性心房颤动,若心室率过快(如＞90 次/分)易诱发急性失代偿心力衰竭,此时需长期口服下列药物控制心室率,如地尔硫草、维拉帕米、β受体阻滞剂、地高辛等。对于阵发性心房颤动,若频繁发作,可口服胺碘酮、普罗帕酮等预防心房颤动发作,发作时也可静脉应用胺碘酮、普罗帕酮等终止发作。不论持续性心房颤动或阵发性心房颤动,均需口服抗凝药物以预防血栓和栓塞,目前仍主要应用华法林,维持国际标准化比值(INR)为 2～3。不能定期监测 INR 的患者,可选择新型口服抗凝药物,如达比加群、利伐沙班等。若均无上述抗凝药物,应用阿司匹林也有一定预防血栓的作用。

HF－PEF 代表左心室收缩功能正常或轻度降低,而左心室舒张功能显著降低的一类心力衰竭。由于 HF－PEF 患者心脏扩大不明显,LVEF 正常,在心力衰竭早期或慢性期易被忽略,但 HF－PEF 随时有急性加重而出现急性肺水肿甚至心源性休克的危险。急性失代偿期的治疗主要为稳定血流动力学,消除急性肺水肿,纠正呼吸衰竭、肝功能异常和肾功能不全,保持内环境稳定等,由于患者左心室收缩功能正常,正性肌力药并无应用指征。在急性症状缓解后的慢性稳定期,积极的病因治疗是防止再次发生急性心力衰竭的根本措施。在病因获得良好控制的情况下,如冠心病患者的完全血运重建和高血压的良好控制,此类患者的心力衰竭可获治愈,此后不再发生急性心力衰竭。若病因不能彻底治愈,如不能进行血运重建的冠心病患者,则需长期进行控制病因的治疗和服用适当剂量的利尿剂,此时虽然 ACEI/ARB,β受体阻滞剂不能取得改善预后的效果,但对控制高血压等病因、预防早期心室重构进展仍然有益。

第四节　终末期心力衰竭药物选择与合理应用

一、限水、限钠

限制总液体摄入量每天为 1.5～2.0L,有助于减轻心力衰竭症状和充血,重度心力衰竭合并严重低钠血症(血清钠＜130mmol/L)患者应更强调限制水的摄入量。同时,中、重度心力衰竭患者应限制每日钠摄入量＜2.0g(1g 钠相当于 2.5g 氯化钠),但注意使用强效利尿剂的患者,尿量较多时适当限钠,以避免发生低钠血症。

二、利尿剂

利尿剂是唯一能够充分控制和有效消除液体潴留的药物,是心力衰竭标准治疗中必不可少的组成部分,恰当使用利尿剂是改善血流动力学异常、减轻心力衰竭症状的基石。指南推荐,有液体潴留证据的所有心力衰竭患者均应给予利尿剂,并根据液体潴留情况随时调整剂量。每日体重变化是最可靠的监测利尿剂效果和调整利尿剂剂量的指标。

常用利尿剂包括袢利尿剂和噻嗪类利尿剂。首选袢利尿剂,如呋塞米、托拉塞米或布美他尼,特别适用于有明显液体潴留的患者。在药理学特点上,呋塞米的剂量与效应呈线性关系。但临床推荐使用剂量为160mg/d(中国心力衰竭诊断和治疗指南2014)。噻嗪类利尿剂仅适用于有轻度液体潴留、伴高血压而肾功能正常的心力衰竭患者。氢氯噻嗪100mg/d已达到最大效应(剂量—效应曲线已达平台期),再增量也无效。

终末期心力衰竭患者常合并低钠血症,抗利尿剂激素(又称精氨酸血管加压素)异常分泌是其重要机制之一。新型利尿剂托伐普坦是血管加压素 V_2 受体拮抗剂,具有只排水不利钠的作用,推荐用于充血性心力衰竭、常规利尿剂治疗效果不佳的顽固性水肿、有低钠血症或有肾功能损害倾向的患者,可显著改善充血相关症状,目前的证据未发现该药有严重短期和长期不良反应。

利尿剂不良反应:电解质丢失如低钾血症、低镁血症、低钠血症、激活神经内分泌系统、低血压和氮质血症。低钾、低镁血症可诱发心律失常,低钠血症时应注意区分缺钠性低钠血症和稀释性低钠血症。出现低血压和肾功能化,应区分是利尿剂不良反应,还是心力衰竭恶化或低血容量的表现。

利尿剂抵抗:心力衰竭进展和恶化时常需加大利尿剂剂量,最终增加剂量也无反应,即出现了利尿剂抵抗。处理方法见前文所述。

三、正性肌力药

适用于低心排血量综合征,如伴症状性低血压(收缩压≤85mmHg)或心输出量降低伴循环淤血患者,可缓解组织低灌注所致的症状,保证重要脏器的血液供应。

常见的静脉正性肌力药有3类:β肾上腺素能激动剂(如多巴胺、多巴酚丁胺),磷酸二酯酶抑制剂(如米力农),钙离子增敏剂(如左西孟旦)(表4—5)。

表4—5 心力衰竭患者常用静脉正性肌力药及其用法

药物	用法
β肾上腺素能激动剂	
多巴胺	小剂量[$<2\mu g/(kg \cdot min)$]:激动多巴胺受体,扩张肾血管,利尿作用
	中剂量[$2\sim10\mu g/(kg \cdot min)$]:激动心脏 β_1 受体,正性肌力作用
	大剂量[$>10\mu g/(kg \cdot min)$]:激动外周血管 α 受体,收缩血管,升压作用
	由小剂量[$1\sim2\mu g/(kg \cdot min)$]起始,根据病情逐步调节,最大剂量为 $20\mu g(kg \cdot min)$
多巴酚丁胺	$2.5\sim10\mu g/(kg \cdot min)$静脉滴注,一般持续用药时间为3～7天

续表

药物	用　　法
磷酸二酯酶抑制剂	
米力农	首次剂量 $25\sim75\mu g/kg$ 静脉注射(>10 分钟),继以 $0.250\sim0.750\mu g/$(kg·min)静脉滴注,一般用药时间为 $3\sim5$ 天
钙离子增敏剂	
左西孟旦	首次剂量 $6\sim24\mu g/kg$ 静脉注射(>10 分钟),继以 $0.05\sim0.2\mu g/$(kg·min)静脉滴注 24 小时

（一）多巴胺

小剂量[$<2\mu g/$(kg·min)]主要兴奋肾血管、肠系膜血管等的多巴胺受体,扩张血管,尤其是扩张肾脏入球小动脉,使肾血流量增加,发挥利尿作用;中等剂量[$2\sim10\mu g/$(kg·min)]直接兴奋心脏的 β 受体,增强心脏收缩力,发挥正性肌力作用;大剂量[$>10\mu g/$(kg·min)]激动外周血管 α 受体,收缩血管,增加外周阻力,主要具有升压作用。用法:小剂量(kg·min)起始,根据病情逐步调节,最大剂量为 $20\mu g/$(kg·min)。

（二）多巴酚丁胺

短期应用可以增加心输出量,改善外周组织灌注,有助于缓解心力衰竭症状;对于重症心力衰竭患者,连续静脉应用时间过长增加死亡率。用法:$2.5\sim10\mu g/$(kg·min)静脉滴注,一般持续用药时间为 $3\sim7$ 天。使用时监测血压,常见不良反应包括心律失常、心动过速。正在使用 β 受体阻滞剂的患者不推荐使用多巴胺和多巴酚丁胺。

（三）米力农

首剂 $25\sim75\mu g/kg$ 静脉注射(>10 分钟),继以 $0.250\sim0.750\mu g/$(kg·min)静脉滴注。常见不良反应包括低血压和心律失常,OPTIME－CHF 研究表明米力农可能增加不良反应事件和病死率。

（四）左西孟旦

是一种钙离子增敏剂,通过结合心肌细胞上的 TnC 促进心肌收缩,通过介导 ATP 敏感的钾通道而发挥血管舒张作用,因此具有强心、扩血管双重作用。其正性肌力作用独立于 β 肾上腺素能刺激,可用于正接受 β 受体阻滞剂治疗的患者。该药在缓解临床症状、改善预后等方面不劣于多巴酚丁胺,可使心力衰竭患者的 BNP 水平明显下降。用法:首次剂量为 $6\sim24\mu g/kg$ 静脉注射(>10 分钟),继以 $0.05\sim0.20\mu g/$(kg·min)静脉滴注 24 小时。收缩压$<100mmHg$ 患者不需负荷剂量,直接使用维持剂量,防止发生低血压。用药期间注意监测患者血压和心电图,避免发生低血压和心律失常。

总之,短期静脉应用正性肌力药可即刻改善患者的血流动力学状态以及心力衰竭症状,也可能促发一些不良的病理生理反应,临床试验证明长期使用正性肌力药可增加心力衰竭死亡率。因此,正性肌力药应在血压降低伴低心输出量或低灌注时尽早使用,当器官灌注恢复或(和)循环淤血减轻时尽快停用,用药期间应持续监测心电及血压。

四、血管扩张剂

此类药物可以降低左/右心室充盈压和全身血管阻力,降低收缩压,从而减轻心脏负担。但目前尚无证据表明血管扩张剂可以改善患者预后。收缩压是评估此类药物是否适宜使用的重要指标。收缩压>110mmHg 的患者可安全使用,收缩压为 90～110mmHg 应慎用,收缩压<90mmHg 时禁用。

常用的血管扩张剂包括硝酸酯类药物(如硝酸甘油)、硝普钠以及 rh－BNP 等(表 4－6)。

(1)硝酸酯类药物:在不减少每搏输出量和不增加心肌耗氧量的情况下能减轻肺淤血,特别适用于 ACS 伴心力衰竭患者。用法:

1)硝酸甘油:静脉滴注,起始剂量为 5～10μg/min,每 5～10 分钟增加 5～10μg/min,最大剂量一般 200μg/min。

2)硝酸异山梨酯:静脉滴注剂量为 5～10mg/h,根据症状、血压水平调整剂量(有效治疗剂量:症状控制、血压正常患者动脉收缩压降低 10mmHg 或高血压患者降低 30mmHg)。一般不推荐连续静脉滴注超过 48 小时,避免产生耐药。该药的特点是较小剂量时主要改善冠状动脉血流,大剂量时则扩张全身血管,改善患者全身血流动力学异常状态,低血压患者应用时需谨慎。

(2)硝普钠:适用于急性左心衰竭、原有后负荷增加以及伴肺淤血或肺水肿的心力衰竭患者。用法:静脉滴注,起始剂量为 10μg/min,每 5～10 分钟增加 10 网直至达到所需治疗效果,最大剂量 200～300μg/min。硝普钠降压作用强,应用过程中需密切监测患者的血压,根据血压水平调整合适的维持剂量。疗程一般不推荐超过 72 小时。应用时需注意避光,用棕色容器或输液管输注,配好的溶液放置不要超过 24 小时。老年人大剂量、长时间应用时易产生精神症状。要注意避免氰酸盐中毒。

表 4－6 心力衰竭患者常用静脉血管扩张剂及其剂量

药物	起始剂量	递增剂量	最大剂量	疗程
硝酸甘油	5～10μg/min	每 5～10 分钟增加 5～10μg/min	100～200μg/min	48 小时
硝普钠	0.25μg/(kg·min)	每 5～10 分钟增加 0.5μg/(kg·min)	10μg/(kg·min)	72 小时
rh－BNP (新活素)	负荷剂量:1.5～2.0μg/kg 缓慢静脉注射		维持剂量:0.01～0.02μg/(kg·min) 静脉滴注	72 小时

(3)rh－BNP 主要药理作用是扩张静脉和动脉(包括冠状动脉),降低心脏前、后负荷;促进钠排泄和良好的利尿作用;降低 PCWP 和肺动脉压,改善血流动力学,缓解患者呼吸困难的症状。目前尚未证据表明该药可以改善患者预后,对肾功能也无

不良影响,推荐用于急性失代偿性心力衰竭患者。用法:负荷剂量为 $1.5\sim2.0\mu g/kg$ 缓慢静脉注射,继以 $0.01\mu g/(kg\cdot min)$ 静脉滴注,血压偏低患者也可不用负荷剂量而直接静脉滴注,疗程一般为 3 天。

(4)重组人松弛素-2:是一种新型血管活性肽激素具有扩张血管、减轻心脏负荷、增加心输出量及肾血流量等多种生物学和血流动力学效应。RELAX-AHF 研究表明:静脉滴注该药 48 小时[速度为 $30\mu g/(kg\cdot h)$]治疗急性心力衰竭。已有证据表明:该药可以缓解患者呼吸困难症状,降低心力衰竭恶化病死率,耐受性和安全性良好,对心力衰竭再住院率无影响。更多的相关研究正在进行中。

需注意下列情况应慎用或禁用血管扩张剂:收缩压<90mmHg,或持续低血压伴症状,尤其肾功能不全患者,应避免重要脏器灌注减少;严重阻塞性心脏瓣膜病,如主动脉瓣狭窄或肥厚型梗阻性心肌病,可能出现显著低血压;二尖瓣狭窄患者也不宜使用,可能造成心输出量明显降低。

综上所述,D 阶段心力衰竭患者经去除诱因、调整生活方式(限水、限钠)及优化抗心力衰竭药物治疗措施,若仍不能控制症状或病情持续恶化,则需考虑采用非药物治疗措施。如严重水肿,利尿剂效果不佳,则可以采用超滤疗法;如同时伴肾衰竭,肌酐水平明显升高,可采取透析模式的超滤治疗,对于终末期患者的顽固性水肿合并或不合并肾衰竭具有积极的治疗效果。注意:在治疗过程中,为保持血流动力学相对稳定,多采用持续、小脱水量的方法。如发生严重泵衰竭,甚至心源性休克,则可选择应用机械循环支持,常用主动脉内球囊反搏(IABP),主要用于缺血性心力衰竭、心源性休克患者,已取得较好的效果。然而,也有研究表明较常规方法,IABP 并未显示出优势。体外膜肺氧合是一种比较方便的辅助方式,对全心衰竭,特别是右心衰竭为主的患者更加适用,能够减轻肺循环的负担,同时增加体循环的前向血流,达到维持循环的目的。其他左心室辅助装置,如 Heart Mate Ⅱ,Heart Ware 等左心阶段性辅助装置,以及一些经皮辅助装置(Impella 2.5 或 5.0 等短期辅助装置)。更多的 D 阶段患者如有适应证,将进入等待心脏移植的队列(具体见相关章节)。

第五章 老年常见病家庭用药

第一节 老年缓慢性心律失常家庭用药

一、病态窦房结综合征用药

病态窦房结综合征是窦房结及周围组织病变造成起搏和（或）冲动传出障碍，从而产生窦性心动过缓等多种心律失常，导致心、脑、肾器官供血不足引起的一系列临床表现的综合征。其发生率约为3/5000，任何年龄均可发病，呈30—50岁和60—80岁两个分布高峰，以老年人多见，男女发病率大致相等。

（一）发生机制

目前病因还不十分清楚，根据大量尸体解剖资料表明心脏传导系统原因不明退行性变为病态窦房结综合征的最常见病因。纤维化退行性变常发生在心肌间质、瓣膜、窦房结中，心外膜下脂肪可侵入窦房结内，均造成窦房结内起搏细胞（β细胞）数量减少，窦房结体积缩小，呈一定程度的萎缩，上述改变使窦性心率随年龄增长而减慢，最终发生老年退行性病态窦房结综合征。在冠状动脉粥样硬化性心脏病、心肌炎、风湿性心脏病时，窦房结发生缺血、炎症或纤维性病变等时，也会破坏窦房结内的起搏细胞，窦房结的功能随之下降，导致心率减慢，可慢至每分钟30～40次。有时病变不仅限于窦房结，也可影响心房、房室结及心室的传导系统，造成全传导系统病变。合并房室交界区逸搏功能障碍的，这种窦房结和房室结的病变临床上称为双结病变；如同时累及左、右束支的称为全传导系统病变。此外，其他原因还包括：

（1）全身免疫性疾病，如风湿性疾病、系统性红斑狼疮、结节性多动脉炎、硬皮病。

（2）先天性发育异常，家族性疾病。

（3）全身性其他疾病，如甲状腺、垂体疾病，进行性肌萎缩，遗传性共济失调。

（4）损伤，如手术、介入、纵隔放射治疗。

发生机制：

（1）β细胞自律性降低或丧失自律性。

（2）窦房交界区传导障碍，引起不同程度的窦房传导阻滞。

（3）Watt等通过动物实验提出了病态窦房结综合征是腺苷介导性疾病，他认为其生物化学机制可能与腺苷受体数量变化、受体敏感性增强或腺苷异常缓慢分解有关。

（二）临床诊断

1. 临床表现

本病可见于任何年龄，以老年人多见。起病隐匿，发展缓慢，病程可长达数年或数十年。患者主要出现因心动过缓所致心、脑、肾等脏器供血不足的临床表现，如心力衰竭、心绞痛、头晕、乏力、黑矇、抽搐、晕厥、尿少、腰痛等，严重时可发生阿—斯综合征。一般而言,R－R 间期＞2 秒患者出现黑矇,R－R 间期＞5 秒患者晕倒,但无抽搐,R－R 间期＞10 秒患者出现阿－斯综合征。如为慢快综合征可因心动过速出现心悸、心绞痛等。

2. 辅助检查

(1)心电图检查:根据体表心电图表现分为 5 型。

1)窦房结型:包括持续而严重的窦性心动过缓(＜每分钟 40～50 次)和窦性静止,即一系列 P 波后出现心电静止的长间歇与基本 P－P 间期之间无倍数关系。

2)窦房传导阻滞型:在体表心电图仅可显示二度窦房传导阻滞,分文氏 I 型、莫氏 II 型。二度:I 型,P－P 间期逐渐缩短,直至一次 P 脱落,之后长 P－P 间期短于其前 P－P 间期的 2 倍。二度 II 型,在规则的 P－P 间期中突然出现长 P－P 间期(长 P－P 间期与短 P－P 间期之间有倍数关系),需与窦性静止鉴别。

3)双结病变型:在窦房结型和窦房阻滞型的基础上,出现房室交界区逸搏功能障碍,不能及时出现交界区逸搏(逸搏周期＞1.5 秒)或逸搏心律(频率每分钟＜40 次)。

4)心动过缓－心动过速综合征:在心动过缓(窦性心动过缓、窦性静止、窦房传导阻滞)的基础上,间歇性出现室上性心动过速、心房扑动、心房颤动。

5)全传导系统病变型:同时有双结病变及束支传导阻滞,即伴有窦房传导阻滞、房室传导阻滞及束支传导阻滞。后三型为病态窦房结综合征的晚期表现,提示病变范围已较广泛,窦房结和房室结周围均已受累。

(2)动态心电图:动态心电图除了可记录到常规心电图的表现如持续性窦性心动过缓、窦性静止、窦房传导阻滞、过缓的逸搏心律等外,还可发现下列改变。

1)24 小时总心搏数＜80000 次。

2)24 小时平均心率每分钟＜55 次。

3)最高心率每分钟＜100 次,持续时间≥1 分钟。

4)最低心率≤每分钟 40 次。

5)窦性停搏＞2.0 秒或频发窦房传导阻滞。

6)慢快综合征,窦性心动过缓伴阵发性室上性心动过速、心房颤动或心房扑动时,发作停止后,窦性搏动恢复时间＞2.0 秒。

(3)窦房结功能检查:

1)阿托品试验:静脉注射阿托品 2mg(0.02～0.04mg/kg 体质量),在开始注射前、注射完毕及注射后 1 分钟、3 分钟、5 分钟、7 分钟、10 分钟、15 分钟时观察心率,如不足每分钟 90 次或者出现交界区心律或交界区心律持续存在者为阳性。此法简便,用以鉴别由于迷走神经张力过高所致的功能性窦性心动过缓,但对于青光眼、前列腺增生等所致尿潴留者应禁做本试验。

2)异丙肾上腺素试验:将异丙肾上腺素 0.5mg 加入 5％葡萄糖 250mL 中静脉滴注,1～2μg/min,如心率达不到每分钟 100 次者为阳性,提示该心动过缓并非交感神经兴奋不足所致,支持病态窦房结综合征的诊断。

3)运动试验:运动时交感神经递质分泌增加,正常人随运动量增大,心率相应增加,可达极量及次极量心率。相反,运动量增加时,心率达不到每分钟 90 次者支持病态窦房结综合征的诊断。

4)窦房结恢复时间:无创测定窦房结恢复时间(SNRT)较常用的方法为经食管心房调搏法,心房调搏主要是利用较高频率的心电起搏,一般从高于患者自身频率 10~20 次开始起搏刺激,并逐渐增加频率如每分钟 70 次、每分钟 90 次、每分钟 110 次、每分钟 130 次、每分钟 150 次递增,每次刺激 30 秒,间歇 2~3 分钟再行重复第 2 次。较高频率心房起搏时,其频率除带动心房除极外,冲动同时传入窦房结使其处于受抑制状态,当快速起搏刺激突然停止时,如窦房结功能不良者,则窦房结恢复自身窦性活动时间延长。测定起搏最后一个电脉冲到第一个窦性 P 波出现的起点即为 SNRT。正常人 SNRT<1500 毫秒,若超过 2000 毫秒者对病态窦房结综合征有诊断意义;介于两者之间者为可疑患者,需结合其他临床资料加以判断。SNRT 还可经静脉心房调搏法获得。

此外,还可采用校正的窦房结恢复时间(SNRTc)、窦房结传导时间(SACT)、窦房结电图(SAE)等多种检查手段来评价窦房结的功能。

3. 诊断及鉴别诊断

有脑、心、肾等脏器供血不足的症状,心电图有窦房结、房室结冲动形成和(或)传导障碍,且缓慢性心律失常与症状之间有明确因果关系时,则无须特殊检查可做出病态窦房结综合征诊断。当症状轻微或偶然发生晕厥,难于确定和心律失常关系时,可进一步做动态心电图检查及药物试验、食管心房调搏或心内电生理检查以明确诊断。

目前国内外有关病态窦房结综合征的诊断标准较多,尚未统一,国内采用较全面而实用的标准是北京地区提出的诊断标准,该标准分为病态窦房结综合征和可疑病态窦房结综合征及说明三大项。

(1)病态窦房结综合征

1)主要依据为窦房结的功能衰竭,表现为以下三项中的一项或几项,并可除外某些药物、神经或代谢功能紊乱等所引起者:①窦房传导阻滞;②窦性静止(静止时间持续 2 秒以上);③明显的、长时间的(间歇性或持续性)窦性心动过缓(心率常在 50 次/分以下),大多数同时有①和(或)②。单独窦性心动过缓者需经阿托品试验证明心率不能正常地增快(每分钟<90 次)。

2)作为次要依据的、伴发的心律失常,在主要依据基础上,可有以下表现:①阵发性心房颤动或扑动或房性(或交接性)心动过速,发作终止时在恢复窦性心律前易出现较长间歇。这类病例常被称为心动过速—心动过缓综合征(快、慢综合征)。部分病例经过一个时期后变成慢性心房颤动或扑动。②交接区功能障碍,以起搏功能障碍较常见,表现为交接性逸搏发生在间歇后 2 秒以上,或交接性心律频率在每分钟 35 次以下;亦可出现二—三度房室传导阻滞。这种情况有时被称为"双结性病变"。

3)少数病例的诊断依据:①慢性心房颤动或扑动,有可靠资料说明以往有上述窦房功能衰竭的主要依据者;或经电转复(或药物转复)恢复窦性心律后出现这种表现者;②持久的、缓慢的交接性心律,心率常在每分钟 50 次以下(窦房结持久的静止),

有时可间断地稍增快。

（2）可疑病态窦房结综合征

1）慢性心房颤动、心室率不快（非药物引起），且病因不明，或电转复时窦房结恢复时间超过 2 秒，且不能维持窦性心律。

2）窦性心动过缓，多数时间心率在每分钟 50 次以下，阿托品试验（一）；和（或）窦性静止时间不及 2 秒。

3）在运动、高热、剧痛、三度心力衰竭等情况下，心率增快明显少于正常反应，平时阿托品试验阴性。

（3）说明

1）病态窦房结综合征一般系指慢性病例（包括急性心肌梗死后遗留下者），但发生于急性心肌梗死或急性心肌炎的较短暂的病态窦房结综合征有时被称为急性病态窦房结综合征。

2）"明显的、长时间的（间歇性或持续性）窦性心动过缓"是指窦性心律在 24 小时的多数时间内心率每分钟≤50 次，偶亦可快至每分钟 60～70 次。

3）窦性心动过缓、窦房传导阻滞、窦性静止亦可由下述情况引起，一般不诊断为病态窦房结综合征，应注意鉴别。①药物，如洋地黄、β 受体拮抗药、利血平、胍乙啶、普尼拉明、维拉帕米、吗啡、锑剂类等；②自主神经功能紊乱；③对迷走神经的局部刺激：机械性刺激如颈动脉窦过敏、局部炎症、肿瘤等刺激，或其他原因引起的迷走神经功能亢进；④排尿晕厥；⑤中枢神经系统疾病引起颅内压升高，间脑病变；⑥黄疸；⑦血钾过高；⑧甲状腺功能减退。

4）以上标准不适用于运动员及儿童。

5）诊断书写要求：除做出病态窦房结综合征的诊断外，为了全面反映病情，尚应写明以下诊断。①病因诊断，如病因不能肯定可写"病因不明"。②功能诊断，如阿一斯综合征（脑缺血性晕厥）、急性左侧心力衰竭等；③详细列述观察到的心律失常，如窦性心动过缓、窦房传导阻滞、交界性逸搏心律、阵发性心房颤动等。

近年来，随着临床电生理检查的广泛开展，又有学者提出了以下诊断标准：①严重的窦性心动过缓；②严重的窦性静止；③严重的窦房阻滞；④在快速性室上性心律失常终止后，严重的窦性心律心力衰竭；⑤慢性心房颤动伴严重的缓慢心室反应，以前的病史证实有①～④项中之一项者；⑥SNRT 或 SNRTc 异常延长；⑦SACT 异常延长；⑧窦房结不应期延长；⑨按压颈动脉窦后窦性静止＞3 秒。以上各项中，具备 1 项，且能除外功能性窦房结功能不全所致者，可诊断为病态窦房结综合征。

（4）鉴别诊断

1）病态窦房结综合征需与药物、迷走神经张力过高的窦性心动过缓、窦性静止、窦房传导阻滞等鉴别：后面的几种情况在停用药物、降低迷走神经兴奋性、增强交感神经兴奋性后窦性心律失常可消失。

2）病态窦房结综合征中心动过缓－心动过速综合征需与心动过速－心动过缓综合征相鉴别。心动过缓－心动过速综合征的发生与窦房结基础病变有关，属于慢性窦房结功能不全(慢是起因),故心电图有明显的病态窦房结综合征表现,心房颤动、心房扑动或房性心动过速发作前为窦性心动过缓、窦性静止或窦房传导阻滞,快速性心律失常为被动性。心动过速—心动过缓患者常无器质性心脏病,也无病态窦房结综合征的表现,其发生机制可能因快速室上性心动过速引起窦房结一过性缺血及一过性抑制而发生急性窦房结功能不全(快是起因),故在无心动过速发作时常规心电图常表现为正常。在其发生的快速性心动过速终止时,常出现严重的窦性心动过缓、窦房传导阻滞、窦性停搏等缓慢性心律失常,引起急性脑缺血发作,临床出现晕厥、阿一斯综合征,甚至猝死,多发生于年轻人。

(三)治疗策略

病态窦房结综合征无症状或症状轻微者,无须特殊治疗。有原发病者针对原发病治疗,同时避免使用一切减慢心率的药物,如β受体拮抗药、胺碘酮、非二氢吡啶类钙拮抗药(如地尔硫䓬)、利血平、洋地黄等,并定期随访观察。

1. 药物治疗

有心动过缓引起的相关症状时可考虑使用提高心率的药物治疗。但药物治疗的疗效不持久、疗效均不肯定。因此,多在安装起搏器之前或无条件进行起搏器治疗者应用。

(1)阿托品:主要阻断 M 胆碱受体,能解除迷走神经张力增高引起的心率减慢和心脏传导阻滞,使心率加快。口服 0.3～0.6mg,每日 3 次,必要时可 0.5～1mg 皮下注射或静脉注射。因阿托品不对窦房结固有心率起作用,因此疗效有限,属于临时性、过渡性治疗方法。

(2)氨茶碱:为磷酸二酯酶抑制药,能提高心肌细胞内环磷酸腺苷(cAMP)水平,逆转腺苷对心脏的异常电生理效应,可解除迷走神经对窦房结抑制,并可直接兴奋窦房结,增快心率;同时改善窦房结向交界区传导,进而增加心率。但其扩张非缺血区的冠状动脉而对冠状动脉粥样硬化性心脏病患者不利,同时有增加异位心律的可能。可口服 100mg,每日 3 次,必要时用 250mg 加入 5% 葡萄糖溶液或 0.9% 氯化钠溶液 100～250mL 中,静脉缓慢滴注,并根据心率情况调整速度。不良反应为恶心、呕吐、易激动、失眠、心律失常等。

(3)异丙肾上腺素:为非选择性 β 肾上腺素能神经激动药,对 $β_1$ 和 $β_2$ 受体均有强大的激动作用,对 α 受体几乎无作用,该药主要通过心脏 $β_1$ 受体,使心肌收缩力增强,兴奋心脏高位起搏点及改善心脏传导,增强交界区和心室自律性,使心率加快、心脏传导加速,但对窦房结自律性无作用。不良反应为口干、心悸、头晕、恶心、多汗等,心肌耗氧量增加,用量过大可致快速性室性心律失常。因此不宜长期使用,只能作为置入永久性心脏起搏器前临时性过渡措施。心绞痛、心肌梗死、甲状腺功能亢进及嗜铬细胞瘤患者禁用。异丙肾上腺素 1mg 加入 5% 葡萄糖溶液或 0.9% 氯化钠溶液 250～500mL 中,以 1～2μg/min 速度静脉滴注,根据心率调节滴速。

(4)奥腾折帕(Otenzepad):属于心脏选择性毒蕈碱 α 受体拮抗药,无阿托品样反应。常用 120～480mg/d。

其他可选用麻黄碱、烟酰胺、环磷腺苷葡胺和中成药心宝、参仙升脉口服液等。

2. 非药物治疗

对于症状较重（如晕厥、心绞痛、心力衰竭、头晕、乏力、工作及生活能力明显下降者）的病态窦房结综合征患者、心率特别缓慢（心率每分钟<40次）的病态窦房结综合征患者、表现为慢快综合征的病态窦房结综合征患者及虽无症状，但有3秒以上的心室静止的病态窦房结综合征患者，应安装人工心脏起搏器。特别是表现为慢快综合征的病态窦房结综合征患者，必须安装人工心脏起搏器后才能安全地使用抗快速心律失常药。

（四）预后

病态窦房结综合征患者的预后主要受基础心脏病影响，而不是窦房结功能不全本身。病态窦房结综合征患者5～10年的死亡率与普通人群相差不大，由心律失常引起的死亡较少见。有报道病态窦房结综合征伴器质性心脏病患者4年的病死率达60%，不伴器质性心脏病患者4年的病死率为

二、房室传导阻滞用药

房室传导阻滞是指由于房室传导系统某个部位（有时两个以上部位）的不应期异常延长，冲动自心房至心室传导的过程中，传导速度延缓或部分甚至全部冲动不能下传的现象。房室传导阻滞可以是一过性、间歇性或永久性的。永久性房室传导阻滞一般是器质性病变或损伤的结果，而一过性及间歇性房室传导阻滞，除器质性因素外，尚可因迷走神经张力增高或其他一些心内或心外因素引起。

临床上通常把房室传导阻滞分为三度。

（1）一度房室传导阻滞：房室传导时间延长，但每个来自心房的冲动都下传心室。

（2）二度房室传导阻滞：一部分来自心房的冲动被阻不能下传心室，通常又进一步分为文氏型和莫氏Ⅱ型。文氏型也称为莫氏Ⅰ型。二度房室传导阻滞也称为不完全性房室传导阻滞。阻滞程度较重（3∶1阻滞或更重）的二度房室传导阻滞，也称为高度房室传导阻滞。高度房室传导阻滞可以是文氏型或莫氏Ⅱ型。

（3）三度房室传导阻滞：所有来自心房的冲动都不能传至心室，因此又称为完全性房室传导阻滞。

一度房室传导阻滞可见于正常人，中、青年人发病率为0.65%～1.1%，在50岁以上的正常人中可达1.3%左右。一些运动员中发生率可达8.7%。在急性心肌梗死患者其发生率为4%～15%，尤其多见于急性下壁心肌梗死患者。

动态心电图发现，二度Ⅰ型房室传导阻滞与一度房室传导阻滞一样，可以发生在正常的青年人（尤其是运动员），而且多发生在夜间。在急性心肌梗死患者二度房室传导阻滞的发生率为2%～10%（北京阜外医院报告为6.9%）。二度Ⅰ型多见于急性下壁心肌梗死患者，且多数是由一度房室传导阻滞发展而来。

风湿热、风湿性心肌炎患者中的26%可伴有一度和（或）二度房室传导阻滞，以一度多见。冠状动脉粥样硬化性心脏病、急性心肌梗死二度房室传导阻滞的发生率为2%～10%，二度Ⅱ型房室传导阻滞多见于前壁心肌梗死，其发生率为1%～2%，多发病后72小时内出现。扩张型心肌病二度房室传导阻滞者约占4%。二度Ⅱ型房室传

导阻滞的阻滞部位几乎完全在希浦系统内。希氏束电图证实阻滞部位在希氏束中段或下段者占 35%,在希氏束以下者占 65%。在体表心电图上,约 71% 的患者 QRS 波是宽的 0.12 秒)。

三度房室传导阻滞常见于冠状动脉粥样硬化性心脏病患者,急性心肌梗死时三度房室传导阻滞的发生率为 1.8%～8%,阜外医院报告为 2.6%。有报道列夫(Lev)病和勒内格尔(Lenegre)病占引起三度房室传导阻滞病因的 42%,其他如 15% 扩张型心肌病有三度房室传导阻滞。

(一)发生机制

房室传导阻滞可因房室传导系统的功能性或器质性病变引起。前者为一过性,很少发展为三度房室传导阻滞,见于迷走神经张力增高、缺氧、药物作用(如洋地黄)、电解质紊乱(高血钾或低血钾)、体位改变等。器质性的常见原因为心肌炎、传导系统损伤(手术或外伤)和退行性变、冠状动脉粥样硬化性心脏病及先天性原因所致。

产生房室传导阻滞的病理生理基础主要是传导系统不应期异常延长,少数为传导系统某部分的结构中断或先天性畸形。相对不应期延长将使激动传导延缓,绝对不应期延长将使激动传导停止。

(二)临床诊断

1. 临床表现

(1)症状:一度房室传导阻滞常无症状;二度Ⅰ型和Ⅱ型房室传导阻滞常有心悸、乏力等不适;高度、几乎完全性和三度房室传导阻滞的症状取决于发病原因和心室率快慢,常有心悸、心功能不全、心绞痛、眩晕或晕厥,甚至发生阿-斯综合征或猝死。

(2)体格检查:一度房室传导阻滞常有第一心音减弱;二度房室传导阻滞常有心搏脱落;三度房室传导阻滞第一心音强弱不一,间可闻及响亮清澈的大炮音,为心房、心室几乎同时收缩所致,心率慢而规则,每分钟 35～50 次。

2. 辅助检查

(1)心电图检查

1)一度房室传导阻滞:窦性或房性心律时,P-QRS-T 波按顺序规律出现,P-R 间期延长,超过正常范围。①P-R 间期,成人>200 毫秒,老年人>210 毫秒,儿童>180 毫秒。②P-R 间期超过该心率的正常上限(表 5-1);③心率无显著改变,P-R 间期较前增加 0.04 秒以上,即使 P-R 间期仍在正常范围。

表 5-1 P-R 间期与心率的关系

心率(次/分)	P-R 间期最大值(秒)
<70	0.20～0.21
70～90	0.19～0.20
91～110	0.10～0.19
111～130	0.17～0.18
>130	0.16～0.17

2)二度房室传导阻滞:心电图上表现为间断出现 P 波后无 QRS 波群(心室脱漏),可分为二型:①二度 I 型房室传导阻滞,亦称莫氏 I 型或文氏型房室传导阻滞。心电图特点:一系列规则出现的窦性 P 波后,P－R 间期依次逐渐延长,直到 P 波不能下传心室,发生心室脱漏,在心室脱漏后的第一个 P－R 间期又恢复至初始的时限,然后再逐渐延长,这种周而复始的现象称为文氏现象;P－R 间期延长的增量逐次递减,使 R－P 间期进行性缩短,直到心室脱漏时出现明显变长的 R－R 间期;发生心室脱漏时的长 R－R 间期短于任何两个短 R－R 间期之和(不典型文氏现象可不完全符合上述现象)。②二度 II 型房室传导阻滞,亦称莫氏 II 型房室传导阻滞。心电图特点:一系列规则出现的窦性 P 波后,P－R 间期相等(可正常或延长),但有间歇性 P 波不能下传心室,发生心室脱漏;发生心室脱漏时的长 R－R 间期等于短 R－R 间期的2 倍或整倍数。

高度房室传导阻滞和几乎完全性房室传导阻滞。在一帧常规 12 导联心电图中,若 P 波与 QRS 波群的传导比例>3∶1 者,称为高度房室传导阻滞;若能下传心室的 P 波少于 3 个,称几乎完全性房室传导阻滞。

3)三度房室传导阻滞:亦称完全性房室传导阻滞。心电图特点:①P－P 间期和R－R 间期有各自的规律性,P 波与 QRS 波群无关(无传导关系)。若基本心律为心房扑动或心房颤动,则 F 波或 f 波与 QRS 波群无关。②P 波频率较 QRS 波群频率为快。③在整帧常规 12 导联心电图中,QRS 波群缓慢而规则,为被动出现的逸搏心律。若房室传导阻滞水平较高,逸搏起搏点位于房室束分叉以上,则为房室交接区逸搏心律。QRS 波群形态与窦性 QRS 波群相同,频率每分钟 35～50 次;若房室传导阻滞水平较低,逸搏起搏点位于房室束分叉以下,则为室性逸搏心律,QRS 波群宽大畸形,频率<35 次/分。

(2)希氏束电图

1)一度房室传导阻滞:一度房室传导阻滞的希氏束电图特点,根据阻滞部位不同而不同。①心房内阻滞,P－A 间期>60 毫秒,而 A－H、H 和 H－V 间期都正常;②房室结内阻滞,A－H 延长>140 毫秒,而 H－V 和 P－A 间期正常;③希氏束内阻滞,H－fT 间期延长>20 毫秒;④束支阻滞,H－V 间期延长>60 毫秒。

2)二度 I 型房室传导阻滞:二度 I 型房室传导阻滞的阻滞部位 70％～80％在希氏束近侧端,表现为 A－H 间期进行性延长,直至完全阻滞,而 H－V 间期正常4 少数患者(7％～21％)也可在希氏束内或希氏束远端阻滞,表现为 H－H,或 H－V 间期逐渐延长直至完全阻滞。

3)二度 II 型房室传导阻滞:二度 II 型房室传导阻滞病变 35％发生在希氏束,65％发生在希氏束远端发生在希氏束近端阻滞时,希氏束电图表现为 A－H 延长,但下传的 H－V 间期正常,不能下传的 A 波后无 H 波,无 V 波。希氏束远端阻滞时,希氏束电图表现为 A－H 间期正常,H－V 间期延长,不能下传的那次心搏 H 波后无V 波。

4)三度房室传导阻滞:三度房室传导阻滞区位于希氏束者为 14％～20％,位于希氏束近端(房室结内)者占 16%～25%,位于希氏束远端者为 56%～68%、希氏束近端阻滞时,A 波后无 H 波,而 V 波前有 H 波,H－V 间期固定,A 波与 V 波无固定关系;希氏束内阻滞时,A 波后有 H 波,H－V 固定正常,A 波与 V 波无关,H－H'中断,每个 V 波前有 H',V 波可以正常;希氏束远端阻滞时,A 波后 H 波,A－H 间期固定,但 H 不能下传,其后无 V 波,完全阻滞于 H－V 之间。

3. 诊断与鉴别诊断

房室传导阻滞的诊断主要依靠心电图,但心电图难以明确阻滞的部位。希氏束电图对房室传导阻滞的诊断和阻滞部位的判定有很高的价值,但至今尚无可靠的体表描记方法,需采用有创的心导管技术描记,因此限制了其在临床上的应用。

一度房室传导阻滞需与其他一些原因所致的 P－R 间期延长鉴别,如发生较早的房性期前收缩其 P'－R 间期可延长;各种期前收缩(室性、交界性或房性)后的第一个窦性搏动的 P－R 间期延长,尤其在插入性室性或交界性期前收缩后;房室结双径路传导所引起的 P－R 间期突然显著延长;隐匿性希氏束期前收缩或隐匿性分支期前收缩引起的 P－R 间期延长。

二度房室传导阻滞最重要的鉴别诊断是它本身属于文氏型还是莫氏 II 型。区别二度工型与 II 型房室传导阻滞最重要的心电图标志是 P－R 间期是否恒定。二度 II 型房室传导阻滞,心搏脱漏之前和之后的下传搏动的 p－r 间期是恒定的,相差不超过 5 毫秒。

三度房室传导阻滞需与加速性交界性自主心律和加速性心室自主心律等相鉴别。

(三)治疗策略

无论是一度、二度还是三度房室传导阻滞,病因治疗十分重要,发生于一些急性和可逆情况下的房室传导阻滞,例如由于洋地黄中毒、迷走神经张力增高、风湿热、急性感染、电解质紊乱、急性下壁心肌梗死、心导管术和心血管造影术等所致的房室传导阻滞,往往是暂时性的,原发病因消退或被去除后,便逐渐自行恢复正常的房室传导。禁用抑制心肌的药物,如 β 受体拮抗药、洋地黄、维拉帕米等。

1. 药物治疗

(1)拟交感神经药:本类药物改善房室传导的机制主要是其拟肾上腺素作用而加快房室传导。常用异丙肾上腺素 5～10mg,舌下含服,每 4 小时 1 次,或麻黄碱 25mg,每日 3 次或 4 次。心室率过缓或阿－斯综合征者,宜用异丙肾上腺素 1～2mg 加入 500mL 液体中持续静脉滴注,使心室率保持在每分钟 50～60 次即可,过量既可加重阻滞又有致室性异位心律的危险。

(2)阿托品:适合于希氏束以上阻滞者,尤其是迷走神经张力增高者。常用 0.3～0.6mg,每日 3 次或 4 次,必要时可用 0.5～1mg 肌内注射或静脉注射。需注意的是在急性心肌梗死伴房室传导阻滞或心动过缓应用阿托品时,必须静脉注射且用量不宜小于 0.5mg,否则有产生矛盾性心动过缓的风险。

(3)氨茶碱:本品可能改善房室传导的机制有二。一是拮抗心肌急性缺血所产生的一些具有负性传导作用的代谢物质,如腺苷等;二是氨茶碱有一定的拟交感神经作用,可以提高完全性房室传导阻滞的交界逸搏心律或改善心肌传导。常用氨茶碱 0.125~0.25g 稀释后静脉注射或 0.25g 溶于 500mL 液体中静脉滴注,每日 1 次或 2 次;睡前加服氨茶碱片 200mg。或口服 100mg,每日 3 次或 4 次。

(4)肾上腺糖皮质激素(激素):激素治疗房室传导阻滞的机制可能是:

1)激素有直接促进或恢复房室传导的效应。

2)能加速及稳定心室异位起搏点,这可解释一些病例在房室传导阻滞得到充分改善前,已能明显控制阿—斯综合征发作的现象。

3)促使血钾降低,从而改善房室传导功能。

4)对心肌炎或急性心肌梗死引起的房室传导阻滞,有减轻水肿或炎症浸润的抗炎作用。

5)降低中枢神经系统对缺氧的敏感性,这可解释某些患者给予激素后能够控制晕厥,但未能改善房室传导阻滞的现象。

6)改善冠状动脉侧支循环。主要适合于急性病变,如急性心肌炎、急性心肌梗死、心脏直视手术损伤等引起的房室传导阻滞。对于慢性房室传导阻滞所致的阿—斯综合征可能有效,但仅作为等待安装起搏器的过渡治疗。常用泼尼松 10~20mg,每日 3 次或 4 次,或氢化可的松 100~200mg 溶于 250~500mL 溶液中缓慢静脉滴注。

(5)其他药物:如烟酰胺、环磷腺苷葡胺(心先胺)、复方丹参、附子注射液、健心片等可酌情选用。

2. 非药物治疗

(1)休息:有症状的房室传导阻滞或虽无症状,但心室率＜50 次/分的患者应卧床休息。

(2)人工心脏起搏:二度Ⅱ型以上的房室传导阻滞多属不可逆性,对血流动力学有较大影响,常可发生心源性晕厥,多需安装起搏器。安装起搏器的指征:

1)有症状的完全性房室传导阻滞都应安装起搏器;无症状的完全性房室传导阻滞者若阻滞在房室结或希氏束,心室率不太慢且稳定,超速起搏不出现异常抑制现象者,可能不需要永久性起搏器;无症状的先天性完全性房室传导阻滞者应做长程心电图检查以排除其他严重心律失常。

2)无论何处阻滞,有症状的二度房室传导阻滞患者都应考虑起搏治疗。阻滞在希浦系或阻滞在房室结但药物治疗无效者,可安装起搏器。

3)H—V 时间明显延长且有晕厥史的患者若能排除其他原因引起的晕厥,可安装永久性起搏器。急性病变所致的房室传导阻滞,且有恢复可能者,则可采用临时性起搏。

(四)预后

大多数一度及二度Ⅰ型房室传导阻滞患者阻滞部位在房室结,大多为迷走神经兴奋所致,通常预后良好。但少数一度及二度Ⅰ型房室传导阻滞部位在希氏束内或希氏束下（双侧束支水平），它们均由于急性或慢性心肌病变所致，很可能会进展为高度或三度房室传导阻滞。少数患者也可发展为致命性室性心律失常。急性下壁心肌梗死患者出现的一度房室传导阻滞通常是短暂的，也可发展为二度、三度房室传导阻滞，故必须严密追踪观察。

二度Ⅱ型房室传导阻滞几乎全部发生在希氏束内和双侧束支水平，几乎都是病理性的。这种心律不稳定，可突然发生心脏停搏或进展为三度房室传导阻滞。急性心肌梗死伴发的二度Ⅱ型阻滞经积极治疗原发病后，部分病例可完全恢复。

三度房室传导阻滞患者如伴有过缓的房室交界性逸搏（每分钟＜40次）或过缓的室性逸搏心律（每分钟＜25次），提示逸搏心律的自律性低，有发展为心室停搏的可能。如在二度房室传导阻滞向三度房室传导阻滞发展过程中，或室性逸搏不稳定时，易发生心室颤动或心室停搏。大多数急性下壁心肌梗死患者出现三度房室传导阻滞，通常是暂时的，预后较好，一般不需永久性起搏治疗。约10％的患者阻滞部位在希氏束内，由于逸搏心律不稳定，常需永久起搏治疗。急性前壁心肌梗死并发三度或二度Ⅱ型房室传导阻滞，常伴以双侧束支损伤，室性逸搏心律很不稳定，预后差，需安置起搏器。一些急性或可逆性的房室传导阻滞往往是暂时的，当病因去除后，传导阻滞可自行恢复。发生于慢性器质性心脏病的房室传导阻滞，通常是永久性的，由于其有基础心脏病，心功能差，当发生三度房室传导阻滞时，可使心排血量进一步减少，而发生心力衰竭，常有猝死风险。先天性三度房室传导阻滞如伴发其他先天性心脏病，逸搏心律QRS波宽且常伴Q－T间期延长，虽然多数患儿无症状，但可发生晕厥，甚至猝死。

三、Lev(列夫)病用药

Lev病，亦称左心室支架硬化症，是一种老年性疾病。于1964年由Maurice Lev首次描述后并命名，主要指室内传导束附近的左心室纤维支架（包括中心纤维体、室间隔膜部、室间隔肌部的顶部、二尖瓣环、主动脉瓣环等）的纤维化或钙化，累及传导系统的双侧束支，即伴有双侧束支阻滞的左心室纤维支架硬化症。

Lev病是一种老年退行性疾病，随着社会人口的老龄化，其发病率逐渐升高。目前Lev病并非少见，但尚未引起临床的关注。

(一)发生机制

心脏左侧纤维支架的解剖及生理学特点是组织血供相对较差，但它却是心脏机械活动的中心，在心脏及主动脉搏动时承受的压力大。40岁后，心脏左侧纤维支架受到长时间的机械性牵拉、磨损，可发生进行性纤维化或钙化。当这些病理改变累及房室传导系统的远端时，可引起束支传导纤维数量减少，并可能在束支起始部被切断而发生完全性右、左束支传导动能减退或全部丧失，形成Lev病。

(二)临床诊断

1. 临床表现

Lev病的临床特点可归纳为左侧纤维支架硬化症，双侧束支阻滞相关的表现以及一般特点三方面：

（1）左侧纤维支架硬化症相关的临床表现：最重要的临床特征表现为老年退行性瓣膜病，其临床表现及体征主要与瓣膜相应的病变有关，约35％的患者在心尖部或胸骨左缘下方有2级以上的收缩期吹风性杂音，5％～15％的患者心尖部可闻及二尖瓣狭窄的舒张早期杂音，在主动脉瓣区也可闻及主动脉瓣狭窄与反流的相应杂音。这些患者的临床症状无特异性，与钙化部位、程度、范围等相关，可有胸闷、气短、心悸等表现；约80％的患者同时合并心律失常，包括病态窦房结综合征、房性心律失常、房室传导阻滞；部分患者左心房、左心室的长期扩大可引起心功能下降及心力衰竭。

（2）与双侧束支阻滞相关的临床表现：Lev病的病程常迁延多年而呈进行性加重，在双侧束支阻滞发展为二度或三度房室阻滞之前，很少引起相关症状。一旦进展到二度或三度房室阻滞，病情常变为十分凶险，主要表现为心脏阻滞后急性脑供血不足有关，可有黑矇，先兆晕厥及阿－斯综合征的反复发作，猝死的发生率较高。

（3）其他临床特征

1）发病年龄：发病年龄绝大多数在40岁以后发病，随着年龄的增长，发病率显著增高。

2）基础心脏病：多数不伴有明显的，严重的器质性心脏病，仅少数伴有冠状动脉粥样硬化性心脏病，约15％的患者合并高血压。有可能高血压患者有较高的心腔内压力对心脏左侧纤维支架产生较高的压力，加速其纤维化及硬化，进而促进Lev病的发生。心肌病也很少与Lev伴发，因而不能构成Lev明显的病因。

3）心功能受累程度轻：一般心脏左侧纤维支架硬化的病变常单独发生，普通心肌不同时受累。但也有少数患者表现为纤维支架、特殊传导系统及心肌组织同时受累。少数患者可出现继发性左心房、左心室扩大，合并频发的心律失常，心功能可能下降到Ⅱ～Ⅲ级，并可发生心力衰竭。但多数患者心功能代偿情况良好，临床上以心脏疾病为主。

2．辅助检查

（1）心电图检查　Lev病的心电图除双侧束支阻滞或房室阻滞外，还可同时对存在各种心律失常，如房性期前收缩、心房颤动，窦性心动过缓、病态窦房结综合征等，以及非特异性ST－T的改变。双侧束支阻滞可有以下表现：

1）P－R间期延长，QRS波正常（即双侧束支同等程度传导延迟）。

2）完全性右或左束支持续性阻滞，伴间歇性一度或二度房室传导阻滞（即单侧束支完全阻滞、对侧束支不完全阻滞）。

3）三度房室传导阻滞，房室完全分离，QRS波宽大畸形，心室率常在40次/分以下（即双侧束支完全阻滞）。

4）双侧束支阻滞交替出现。

5）完全性右束支传导阻滞伴有左前分支阻滞。

6）完全性左束支阻滞，P－R间期可正常或延长，但心内希氏束电图HV间期超过60毫秒。

（2）超声心动图检查：超声心动图诊断和发现二尖瓣环、主动脉瓣等部位钙化、纤维化病灶的敏感度高达 70%。可发现二尖瓣下回声增强、钙化,冠状动脉的钙化等。

(3)X 线检查:心脏大血管的 X 线透视、造影、摄片等检查可发现主动脉弓有条状钙化影,有冠状动脉的钙化,心脏瓣膜的钙化、心包腔的钙化等征象,而心脏大小及功能正常或基本正常。

3. 诊断与鉴别诊断

过去,Lev 病常是尸检时的病理学诊断。近年来,随着心血管病各种影像学诊断检查技术的进展,使 Lev 病成为生前可确诊的心血管疾病。

当患者出现慢性双侧束支阻滞又伴有以下特征时,应高度怀疑 Lev 病:

(1)发病年龄大于 40 岁。

(2)阻滞部位在希氏束以远的传导系统。

(3)有双侧束支逐渐进展为房室阻滞的病史和心电图资料。

(4)X 线或超声心动图检查提示心脏大小正常或轻度增大,搏动良好。

(5)不伴有明显或严重的心血管疾病,尤其能排除存在冠状动脉粥样硬化性心脏病、心肌病等器质性心脏病,心功能尚好。总之,Lev 病的诊断可归纳为一句话,发现双侧束支阻滞的心电图表现及老年心脏钙化综合征的影像学证据时就可诊断Lev 病。

Lev 病主要与 Lenegre 病相鉴别,Lev 病与 Lenegre 病均为特发性双侧束支阻滞,临床、心电图、病理改变十分相似。但与 Lev 病相比,Lenegre 病具有以下特征:

(1)发病与年龄增长无关,不属于老年退行性疾病。Lenegre 病可发生在 40 岁以下的患者,甚至有在儿童期发病的报道。

(2)病变不局限在双侧束支,其累及心脏特殊传导系统较为广泛的范围,包括窦房结、房室结、浦肯野纤维网等。

(3)其双侧束支阻滞似乎多数表现为右束支伴左前分支传导阻滞,病程迁延,发展缓慢,可逐步发展为三度房室阻滞(而 Lev 病的双侧束支阻滞多数表现为完全性左束支阻滞伴右束支阻滞)。

(4)传导系统的病变不局限于纤维变性,还可存在传导系统的脂肪变性,间质水肿,细胞坏死、萎缩等多种病变。

(5)不伴有心脏左侧纤维支架硬化症。

(三)治疗策略

1. 药物治疗

Lev 病缺乏有效药物治疗,主要是使用控制易患因素的药物,如积极有效地控制高血压病、高脂血症等。

2. 非药物治疗

Lev 病主要的非药物治疗是人工心脏起搏治疗。在双侧束支阻滞阶段,尤其心电图表现为完全性左束支阻滞伴 HV 间期延长的高龄患者,因发生晕厥、阿一斯综合征及猝死的比率很高,应积极考虑人工心脏起搏器置入。已经发生过晕厥或阿一斯综合征的 Lev 病患者,短时间内晕厥或阿一斯综合征再次发生的可能性很高,必须尽早置入心脏起搏器。

（四）预后

三度房室阻滞患者诊断后1～2年病死率高达50％,而置入心脏起搏器后可使患者的寿命与对照组无异,提示心脏起搏器可改善Lev病患者的预后。

第二节　老年慢性肺源性心脏病家庭用药

慢性肺源性心脏病(CPHD)简称慢性肺心病,是由支气管－肺组织、肺血管或胸廓的慢性病变引起的肺组织结构和(或)功能异常,产生肺血管阻力增加,肺动脉压力增高,使右心室扩张和(或)肥厚,伴或不伴右心功能衰竭,并排除先天性心脏病和左心病变引起者的心脏病。慢性基础疾病发展为肺源性心脏病一般需要10～20年的过程,因此发病人群多为老年人。肺源性心脏病是一种常见的老年慢性病。20世纪70年代我国普查结果显示其患病率为4.8％。(＞14岁人群),并且其患病率存在地区差异,东北、西北、华北患病率高于南方地区,农村高于城市,吸烟者比不吸烟者患病率明显增多,男女无差异,并随年龄增长而增高。＜60岁者患病率为1.55％,60—69岁为14.98％、＞70岁为20.80％。老年患者占同期慢性肺源性心脏病的80.08％,占同期心脏病患者的19.44％,仅次于冠状动脉粥样硬化性心脏病,是主要危害我国老年人健康的第2位心脏病。是老年人常见死亡原因之一。

近10多年来,随着社会老龄化因素的影响,肺源性心脏病患病高峰年龄已由20世纪50年代的50岁逐渐向60—70岁推移,而在大中城市中可能更高。由于老年人生理、临床特点具有特殊性,关注老年人肺源性心脏病已成为临床医学中的一个重要课题。

与非老年人肺源性心脏病相比,老年人肺源性心脏病有其自身特点。

(1)感染征象不典型。

(2)伴发病多,如高血压病、冠状动脉粥样硬化性心脏病、糖尿病等。

(3)并发症多,如呼吸衰竭、心力衰竭、心律失常、肺性脑病、酸碱失衡、电解质紊乱、上消化道出血等。

(4)多脏器损害(心、肝、肾等功能损害)。

(5)精神症状较多。

(6)病死率高。

一、发生机制

(一)病因

该病主要是因为胸廓病变及肺组织病变或者肺动脉血管病变引起的肺部功能及结构组织出现异常引起的一种心脏病,该病常常引发多种脏器功能出现衰竭,一般是在慢性严重阻塞性肺部疾病的基础上出现以右心房和右心室为主的心脏乃至全身的严重疾病。老年慢性肺源性心脏病多是由慢性阻塞性肺疾病(COPD)、慢性支气管炎、阻塞性肺气肿发展而来,国内报道占84.01％;其次为肺结核,约占5.91％。在其他少见病因中,老年人慢性弥漫性肺间质纤维化占重要地位,其次为支气管哮喘、支气管扩张、重症肺结核及结节病。急性呼吸道感染是本病急性加重的最重要诱因。其他病因还有肺血管病(结节性动脉炎、栓塞、原发和继发肺动脉高压、寄生虫等)、神经肌肉及胸廓疾病、通气功能失常(肥胖—低通气综合征、睡眠呼吸暂停综合征等)。

(二)发病机制

长期反复的气道感染、低氧血症、高碳酸血症,导致一系列体液因子和肺血管的变化,使肺血管阻力增加、肺动脉血管的结构重塑,产生肺动脉高压,引起右心室扩大、肥厚及右心室功能衰竭。

二、临床诊断

(一)临床特点

1. 呼吸道感染征象不典型

由于老年肺源性心脏病患者的呼吸道防御功能减弱,机体免疫力下降,极易发生肺部感染。临床上往往起病隐匿,常常没有明显发热,少数发热,多以低中度为主。咳嗽表现为无力,咳痰不畅,发绀不明显,甚至部分患者无咳嗽、咳痰等呼吸道症状,周围血白细胞可不增加而以意识障碍或其他全身症状出现。胸部 X 线平片以肺纹理增粗模糊,斑片影多见,占83%。这与老年肺源性心脏病者病程长,肺结构形态退行性变,肺功能减退,合并多种基础疾病;机体免疫功能下降,对炎性反应不敏感;以及老年人肺部感染以革兰阴性菌、厌氧菌为主等因素有关。易延误诊断和治疗。

2. 伴发病多

老年慢性肺源性心脏病的合并症可多达 20 余种,以冠状动脉粥样硬化性心脏病、高血压、糖尿病、脑血管意外多见,其中又以合并冠状动脉粥样硬化性心脏病最为常见。

3. 易并发多器官功能不全

老年人随着年龄增长各器官功能逐渐减退,有的甚至处于濒临失代偿的边缘状态,一旦出现诱因,容易发生多器官功能不全。国内报道慢性肺源性心脏病并发多器官功能衰竭达 40%~75%。感染是最主要诱因,特别是革兰阴性细菌感染,这与革兰阴性细菌内毒素直接损害各器官功能,引起组织低灌注、缺氧、缺血、微血栓形成或免疫复合物沉积在各器官内皮上有关,其中以心和肺功能受损多见,肾、脑损害次之,肝、胃、肠损害相对较少。多表现为呼吸衰竭、心力衰竭、心律失常、肺性脑病、上消化道出血、肾功能不全、酸碱失衡、电解质紊乱等。慢性肺源性心脏病并多器官功能衰竭的病死率明显增高,国内报道为 33.4%~77.8%,累及的器官损害越多,病死率越高。

4. 精神症状较多

老年肺源性心脏病国内报道发生率为 1.0%~34.3%,这与缺氧、二氧化碳潴留、低渗性脑病、代谢性碱中毒、脑动脉硬化等有关。表现为失眠、淡漠、烦躁、嗜睡、昏迷,甚至偏瘫、抽搐等。

5. 多伴有营养不良

消瘦、低蛋白血症、乏力。

（二）辅助检查

1.X线胸片检查

有肺动脉高压征，如右下肺动脉干扩张，其横径≥15mm；其横径与气管横径≥1.07；肺动脉段明显突显或其高度≥3mm；中央动脉扩张，外周血管纤细，形成"残根"征；右心室增大征。

2.心电图

有右心室肥大改变，如电轴右偏、额面平均电轴＞+90°、重度顺钟向转位、RV_1＋SV_1≥1.05mV及肺型P波。也可见右束支传导阻滞及低电压。同时可见到房性期前收缩、室性期前收缩、窦性心动过速、心房颤动、房室传导阻滞、室性心律失常等。

3.超声心动图

右心室流出道内径（≥30mm）、右心室内径（≥20mm）、右心室前壁厚度、左右心室内径比（＜2）、右肺动脉内径或肺动脉干及右心房增大等指标。

（三）诊断与鉴别诊断

1.诊断

有慢性支气管炎、肺气肿或其他慢性肺组织、胸廓及肺血管病史；有肺源性心脏病的症状、体征，结合X线胸片、心电图、超声心动图或动态心电图检查结果即可诊断。对老年肺源性心脏病诊断中，特别要注意那些症状不典型的患者如：气急、发绀能除外其他心脏病所致者，或出现无其他原因可以解释的神志改变；由原发病引起的严重呼吸功能不全，导致缺氧或（和）二氧化碳潴留。需高度警惕肺源性心脏病的可能。

2.鉴别诊断

本病应与冠状动脉粥样硬化性心脏病、风湿性心脏病、心肌病、慢性缩窄性心包炎等疾病相鉴别。主要根据病史、临床表现、心电图、超声心动图的改变。

三、治疗策略

老年人慢性肺源性心脏病患者的肺、心功能失代偿期（包括急性加重期）所发生的低氧血症和高碳酸血症，极易引起多器官功能不全甚至功能衰竭，因此老年人慢性肺源性心脏病肺、心功能失代偿期的治疗，除积极治疗肺、心基础疾病，尽快改善肺、心功能外，还必须特别注重支持和维护各重要器官的功能；肺、心功能代偿期（包括缓解期）的治疗，原则上是采取综合措施，以增强患者的免疫功能，改善其营养状况，使其肺、心功能逐渐恢复，提高生活质量。

（一）药物治疗

1.控制感染

肺源性心脏病心力衰竭最常见的诱因是呼吸道感染，控制呼吸道感染是治疗肺源性心脏病缓解心力衰竭的关键环节。肺源性心脏病呼吸道感染加重多十分隐匿，发热、血白细胞增高者并不多见，常表现为精神不振、食欲缺乏、乏力、气短加重及痰的性状改变等，如疑有呼吸道感染加重，需及时复查肺部CT或X线胸片，行痰涂片

＋革兰染色、痰培养＋药敏，根据结果选用适当抗菌药物；并参考当地社区和院内呼吸道感染常见微生物种类给药。一般社区获得性感染以革兰阳性菌占多数，院内感染则以革兰阴性菌为主或选用二者兼顾的抗生素。

2. 改善通气

（1）支气管舒张药在肺源性心脏病急性发作期的治疗中也是不可缺少的，常用的抗痉平喘药物有氨茶类、β肾上腺能受体激动药、抗胆碱能药物、糖皮质激素等，可以雾化吸入、口服，也可以肌内注射或静脉滴注，如氨茶碱（0.25g 溶于 5％葡萄糖100mL 或生理盐水 100mL 中缓慢静脉滴注），泼尼松每次 10mg，口服，每日 3 次或氢化可的松 100～300mg，静脉滴注，一天 1 次或用地塞米 10mg，静脉滴注，一天 1 次等；糖皮质激素用药超过 5 天，则需逐渐减量，以免因骤然停药引起老年人肾上腺皮质功能减退，甚至肾上腺危象的发生。

（2）祛痰药：肺源性心脏病急性发作患者常因痰液引流不畅而影响其他治疗。所以对祛痰药也需给予足够的重视，常用药有氨溴索、盐酸溴己新、复方甘草片等。

（3）适当补充液体：在肺源性心脏病急性发作期间，因二氧化碳潴留使末梢血管扩张致四肢温暖，多汗加上呼吸频率增快，以及因感染而致体温升高，水分从皮肤和呼吸道选择较多，若不适量补充液体，痰液则更容易变稠，进而增加咳出的困难，所以除静脉补充液体外，应尽量鼓励患者多饮水或进液质饮食。

（4）呼吸兴奋药治疗。

3. 利尿强心药的应用

（1）利尿药：以选择作用轻小剂量利尿药为宜，避免脱水，引起痰黏稠，不易咳出，堵塞呼吸道，加重心力衰竭。一般选择用氢氯噻嗪 25mg，每日 1～3 次，一般不超过 4天；加用氨苯蝶啶 50mg，每日 1～3 次或螺内酯 20mg，每日 1～3 次，若无效或重症可换用口服或肌内注射、静脉推注呋塞米 20mg，每日 1～2 次，需定期监测电解质、酸碱水平，以防电解质、酸碱平衡紊乱，及时补钾盐和液体。

（2）正性肌力药：由于肺源性心脏病患者心肌长期处于缺氧状态，加上反复感染心肌可能发生灶性坏死变性，对正性肌力药的耐受力降低易于发生中毒而导致心律失常，所以在必须应用正性肌力药时，宜选用小量，一般为常规剂量的 1/2 或 2/3 量，同时选用作用快、排泄快的洋地黄类药物，如毒毛花苷 K0.125～0.25mg，或毛花苷 C（西地兰）0.2～0.4mg 加于 5％～10％葡萄糖溶液 20mL 内缓慢静脉注射。用药前应注意纠正缺氧、防治低钾血症，以免发生药物毒性反应。因缺氧、感染等均可使心率增快，故不宜以心率作为衡量洋地黄类药物的疗效。正性肌力药应用指征：

1）感染已控制、呼吸功能已改善、使用利尿药后仍有水肿的患者。

2）以右侧心力衰竭为主要表现而无明显感染的患者。

3）合并急性左侧心力衰竭者。

4. 血管扩张药

因血管扩张药在扩张肺动脉的同时也扩张体动脉，往往造成体循环血压下降，反射性产生心率增快、氧分压下降、二氧化碳分压升高等不良反应，故限制血管扩张药在肺源性心脏病应用。心力衰竭加重时短期使用硝酸甘油、硝普钠、重组人脑钠肽。

5. 控制心律失常

根据心律失常的类型选用药物（如利多卡因、美西律、胺碘酮等）。

6. 抗凝治疗

多选用低分子肝素钙或普通肝素钙。

7. 纠正水、电解质紊乱、酸碱失衡

老年肺源性心脏病患者在急性发作时容易出现电解质紊乱及酸碱失衡。除钾的代谢紊乱外，低钠、低氯、低镁也十分常见。需定期监测电解质水平，及时给予纠正。对于酸碱失衡应根据动脉血气监测，区别呼吸性或代谢性类型，出现高碳酸血症时，若PH＜7.2，则应无条件立即进行机械辅助通气；若同时合并代谢性酸中毒，当PH＜7.2时，方可小量分次补充碳酸氢钠，切不可因补碱过量而致患者呼吸抑制。治疗中应特别注意防止低钾、低氯性碱中毒的发生。

（二）非药物治疗

1. 加强心肺功能的监测

及时发现病情变化，以采取相应措施。加强护理，如多翻身、拍背以排除呼吸道分泌物，也可改善通气功能。

2. 氧疗法

缺氧对机体的危害很大，所以在肺源性心脏病急性发作期适当地控制性给氧是必要的。首先保持呼吸道通畅，长期氧疗，多采用鼻导管吸氧或面罩给氧，一般选低流量吸氧（氧流量维持在1～2L/min），因肺源性心脏病患者往往存在CO_2潴留每天至少吸氧16～17小时，可降低肺动脉高压，改善症状、提高生活质量和延长生存时间。

3. 加强营养、提高免疫力

对于老年慢性肺源性心脏病患者，最理想的营养模式是胃肠内营养支持。一旦确定经口自然进食的量不足时，即应给予口服肠内营养配方补充营养；对于某些危重患者，需要给予完全的肠内营养支持；对于胃肠道无消化吸收功能的患者，才考虑采用静脉营养支持途径。总热能供应量为每天11.1kJ/kg（25kcal/kg）～12.5kJ/kg（30kcal/kg）不等，依据静息能量消耗及应激程度而定，要注意各种营养素的量及其配比。糖类供应量不宜过高（一般≤60%），以免过多CO_2生成会增加呼吸负荷，加重高碳酸血症；摄入蛋白质要适量，一般每天供应量为1.0～1.5g/kg；脂肪供应量占总热量的30%～40%。目前慢性肺源性心脏病营养支持治疗是研究热点。最新提出补充谷氨酰胺，可促进胃肠黏膜上皮的修复，增强胃肠黏膜屏障的防御功能，有利于防止肠道细菌及毒素易位，避免全身炎性反应综合征的发生和发展。

4. 重视缓解期的综合治疗

老年慢性肺源性心脏病缓解期的治疗有着重要地位。呼吸锻炼必不可少，除采用腹式呼吸外，还要强调必须缩拢口唇呼气，以防止细支气管在呼气时过早闭合；可酌情使用免疫增强药或扶正固本中成药，以提高免疫力，延长缓解期；长期氧疗及营养支持治疗在缓解期不得中断；要强调戒烟、保持环境卫生和预防感冒。

5. 机械通气

包括无创辅助通气或有创辅助通气。对于酸碱失衡应根据动脉血气监测，区别呼吸性或代谢性类型，出现高碳酸血症时，若 pH<7.2，则应无条件立即进行机械辅助通气。

四、预后

老年慢性肺源性心脏病心、肺功能损害随着年龄增长而加重，同时老年慢性肺源性心脏病患者机体免疫力低，病程长，常伴发其他老年性疾病，多数预后不良，病死率高达 10%～15%。

第三节 老年血脂异常家庭用药

血脂异常是指各种原因导致的血浆中总胆固醇、低密度脂蛋白、三酰甘油超出正常范围及（或）高密度脂蛋白低下的到一种全身性脂代谢异常。

血脂异常是老年人心血管疾病的重要危险因素之一，大量流行病学调查结果，观察到血脂水平随年龄增长而升高，因此，老年人群中高脂血症的发生率也相应增加。国外前瞻性研究显示，6010 例老年人（平均 71.7 岁）中，高低密度脂蛋白（LDL－C）、低高密度脂蛋白（HDL－C）、高三酰甘油（TG）血症及复合型血脂异常的发生率分别是 78.1%、23.3%、35.7% 和 40.3%。国内对 14050 例 60 岁以上老年人高血脂的患病率流行病学调查显示，高胆固醇（TC）血症（TC≥5.7mmol/L）的患病率为 34.62%；高 TG 血症（TG≥1.7mmol/L）的患病率为 50.06%；二者均高为 17.78%。

流行病学调查结果显示，血清脂质及脂蛋白水平随年龄而变化，男女存在差异。TC 水平常随年龄而上升，但到 70 岁后不再上升，甚至有所下降；中青年期女性低于男性，绝经期后 TC 水平较同年龄男性高。儿童期 LDL－C 水平男女都较低，此后均逐渐升高，但女性由于雌激素的影响 LDL－C 的上升幅度小于男性，绝经期后女性 LDL－C 水平明显升高并超过男性。HDL－C 在儿童期水平通常较高，进入青春期后，男性 HDL－C 水平开始下降，并持续低于女性。女性 60—70 岁以后 HDL－C 稍见下降，其平均 HDL－C 水平持续高于男性。TG 在成年期均呈持续性上升，但男性在 50—60 岁时开始下降，而女性则 70 岁以后下降。欧美国家女性 TC 和 LDL－C 水平 60 岁达高峰，而男性 50 岁左右即到高峰，70 岁后开始下降。

一、发生机制

(一)病因

血脂异常的病因除少数是由于全身性疾病所致外（继发性高脂血症），绝大多数是因遗传基因缺陷（或与环境因素相互作用）引起（原发性高脂血症）。遗传方面主要是存在遗传基因变异或缺陷，使 TC 和 TG 的吸收率、合成率以及体内 LDL 分解代谢率出现改变。而环境因素则主要指饮食的不合理性，例如高胆固醇、高脂肪和高热量摄入等。

（二）发病机制

老年人血脂异常的特征主要表现为 HDL－C 降低,TG,LDL－C 升高,其机制可能是:

(1)随着年龄增长而增加,肝脏及周围组织胆固醇储量增加,抑制了 LDL 受体的表达,使肝细胞摄取 LDL－C 减少,对 LDL－C 的分解代谢减少,血浆 TC 和 LDL－C 水平增加。另外,老年期的脂肪组织增加,胰岛素抵抗等因素加速体内脂解作用,为肝脏合成 VLDL－C 提供较多的游离脂肪酸,肝脏合成和分泌 VLDL－C 增加,有过多的 VLDL－C 转变为 LDL－C。

(2)中年以后脂蛋白脂酶活性降低,使餐后乳糜微粒和 VLDL－C 的清除速率减慢,主要表现为血清 TG 水平升高。

(3)老年期体内的卵磷脂胆固醇酰基转移酶活性较青壮年时降低,影响 HDL 中胆固醇脂化,可能进一步干扰周围组织中胆固醇逆转及清除代谢,血清 HDL－C 降低。

二、临床诊断

（一）临床表现

高脂血症的临床表现主要包括两大方面:

(1)脂质在真皮内沉积所引起的黄色瘤。

(2)脂质在血管内皮沉积所引起动脉粥样硬化,产生冠心病、缺血性脑血管病、周围血管病等。由于高脂血症时黄色瘤的发生率并不十分高,动脉粥样硬化的发生发展则需要相当长的时间,所以多数血脂异常患者并无任何症状和异常体征。

老年人因血脂异常所致的冠心病,脑卒中等疾病明显多于青年人或中年人。老年人与中青年人一样,其 LDL－C、TC 水平均反映心血管危险程度。Framingham 研究显示,TC 每升高 1mg/mL,心血管病发病增加 2%,这种现象普遍见于 60—70 岁的老年人。SHFP 研究显示,基础水平 TC、非 HDL－C、LDL－C、TC/HDL－C、非 HDL－C/HDL－C 及 LDL－C/HDL－C 升高,心血管危险度增加 30%～50%。PREV－ICTUS 研究显示 60 岁以上老年人高 LDL－C 血症发病率极高,心血管危险较正常人升高 4 倍,而低 HDL－C 血症的老年人,心血管危险度升高 1 倍,单纯高 TC 血症并未显著增加危险,但高 LDL－C 加低 HDL－C 或高 LDL－C 加高 TC 血症时,心血管危险显著高于单纯的高 LDL－C 血症,三项血脂指标异常时,心血管危险达最大。

黄色瘤是一种异常的局限性皮肤隆起,其颜色可为黄色、橘黄色或棕红色,多呈结节、斑块或丘疹形状,质地一般柔软。根据黄色瘤的形态,发生部位,一般可分为下列 6 种:

(1)肌腱黄色瘤,为圆形或卵圆形的皮下结节,质硬,发生在肌腱部位(多见于跟腱,手或足背伸侧肌腱,膝部,腹直肌和肩三角肌腱),与其上皮肤粘连,边界清楚。常是家族性高胆固醇血症较为特征性的表现。

(2)掌皱纹黄色瘤,发生在手掌部的浅条状扁平黄色瘤,呈橘黄色轻度凸起,分布于手指间皱褶处,对诊断家族性异常 β 脂蛋白血症有一定的价值。

(3)结节性黄色瘤,好发于身体的伸侧,如肘、膝指节伸侧以及髋、距小腿(踝)、臀等部位,发展缓慢,为圆形状结节,其大小不一,边界清楚,早期质软,后期质地变硬。多见于家族性异常 β 脂蛋白血症或家族性高胆固醇血症。

(4)结节疹性黄色瘤,好发于肘部四肢伸侧和臀部,皮损常在短期内成批出现,呈结节状有融合趋势,疹状黄色瘤常包绕着结节状黄色瘤,呈橘黄色常伴有炎性基底。主要见于家族性异常 β 脂蛋白血症。

(5)疹性黄色瘤,表现为针头或火柴头大小丘疹,橘黄或棕黄色伴有炎性基底,有时口腔黏膜也可受累,见于高三酰甘油血症。

(6)扁平黄色瘤,见于睑周,又称睑黄色瘤,较为常见。表现为眼睑周围处发生橘黄色略高出皮面的扁平丘疹状或片状瘤,边界清楚,质地柔软。泛发的可波及面、颈、躯干和肢体。常见于各种高脂血症,但也可见于血脂正常者。

(二)辅助检查

1. 常规血脂检测项目

临床上血脂检测项目较多,基本应有项目包括 TC、TG、LDL－C 和 HDL－C。

(1)血浆总胆固醇(TC):是指血液中各类脂蛋白所含胆固醇之和。我国人群 TC ＜5.18mmol/L(200mg/dl)为合适范围;TC 在 5.18～6.19mmol/L(200～239mg/dl)为边缘升高;TC≥6.22mmol/L(240mg/dl)为升高。虽然将血浆 TC＜5.18mmol/L 划为合适水平,但并不等于其为正常值。有研究表明,对于冠心病及其等危症患者,只要其血浆 TC＞3.5mmol/L(＞135mg/dl),就应进行降低胆固醇治疗。

(2)低密度脂蛋白胆固醇(LDL－C):LDL－C 增高是动脉粥样硬化发生、发展的主要危险因素。LDL－C 可采用 Friedwald 公式计算,也可采用沉淀法直接测定。应用 Friedwald 公式计算 LDL－C 方法非常简便,也比较准确,目前绝大多数采用此法,但血清 TG＞4.5mmol/L(＞400mg/dl)时则不宜采用此法,只能直接测定 LDL－C 浓度。我国人群 LDL－C＜3.37mmol/L(130mg/dl)为合适范围;LDL－C3.37～4.12mmol/L(130～159mg/dl)为边缘升高;LDL－C≥4.14mmol/L(160mg/dl)为升高。

(3)高密度脂蛋白胆固醇(HDL－C),HDL－C 水平的降低,缺血性心血管病发病危险增加。我国人群 HDL－C≥1.04mmol/L(40mg/dl)为减少,HDL－C≥1.55mmol/L(60mg/dl)为升高。

(4)三酰甘油(TG):TG 水平上升缺血性心血管疾病发病危险有所升高。TG1.70mmol/L(150mg/dl)以下为合适范围;1.70～2.25mmol/L(150～199mg/dl)为边缘升高 26mmol/L(200mg/dl)为升高,

2. 新增血脂检测项目

(1)载脂蛋白 AI(apoAI):血清 apoAI 可以反映 HDL 水平,与 HDL－C 呈明显正相关,其临床意义也大致相似。正常人群血清 apoAI 水平多在 1.2～1.6g/L 范围内,女性略高于男性。

(2)载脂蛋白 B(apoB):apoB 有 apoB48 和 apoB100 两种,除特殊说明外,临床常规测定

的 apoB 通常指的是 apoB100。血清 apoB 主要反映 LDL 水平,与血清 LDL-C 水平呈明显正相关,临床意义也与 LDL-C 相似,正常人群血清 apoB 多在 $0.8\sim1.1g/L$ 范围内。

（3）脂蛋白（a）[Lp（a）]：正常人群中 Lp（a）水平呈偏态分布,虽然个别人可高达 $1.0g/L$ 以上,但 80% 的正常人在 $0.2g/L$ 以下。临床通常以 $0.3g/L$ 为重要分界,高于此水平者患冠心病的危险性明显增高。

（4）小而致密的 LDL（sLDL）：血浆 TG 水平与 LDL 颗粒结构有关。当 TG<$1.7mmol/L$（$150mg/dl$）时,大而轻的 LDL 较多,血浆电泳时 LDL 谱呈“A”型；当 TG>$1.7mmol/L$,sLDL 水平升高,LDL 谱呈“B”型,并伴随血浆 apoB 水平升高,HDL-C 及 apoAI 水平降低。sLDL 具有很强的致动脉硬化作用,但尚无简便可靠的实用方法检测 sLDL。

（5）非高密度脂蛋白胆固醇（非-HDL-C）：是指除 HDL 以外其他脂蛋白中胆固醇含量的总和,其中 LDL-C 占 70% 以上。计算方法为:非 HDL-C＝TC-HDL-C。非 HDL-C 可作为冠心病及其他高危人群防治时调脂治疗的第二目标,适用于 TG 水平在 $2.26\sim5.65mmol/L$（$200\sim500mg/dl$）时,特别适用于 VLDL-C 增高、HDL-C,偏低而 LDL-C 不高或已达治疗目标的个体。

3. 其他检查

X 线、超声、放射性核素、心电图、动脉造影等检查有助于发现动脉粥样硬化和冠心病。

（三）诊断与鉴别诊断

1. 血脂检查的重点对象

（1）已有冠心病、脑血管疾病或周围动脉粥样硬化病者。

（2）有高血压、糖尿病、肥胖、吸烟者。

（3）有冠心病或动脉粥样硬化病家族史,尤其是直系亲属中有早发冠心病或其他动脉粥样硬化性疾病者。

（4）有皮肤黄色瘤者。

（5）有家族性高脂血症者。建议 40 岁以上男性和绝经后女性应每年均进行血脂检查。

2. 血脂异常的诊断

2007 年中国成人血脂异常防治指南制定联合委员会制定的“中国成人血脂异常防治指南”提出了血脂水平分层标准（表 5-2）。

表 5-2　2007 年中国血脂异常防治指南血脂水平分层标准（mmol/L）

分层	TC	LDL-C	HDL-C	TG
适合范围	<5.18	<3.37	≥1.04	<1.7
边缘升高	5.18~6.19	3.37~4.12		1.70~2.25
升高	≥6.22	≥4.14	≥1.55	>2.26
降低			<1.04	

3. 血脂异常危险分层

2007 年中国成人血脂异常防治指南基于根据心血管发病的综合危险决定干预强度的原则,建议按照有无冠心病及其等危症、有无高血压和其他心血管危险因素的多少,结合血脂水平来综合评估心血管病的发病危险,将人群进行危险性分层(表 5-3)。

表 5-3　血脂异常危险分层

危险分层	TC 5.18~6.19mmol/L 或 LDL-C 3.37~4.12mmol/L	TC≥6.22mmol/L 或 LDL-C≥4.14mmol/L
无高血压且其他危险因素数＜3	低危	低危
高血压或其他危险因素数≥3	低危	低危
高血压且其他危险因素数	中危	高危
冠心病及其等危症	高危	高危

注:其他危险因素包括:年龄(男性≥45 岁,女性≥55 岁)、吸烟、低 HDL-C、肥胖和早发缺血性心血管病家族史。低危:10 年心血管事件危险性＜5％;中危:10 年心血管事件危险性 5％~10％;高危:冠心病或冠心病等危症,或 10 年心血管事件危险 10％~15％;极高危:急性冠脉综合征或缺血性心血管病合并糖尿病

4. 血脂异常分类

目前有关血脂异常的分类较为繁杂,归纳起来有三种分类方法:

(1)基于是否继发于全身系统性疾病而分为继发性高脂血症和原发性高脂血症。

(2)高脂蛋白血症的表型分类法:基于各种血浆脂蛋白升高的程度不同分为五型(Ⅰ、Ⅱ、Ⅲ、Ⅳ和Ⅴ型)。这种分型方法对指导临床上诊断和治疗高脂血症有很多帮助,缺点是过于繁杂,为此衍生出简易分型方法,即将高脂血症分为高胆固醇血症、高三酰甘油血症、混合型高脂血症和低高密度脂蛋白血症。

(3)基因分型法:存在单一或多个遗传基因的缺陷,多具家族聚集性,有明显的遗传倾向,临床上通常称为家族性高脂血症,包括家族性高胆固醇血症、家族性载脂蛋白 B 缺陷症、家族性混合性高脂血症、家族性异常 β 脂蛋白血症、多基因家族性高胆固醇血症、家族性脂蛋白(a)血症和家族性高三酰甘油血症。

5. 鉴别诊断

血脂异常的诊断不难,根据检验结果易于明确诊断。其鉴别主要是血脂异常各类型之间的鉴别。

三、治疗策略

(一)药物治疗

调脂药物可分为 6 类,不同种类作用效果各不相同。贝特类可使 TG 水平降低 20％~50％、LDL-C 水平降低 5％~20％、HDL-C 水平升高 10％~20％,适用于高 TG 血症或以 TG 升高为主的混合型高脂血症和低 HDL-C 血症。临床上可供选择的贝特类药物有:非诺贝特(片剂 0.1g,3 次/天;微粒化胶囊 0.2g,1 次/天苯扎贝

特 0.2g,3 次/天;吉非贝齐 0.6g,2 次/天。不良反应有消化不良,胆石症,肝酶升高和肌病。烟酸类可使 LDL－C 水平降低 15%～30%、TG 水平降低 20%～50%、HDL－C 水平升高 15%～30%,适用于高 TG 血症或以 TG 升高为主的混合型高脂血症和低 HDL－C 血症。烟酸有速释剂和缓释剂两种剂型,速释剂不良反应明显,现多已不用。缓释剂开始用量为 0.375～0.5g,睡前服用,4 周后增量至 1g/d,逐渐增至最大剂 2g/d。新合成的烟酸衍生物阿昔莫司,常用剂量为 0.25g,2～3 次/天。不良反应有颜面潮红、高血糖、高尿酸、上消化道不适。胆酸螯合剂可以使 LDL－C 水平降低 15%～30%,HDL－C 水平升高 3%～5%,对 TG 水平无影响。常用的胆酸螯合剂有考来烯胺(每日 4～6g,分 3 次服用)、考来替泊(每日 5～20g,分 3 次服用)。不良反应有胃肠不适、便秘、影响某些药物的吸收。绝对禁忌证为异常 β 脂蛋白血症和 TG>4.52mmol/L,相对禁忌证为 TG>2.26mmol/L0 胆固醇吸收抑制剂依折麦布是一类新的调脂药,适用于单独应用大剂量他汀类治疗 LDL－C 仍然不能达标者,常用剂量 10mg/d,使 LDL－C 约降低 18%,不良反应有头痛和恶心,偶尔可致肝酶和肌酶升高。他汀类使 LDL－C 水平降低 20%～60%,TG 水平降低 10%～40%,HDL－C 水平升高 5%～15%,并且具有调脂外的作用(如抗炎等)是防治高 TC 血症和动脉硬化性疾病非常重要的药物,常用的他汀类药物有阿托伐他汀(10mg/d)、洛伐他汀(40mg/d)、普伐他汀(40mg/d)、辛伐他汀(20～40mg/d)、氟伐他汀(40～80mg/d)、瑞舒伐他汀(5～10mg/d),匹伐他汀(2mg/d)。不良反应主要是肝酶升高和肌病。

对于 LDL－C 水平和 TC 水平增高的患者首选他汀类治疗,他汀类药物在老年人群中具有与普通人群相似的效果和安全性。可根据患者的个体特点选择不同的他汀类药物并根据疗效调整剂量。对于单独应用大剂量他汀类治疗 LDL－C 仍不能达标的患者,依折麦布的安全性较好,是一个很好的辅助治疗,它能够使 LDL－C 水平和 TC 水平在他汀类治疗基础上进一步下降 15%～20%。

高 TG 与冠心病危险间存在着中等强度的相关性。对于高 TG 血症治疗的策略取决于 TG 升高的原因和严重程度。为防治冠心病,对于临界或轻中度高 TG 血症者,首要目标仍是降低 LDL－C 并使其达到目标值。TG 水平在 1.70～2.25mmol/L 者主要采取非药物治疗措施;TG 水平在 2.26～5.50mmol/L 者可使用烟酸或贝特类药物;TG 水平>5.65mmol/L 者首选贝特类或烟酸类药物。n－3 多不饱和脂肪酸(鱼油)可使 TG 水平下降 25%～30%,贝特类或烟酸与 n－3 多不饱和脂肪酸合用常可获得较好疗效。如上述治疗仍不能获得较好疗效,可加他汀类药物。

混合型血脂异常,首先应强调 LDL－C 达标,首选他汀类药物,但在 LDL－C 达标后,TG 增高成为心血管病剩余风险的重要组分。因此,在 LDL－C 达标后,如果 TG>2.26mmol/L,应同时应用贝特类药物或烟酸、n－3 多不饱和脂肪酸治疗,但合并用药增加发生不良反应的风险。

对于低 HDL－C 血症,烟酸、贝特类或他汀类药物均不同程度地升高 HDL－C0

(二)非药物治疗

1. 治疗性生活方式改变

　　治疗性生活方式改变在有效改善血脂异常的同时减少心血管事件,是老年人血脂异常的首要治疗。主要措施包括戒烟、限盐、限酒、减少饱和脂肪酸和胆固醇的摄入,增加食物中蔬菜、水果、鱼类、豆类、粗粮及食物中甾醇、可溶性纤维的摄入,适当减轻体重、增加规律的体力活动等。

　　2. 其他治疗措施

　　包括外科手术、透析疗法和基因治疗等。外科手术治疗包括部分小肠切除和肝移植等,现已基本不用。基因治疗对单基因缺陷所致的家族性高胆固醇血症是一种有希望的治疗方法,但目前技术尚不成熟。透析疗法仅用于极个别对他汀类药物过敏或不能耐受者或罕见的纯合子家族性高胆固醇血症患者。

　　(三)老年人调血脂治疗目标水平和注意事项

　　1. 老年人调血脂治疗目标水平

　　一般要求将高危老年患者 LDL－C 和 TC 水平控制在 2.59mmol/L 和 4.14mmol/L 以下;极高危老年患者 LDL－C 和 TC 水平控制在 2.07mmol/L 和 3.11mmol/L 以下。TG 轻中度升高时,LDL－C 达标仍是主要目标,同时把非 HDL－C 达标为次要目标,非 HDL－C 的达标值为 LDL－C 达标值加 0.78mmol/L。

　　2. 老年人调脂治疗的注意事项

　　(1)所有血脂异常的老年人均应鼓励调整饮食结构,采取健康的生活方式。减轻体重和运动需要根据患者自身情况决定。不提倡老年患者过多严格地控制饮食和快速减轻体重,以免引起机体抵抗力下降和生活质量降低,甚至增加死亡率。

　　(2)要遵循在健康生活方式改变基础上的个体化降脂药物治疗原则。即根据血脂水平和心血管病的危险分层及合并用药情况,参照《中国成人血脂防治指南》,充分参考调脂治疗原则和目标值,认真评估老年人调脂治疗的风险与获益,选择合适的治疗药物和确定初始剂量,然后根据治疗反应调整剂量。

　　(3)老年人多伴有不同程度的肝肾功能减退,以及并存多种慢性疾病而合并使用多种药物,需要警惕与调脂药物间的相互作用和药物不良反应。因此,降脂药物剂量的选择需要慎重考虑,起始剂量不宜太大,在检测肝肾功能和肌酸激酶的条件下合理调整药物剂量。

　　(4)安全性是老年人药物治疗的首务,现有临床证据表明,老年患者和其他人群一样,具有对调脂药物良好的耐受性和安全性。但是,随着他汀类药物剂量的增大或与贝特类合用时,肝酶升高的发生率明显增加,因不良反应和肌病中断治疗者增加,肝酶异常和肌病的发生率增加。当肝酶超过正常上限 2 倍和(或)肌酸激酶超过正常上限 3 倍时,可减量或停药;当肝酶超过正常上限 3 倍和(或)肌酸激酶超过正常上限 5 倍时应立即停药并密切观察病情变化。

　　(5)老年人影响血脂的因素很多,如甲状腺功能、糖尿病、饮食、药物等,积极纠正这些因素有利于血脂控制。调脂治疗的同时,还应注意全面纠正心血管病的其他危险因素,如高血压、肥胖、吸烟等。

　　(6)合并使用多种药物时,药物间相互作用于细胞色素 P450 酶代谢系统,尤其与

3A4 同工酶有关,因此,应尽量选择作用于肝内或体内不同代谢途径的药物,并以各自的小剂量开始,严密观察不良反应。与他汀类药物同时服用导致不良反应增加的常用药物有:红霉素、克拉霉素、环孢素、奈法唑酮、伊曲康唑、吉非贝齐、胺碘酮、华法林、硝苯地平、维拉帕米、地尔硫䓬、西咪替丁、质子泵抑制剂、HIV 蛋白酶抑制剂等。此外,大量饮用西柚汁,酗酒等也增加发生肌病的风险。

(7)目前虽然尚缺乏 80 岁以上人群的调脂结果,但我国专家共识指出年龄不应成为高龄老年人使用他汀类药物的障碍,应根据其生理年龄、肝肾功能、伴随疾病合并用药等综合情况,合理选择调脂药物,以达到改善生活质量,降低病死率的目的。

(8)血脂控制达标后,应坚持长期用药,可根据血脂水平调控剂量,甚至更换不同的调脂药物。联合用药则改为单一用药,使用单药则可减半应用。减量或调整药物后要加强血脂监测。如无特殊原因不应停药,突然停药后短期内血脂升高,可使心血管事件增加。

(9)研究显示,在老年极高危人群使用他汀类药物强化调脂治疗能与年轻人同等获益,且不良反应无显著增加。因此,目前提倡老年患者强化调脂治疗。但要强调的是强化调脂治疗应根据患者的全身状况进行整体评估,要考虑到患者的预期寿命,调脂治疗的临床获益与风险的平衡,并从小剂量开始用药,严密监测,在安全的前提下进行有效的治疗。

四、预后

老年人血脂异常与心血管不良反应预后间有着十分密切的联系,Framingham 研究显示,TC 每升高 1mg/mL,心血管病发病增加 2%,这种现象普遍见于 60—70 岁的老年人。SHEP 研究显示,基础水平 TC、非 HDL－C、LDL－C、TC/HDL－C、非 HDL－C/HDL－C 及 LDL－C/HDL－C 升高,心血管危险度增加 30%～50%。PREV－IC－TUS 研究显示,60 岁以上老年人高 LDL－C 血症发病率极高,心血管危险较正常人升高 4 倍,而低 HDL－C 血症的老年人,心血管危险度升高 1 倍,老年人群早期,积极,有效地调脂治疗,可显著减慢或逆转动脉粥样硬化进程和相关的心血管事件。

第四节　老年低血压家庭用药

多数学者认为老年低血压是指血压≤100/60mmHg 的老年人,由于伴有症状,严重影响老年人的生活质量,导致重要脏器的进行性功能减退甚至衰竭。部分突发低血压可直接导致老年人脑卒中、心肌梗死、晕厥、外伤等各种严重临床事件,应引起关注。另有部分老年人尤其是老年女性长期处于低血压状态,但无临床症状或仅有轻度临床表现。因此,对于老年低血压患者要综合判断,不能仅凭血压数值做出处理决策。目前我国老年低血压尚无大规模流行病学资料,国外流行病学资料显示老年低血压患病率约为 20%。我国一组小样本检测结果显示老年直立性低血压约为 23.1%,随年龄升高而增加。老年性低血压可分为三大类:无症状性低血压、直立性低血压、症状性低血压。直立性低血压又可分为可逆性和不可逆性两类。

一、发生机制

（一）心源性因素

1. 后负荷过重

常见于主、肺动脉疾病及其瓣膜狭窄致流出道阻力增大及心搏量减少,肥厚性心肌病,肺动脉高压,肺栓塞等。

2. 前负荷不足

二尖瓣狭窄、钙化病变;左房黏液瘤;腔静脉阻塞等可导致左心室充盈受阻,回心血量下降、心搏量减少,致心排血量下降,出现低血压。

3. 心脏收缩功能下降

冠心病、心肌炎、心力衰竭、心脏压塞、缩窄性心包炎等导致心排血量下降,血压降低。

4. 心律或心率异常

心动过速、过缓,严重房室传导阻滞等导致心排血量下降,血压降低。

（二）药物因素

老年人由于多种疾病并存,常多种药物联合应用,加之老年人血管神经调节功能减退,易出现药物性低血压。常见的引起药物性低血压的药物有:α受体拮抗药、降压药物、血管扩张药物、抗心绞痛药物、镇静类药物、三环类抗抑郁药及胰岛素过量等。

（三）周围神经或血管张力增高

（1）迷走神经兴奋性增高。

（2）慢性酒精中毒、糖尿病、维生素缺乏导致自主神经受损和血管调节功能下降。

（3）体位改变导致直立性低血压。可逆性多为周围静脉淤血、血流缓慢、药物使用不当等,当体位改变时血管、神经及有效血容量来不及调节。不可逆性低血压则多为特发性系统性萎缩、自主神经和血管功能受损所致。

（四）内分泌及代谢功能障碍

常见的有老年低血糖症、嗜铬细胞瘤、甲状腺功能减退症、癔症、酸中毒及电解质紊乱等。

（五）尿毒症或透析术后

主要是该类疾病可导致血容量不足、血管调节功能受损,导致回心血量减少,心排血量降低,导致低血压。

（六）中枢神经功能障碍和自主神经功能不全

帕金森、脑血管病、脊髓疾病等引起血管调节功能下降。

（七）其他疾病

各种休克、贫血、脱水、失血等可通过不同机制降低血压。

二、临床诊断

（一）临床表现

老年患者对低血压耐受性较好且反应迟钝,加之其他疾病掩盖,老年人低血压常易被忽略。一般不合并器质性疾病的老年低血压患者血压低且脉压差小,心率偏慢,性格多内向,体格消瘦者相对多见,老年女性更为多见。症状性老年低血压多有不同程度缺血症状:头痛、头晕、乏力、失眠、记忆力下降、纳差等。部分有严重器质性疾病的患者多有相关疾病症状,如心肌缺血、心肌梗死等症状。症状性低血压严重时可伴突然、短暂的意识障碍即晕厥。

（二）辅助检查

1. 血常规及生化检查

可发现有无贫血及贫血程度、有无电解质紊乱、酸碱平衡失调等。

2. 自主神经系统功能检查

过度呼吸实验、应力试验、阿托品心脏反应试验、吸气握拳试验等。但老年人做这些检查时有一定风险,临床上常做好检查前评估,一般较少采用。

3. 心电图及心电生理检查

所有老年低血压患者都应进行心电图检查,可发现是否存在严重心律失常、房室传导阻滞、缺血改变等导致低血压的可能原因。必要时可进一步行动态心电图及心脏电生理检查。

4. 超声心动图

可了解有无器质性心脏疾病,如瓣膜性心脏病、老年性主动脉瓣退行性变、左房黏液瘤等。

5. 头颅 CT 及 MRI

用于排除中枢神经系统疾病,主要是脑血管疾病。一般不作为常规检查。

6. 直立倾斜试验

对于部分严重低血压导致晕厥发生的老年患者可考虑进行该项检查。由于老年人多合并有其他慢性疾病,故一定要严格掌握适应证和禁忌证。试验过程中要严密观察和监护。一般基础试验阳性率为 17.2％～33.3％;基础试验加刺激试验阳性率为 75.8％～87.5％,且特异性和准确性均较高。

（三）诊断与鉴别诊断

目前老年性低血压的诊断标准不统一,但大多数学者认为血压低于 100/60mmHg 为诊断标准。对于无症状性低血压达到血压标准即可做出诊断。对于症状性低血压除血压达到诊断标准外还应具备相应临床症状和阳性检查结果方能做出诊断。直立性低血压患者低血压从卧位转为立位或坐位后血压较前下降 20/10mmHg 或收缩压下降到 80mmHg 以下,持续 2 分钟以上,恢复卧位后升到正常和接近正常,伴有症状性低血压的临床表现且平卧后症状减轻或消失可做出诊断。

鉴别诊断主要是各种低血压病因之间的鉴别。

三、治疗策略

（一）药物治疗

一般情况下不提倡积极药物治疗,对于症状较重、严重影响生活质量的患者可应用药物治疗。

（1）升高血压可选用米多君每次 5～20mg，每日 3 次。

（2）扩容治疗可增加氯化钠摄入或口服氢化可的松 0.05～0.1mg/d，治疗过程中需密切监测电解质及心功能状况。

（3）β 受体措抗药和迷走神经抑制药如美托洛尔 12.5～25mg/d，山莨菪碱 10mg/d，可用于控制晕厥。高龄患者可给半量，要密切监测药物不良反应。

（4）其他药物如麦角醇制剂、吲哚美辛也可试用，但对老年患者应慎重使用。也可采用中医中药治疗。

（二）非药物治疗

（1）避免各种诱因：各种可能引起低血压的药物，老年人中较多见的是 α 受体拮抗药及硝酸酯类药物，钙拮抗药与利尿药联合使用等，应慎重。

（2）放宽水和钠盐摄入的限制：无心功能不全及高血压者每日钠盐摄入可达 10g。

（3）积极治疗各种原发疾病：如心力衰竭、心律失常、电解质紊乱、神经系统疾病、糖尿病、贫血等。

（4）康复锻炼：对于高龄、体弱患者尤为重要，要循序渐进，锻炼的内容和时间因人而异，但不宜过猛。

（5）某些物理治疗：如：穿紧身裤、弹力袜、腹带等可增加静脉回心血量。

（6）针对直立性低血压可采取以下措施：

1）睡眠时用头高足低位，与地面呈 10°以上斜度。

2）防止夜间如厕时发生直立性低血压，使用床旁便器、厕所扶手等。

3）体位转换时速度不宜过快，每种体位保持 1～2 分钟，无不适反应再进入下一体位。

4）洗浴时间不宜过长，浴水不宜过热。

5）每餐不宜过饱，餐后不宜立即站立。

6）避免长期卧床、长久站立、过度劳动，少用灌肠通便方法。

7）一旦出现晕厥前驱症状应尽快躺下并呼救。

8）避免高空作业或其他危险作业。

四、预后

部分无症状性低血压患者可不予特殊治疗。未合并其他器质性疾病的低血压患者预后多良好，无晕厥表现的直立性低血压预后也较好。合并严重器质性疾病或反复晕厥发作的老年性低血压患者预后差。不可逆的直立性低血压多继发于自主神经功能紊乱性疾病和其他一些神经系统器质性疾病，预后差，病死率高，国内一组 5 年随访的患者中 5 年病死率达 44.1%。

第五节　老年昏厥家庭用药

晕厥是指突发短暂的可自行恢复的意识和体位姿势丧失的一组临床综合征。根本原因是短暂的可恢复的广泛大脑缺血。特点是发病迅速、持续时间短、可完全自行恢复。老年人是晕厥的高发人群,美国一组调查数据显示在美国养老院老年人群中晕厥年发生率为 6%,发生晕厥的老年人约 30% 出现反复发作,70 岁以上老年人 10 年晕厥发病率约为 23%,年发病率为 11.1%(70—79 岁)。老年晕厥发作严重影响老年人生活质量,并可能危及到老年人群的生命安全,故应引起医务工作者的重视。

一、发生机制

(一)直立性低血压性晕厥(体位性晕厥)

直立性低血压性晕厥是老年人中较常见的晕厥,随年龄增长而增加。体位变动时发生明显低血压,导致脑血流灌注不足诱发晕厥。原因是自主神经功能障碍,不能及时应对突发的体位改变所致。此种自主神经功能障碍可继发于外部因素,如药物、脱水、热环境、液体摄入不足等;也可以是原发性的衰退。部分慢性疾病,如糖尿病、慢性酒精中毒可诱发体位性晕厥。

(二)心源性晕厥

严重心律失常如严重的窦性停搏、高度房室传导阻滞、快速心律失常等及某些严重器质性心脏病均可导致心排血量下降及体循环低血压,诱发脑供血不足而产生晕厥。

(三)神经系统介导的反射性晕厥

由于异常的神经反射导致血管舒张诱发血压下降伴随不协调的变时调节反应(血压下降时心率无相应增快甚至出现心动过缓及停搏),当血管扩张引起的血压下降超过脑血管自我调节的能力时,脑血流灌注迅速下降从而诱发晕厥。常见类型有血管神经性晕厥、颈动脉窦综合征、情景性晕厥等。

(四)脑血管疾病导致的晕厥

由于脑血管异常致广泛大脑皮质缺血或上行激活系统的部分关键部位缺血而诱发晕厥。血管性头痛是脑血管病导致的晕厥中最常见类型,椎动脉 TIA 多为眩晕发作,也有晕厥发生。

二、临床诊断

(一)临床表现

晕厥发作一般仅在大脑从原本供氧丰富的状态突然陷入严重缺氧状态时才发生,因此发作一般急剧,发作前多有头晕、眩晕、打哈欠、黑矇、感觉混乱、出冷汗前驱症状。发作时常在数秒钟内失去知觉,伴面色苍白,血压下降,瞳孔扩大,对光反射迟钝,肌腱反射降低,脉搏细弱,严重者可有大便失禁及惊厥发作。此种发作在短时间内自行恢复,恢复后表现极度虚弱和疲劳。

(二)辅助检查

1. 心电图

动态心电图及心电生理检查所有晕厥发作的老年患者均应行心电图检查。心电图可提示某些严重的心律失常和某些固有的传导系统结构异常性疾病,如高度房室传导阻滞,窦性停搏,预激综合征,长 Q—T 综合征,短 Q—T 综合征,Brugada 综合征等,同时还可提示是否存在严重的冠状动脉疾病等,对于常规心电图提示心律失常为晕厥的可能原因时应进一步行24～72小时动态心电图记录或心电生理检查,尤其是常规心电图和动态心电图未发现异常而临床上高度怀疑晕厥与心律失常有关时应进行心电生理检查。

2. 直立倾斜试验(HUT)

对于不明原因晕厥一次以上,已排除心源性、神经源性晕厥,也未发现其他明确病因的患者可行 HUT 检查。如果基础试验为阴性,在平卧5～10分钟后可进行刺激试验。一般基础试验阳性率为17.2%～33.3%;基础试验加刺激试验阳性率提高到75.8%～87.5%,且特异度和准确度更高。在试验中不可人为的缩短倾斜持续时间以避免假阴性。老年人在行刺激试验时应严格掌握适应证和禁忌证,试验过程严密监测。一般 HUT 相对安全但仅对血管神经性晕厥和迟发型直立性晕厥有鉴别诊断意义。

3. 颈动脉窦按摩

用于诊断颈动脉窦综合征导致的晕厥,对大于40岁经初步检查未发现明确原因的晕厥患者应进行该项检查,检查过程中应进行心电血压监测,对于3个月内发生 TIA 或卒中事件及体查有颈动脉血管杂首者为禁忌。

4. 超声心动图

可帮助发现有无器质性心脏病,如瓣膜性心脏病,尤其是二尖瓣狭窄、主动脉瓣狭窄;左房黏液瘤;大血管病变等。

5. 其他检查

肺动脉造影可提示有无肺动脉栓塞,颅脑CT 或 MRI 可用于发现脑血管疾病,冠状动脉造影可排除严重冠脉疾病等。

(三)诊断与鉴别诊断

根据典型临床表现和辅助检查,诊断一般不难。2009年欧洲晕厥治疗指南提出晕厥诊断须注意以下4点:

(1)是否有完全意识丧失?

(2)是否发作迅速且持续时间短暂?

(3)是否完全自行恢复且无后遗症?

(4)是否有肌紧张消失?如果4项均具备则晕厥可能性极大,如果≥1项不具备诊断晕厥前应排除其他原因引起的意识丧失。

晕厥应与 TIA、癔症、眩晕、癫痫等疾病相鉴别。

三、治疗策略

(一)药物治疗

根据不同类型晕厥采取不同的药物进行治疗。

(1)反射性晕厥可用α受体激动剂(依替福林、米多君),有研究证实米多君可显著降低晕厥的发生率,但由于对尿量影响,老年偶尔发作者不推荐长期应用。

(2)直立性和体位性晕厥:米多君、氟氢可的松可改善晕厥症状,由于药物导致的直立性低血压引起晕厥应及时停用相关药物。

（3）心源性晕厥应用相应药物控制心律失常，改善心肌缺血和心功能。

（二）非药物治疗

1. 物理治疗

是治疗反射性晕厥的一线治疗方案，包括物理抗压力训练，如交叉腿或握力训练；倾斜训练等可减少晕厥发作。

2. 心脏抑制为主要原因的晕厥

如窦性停搏、房室传导阻滞、窦房阻滞等予以心脏起搏治疗。

3. 快速心律失常导致的晕厥

阵发性室上速导致的晕厥首先导管射频消融术。室性心动过速导致的晕厥可行导管消融或置入埋藏式心脏复律除颤器（ICD）。

4. 其他器质性疾病导致的晕厥

心脏瓣膜病予外科换瓣术；严重冠状动脉疾病予血供重建（PCI、CABG 等）；严重心肌病予以 ICD 治疗；遗传性离子通道疾病可考虑置入 ICD，但目前有争议。

四、预后

晕厥患者的预后与诱发的基础疾病程度及晕厥复发频度有关，多数预后不良者与基础疾病相关，而与晕厥本身的严重程度关系不大。对于合并器质性病变尤其是心脏器质性病变及联合病变者预后差。晕厥发作次数是预测复发的最佳指标，有 3 次发作史者 1、2 年的复发率分别为 36%、42%；1～2 次发作患者，1 年复发率为 15%。

第五节　老年下肢深静脉血栓形成家庭用药

下肢深静脉血栓是静脉血栓栓塞症（VTE）最常见类型。流行病学调查显示老年患者 VTE 发病率每年超过 0.6%，大于 80 岁患者风险更高，80 岁人群发病率是 30 岁人群的 30 倍。资料表明 10% 的老年人群院内死亡与 VTE 相关，50%～70% 的院内 VTE 是内科住院患者。老年人群由于自身原因活动减少，某些慢性疾病长期卧床，某些手术、血液高凝等易并发静脉血栓，下肢静脉血栓是老年人群常见疾病。该病可导致继发性静脉曲张、难治性下肢皮肤溃疡、血栓脱落诱发肺栓塞等，严重影响老年人群生活质量甚至危及生命。

一、发生机制

（一）静脉回流缓慢

静脉回流缓慢常见于手术患者。由于麻醉、术后卧床导致周围静脉扩张及下肢肌肉松弛，致下肢静脉回流滞缓，诱发血栓。静脉血流缓慢使组织缺氧致细胞代谢障碍局部产生凝血酶积聚；同时由于细胞破坏释放血清素和组胺，导致基底膜裸露，血小板黏附，释放凝血物质导致血栓形成。

（二）异常的血液高凝状态

异常的血液高凝状态是引起静脉血栓的基本因素。各种严重创伤、大型手术等均可导致血液浓缩和血小板黏附性增高;恶性肿瘤时组织破坏释放多种促凝物质降低凝血酶水平,增加血液黏稠度。大量止血剂使用也可使血液处于高凝状态。

（三）静脉损伤

因化学性因素、机械性因素、感染性因素等导致静脉的内膜受损破坏内皮细胞功能,并导致血小板在受损部位聚集、黏附,出现纤维蛋白沉积,导致静脉血栓形成。

二、临床诊断

（一）临床表现

症状轻者仅表现为一侧肢体肿胀,于长时间站立或活动后加重,卧床或抬高患者后减轻,严重者因高度肿胀出现疼痛,部分患者可有患肢麻木感。患者皮肤溃疡常经久不愈,病程较长者可出现浅静脉曲张、皮肤色素沉着及皮炎、静脉功能不全、溃疡等,称为血栓栓塞后综合征（PTS）。体格检查有以下特点:

（1）肿胀:是所有下肢静脉曲张患者共有的体征,应每日通过卷尺精确测量与健侧对比才可靠,这一体征对诊断下肢深静脉血栓形成有较高价值。

（2）压痛:通常在血栓部位有压痛,因此,体检时应仔细检查小腿肌肉、腘窝、内收肌管、腹股沟下方的静脉。

（3）Homas 征阳性:即足向背侧急剧弯曲时小腿肌肉深部疼痛。

（4）浅静脉曲张:一般发病 1～2 周后出现。

548 老年心血管病用药手册

（二）辅助检查

1. D－二聚体

深静脉血栓时 D－二聚体均升高,但由于受各种因素影响,阳性价值不大,但阴性预测值达 $97\%\sim99\%$。可作为静脉血栓形成的筛查手段。

2. 静脉压测量

患者静脉压升高,正常站立时足背静脉弓平均压力为 $18.8cmH_2O$。周围大静脉压正常为 $6\sim12cmH_2O$,但静脉栓塞时常 $>20cmH_2O$。

3. 超声检查

能迅速做出诊断,确诊率 $31\%\sim94\%$。目前采用彩色血流多普勒实时显像法对膝关节以上深静脉血栓形成有良好的特异度和敏感度,可替代 X 线静脉造影检查。但普通超声检查对以下情况不敏感:

（1）小静脉栓塞。

（2）圈套静脉,由于未形成明显阻塞难以发现。

（3）有大侧支循环或大浅静脉时可造成通畅假象。

（4）不能测到肌肉中的静脉、股深静脉、盆腔静脉丛的血栓。

4. X 线静脉造影

是诊断深静脉血栓形成的"金标准"。可显示阻塞的部位、程度、范围和侧支循环状态。

（三）诊断与鉴别诊断

静脉血栓栓塞症的诊断,首先根据临床症状和体征进行初筛,可采用下列危险评分方法作为初筛指标。

1. Searvelies 和 Wells 评分表

（1）活动性肿瘤（近 6 个月做过治疗或姑息治疗）。

（2）腓肠肌较对策肿胀＞3cm（胫骨结节下方 10cm 测量）。

（3）侧肢浅静脉建立（非曲张）。

（4）凹陷性水肿（限于有症状肢体）。

（5）整条腿肿胀。

（6）深静脉走行区疼痛。

（7）麻痹、轻瘫或最近下肢有管型固定。

（8）最近卧床不起＞3 天,或过去 4 周内需要局部麻醉和全身麻醉的大手术。

（9）有 DVT 病史。

（10）至少是可能的选择性诊断。1～9 项每项加 1 分,10 项减 2 评分≥2 分可能性大,考虑行下肢静脉影像学检查,＜2 分可能性不大,可查 D－二聚体等排除。

2. 对于内科住院患者 ACCP－9 的 Padva 评分系统

（1）进展期肿瘤。

（2）有 VTE 病史。

（3）活动量减少。

（4）存在已知的易栓因素。

（5）近 1 个月内有外伤和（或）手术史。

（6）年龄≥70 岁。

（7）心功能和（或）肺功能衰竭。

（8）急性心肌梗死或缺血性卒中。

（9）肥胖（BMI＞30kg/m^2）。

（10）正在接受激素治疗。

（1）～（4）项计 3 分,（5）计 2 分,（6）～（10）计 1 分。总计≥4 分为高危,静脉栓塞发生率为 11.0％,总计＜4 分为低危,静脉栓塞发生率为 0.3％。

本病需与急性下肢动脉栓塞、急性下肢弥散性淋巴管炎、急性小腿肌炎、小腿深静脉破裂出血、急性小腿纤维组织炎、小腿肌劳损等疾病相鉴别。

三、治疗策略

（一）药物治疗

1. 抗凝治疗

是深静脉血栓形成的主要治疗方法。目的在于控制血栓继续滋长和预防其他部位新血栓形成,促使血栓静脉再管化。常用药物有肝素和香豆素类衍化物。普通肝素起效快,作用时间短,一般需静脉持续用药,用药期间监测凝血功能,使 APTT 维持在对照值的 1.5～2.0 倍（50～70 秒）。常用量 5000～10000U 静脉注射之后以

1000～1500U/h 持续静滴，APTT 达标后改间断静注或低分子肝素皮下注射，用药一般不超过 10 天。也可于手术后 36 小时皮下注射低分子肝素 4000～5000U，每日 2 次。香豆素类衍化物常用药物有华法林、双香豆素，以华法林常用。在使用肝素后 1 周内或与肝素同时开始使用，与肝素重叠用药 4～5 天，监测凝血功能，调整 INR 值在 2.0～3.0。新型口服抗凝药利伐沙班系 Xa 因子抑制药，被推荐用于成人静脉血栓栓塞，可作为华法林替代药物。由于老年人出血风险较一般人群高，故应严格掌握适应证和禁忌证，用药期间严密观察，INR 值不宜太高，最好不超过 2.5。一般抗凝治疗适应证为：

(1)静脉血栓形成后 1 个月内。

(2)血栓形成后有肺栓塞可能时。

(3)取栓术后。

禁忌证为：

(1)出血倾向。

(2)溃疡病。

(3)亚急性心内膜炎。

(4)流产后。

对于内科 VTE 高风险的住院患者接受抗栓治疗前需评估出血风险。出血高风险指以下几种情况：

(1)活动性消化道溃疡。

(2)入院前 3 个月有过各种出血。

(3)血小板计数<$50×10^9$/L。

(4)年龄≥85 岁。

(5)男性。

(6)肝衰竭。

(7)肾衰竭[肾小球滤过率<30mL/(min・m^2)]。

(8)需住 ICU 或 CCU。

(9)中心静脉置管。

(10)风湿免疫疾病；肿瘤。以上(1)～(3)的任一种或(4)～(10)的任两种均为出血高危，进行抗栓治疗时应慎重。临床上高出血风险的患者并不少见，故出于对出血风险考虑，对老年患者进行预防性抗凝治疗的比例多不高。

2. 溶栓治疗

血栓形成早期有一定疗效，但对能否减少血栓栓塞后综合征目前有争议。对下肢静脉血栓形成应仅限于某些较严重的髂－股静脉血栓或并发肺栓塞者。一般在发病 1 周内使用。常用药物有尿激酶、链激酶、阿替普酶等。尿激酶初始量 5 万 U/次，溶于 5%葡萄糖或低分子右旋糖酐 250～500mL 静脉滴注，每日 2 次，之后根据纤维蛋白和优球蛋白溶解时间调整剂量，维持使用 7～10 天。阿替普酶目前尚无在下肢深静脉血栓形成的使用经验。链激酶不良反应多目前已经很少使用。

（二）非药物治疗

1. 一般治疗

（1）卧床休息和抬高患肢，一般深静脉血栓栓塞患者需卧床休息 1～2 周。期间避免用力挤压防止血栓脱落导致肺栓塞。患肢应高于心脏水平，离床面 20～30cm 水平，膝关节微屈致 5°～10°水平，床脚抬高 30°。

（2）开始下床活动时应穿弹力袜或用弹力绷带维持一定静脉压，防止水肿加重。

（3）保持大便通畅，避免用力排便使血栓脱落。

2. 手术治疗

下肢静脉血栓形成一般不采取手术取栓治疗，但对上述治疗后 48～72 小时无效、广泛髂静脉血栓形成伴动脉血供障碍而肢体趋于坏疽者，可考虑血栓摘除术或 Fogarty 导管取栓术。对于有动脉血供障碍肢体趋于坏死的患者宜早手术，手术时间越早血栓与管壁粘连及炎症反应程度越轻、静脉内膜破坏越轻、继发血栓形成越少、手术取栓越彻底，疗效越好。术后应予抗凝治疗。

3. 介入治疗

（1）对于慢性髂静脉、下腔静脉阻塞，可予球囊扩张并置入支架。

（2）血栓位置高，已达膝关节以上，肺栓塞高危时、足量抗凝后仍有血栓反复发生、特殊原因需终止抗凝时、某些严重的败血症性血栓败血症难以控制时可考虑置入下腔静脉滤过器。

4. 机械预防法

采用跳板装置、充气长筒靴、电刺激法加速静脉血流、降低手术患者下肢静脉血栓形成发病率。

四、预后

多数下肢深静脉血栓形成患者通过积极治疗预后良好，部分病例可遗留静脉栓塞综合征等后遗症。栓塞位置高、早期处理不及时或处置不当的可能并发肺栓塞，预后差。高龄患者易合并多种严重原发疾病及血栓自身并发症多，预后较差。

第六章　如何正确用药

口服是药品最常见的使用方法，具有使用方便、起效平稳和相对安全的特点。常见的口服药剂型有片剂、胶囊、颗粒剂、散剂和溶液剂等，根据药物本身特点和疾病治疗需求又设计了各种缓、控释口服制剂和咀嚼片、含化片、漂浮片等定点释放或发挥局部作用的口服制剂。

一、用药方式根据剂型选择

(一)口服固体制剂

包括片剂、胶囊、丸剂、部分颗粒剂等。服用后在体内经过崩解、释放、吸收、分布、代谢和排泄的动力学过程，起效较慢，作用平稳，使用方便。

(二)口服液体制剂

包括口服溶液剂和合剂。止咳糖浆类口服液体制剂若用水冲服则可降低糖浆黏稠度，不能在呼吸道形成保护膜，影响疗效，因此用时不得以水送服。

二、需要嚼碎服用的药品

一般情况下，片剂需整片吞咽，不能嚼碎服用。然而，有些片剂根据其所对疾病的作用必须嚼碎服用。

(一)咀嚼片

如西咪替丁咀嚼片、铝镁加咀嚼片、孟鲁司特咀嚼片等。

(二)胃黏膜保护药

如复方胃舒平、氢氧化铝片、胶体次枸橼酸铋片等，嚼碎后可快速在胃壁上形成保护膜，从而减轻胃内容物对胃壁溃疡的刺激。

(三)某些急救药品

如冠心病患者在心绞痛发作时，要将硝酸甘油片嚼碎含于舌下，这样才能迅速缓解心绞痛。又如高血压者在血压突然增高时，立即取 1 片硝苯地平(心痛定)嚼碎在舌下含化，能够起到速效降压的作用，从而避免血压过高可能带来的危险。

三、不能研碎服用的药品

由于小儿和老年人的吞咽能力较差，大的药片可能会卡在咽喉部，因此许多患者会把药品研碎后再服用。有些剂型的片剂研碎后服用不仅降低药效，甚至会发生不良反应，下面介绍几种不能研碎服用的药品。

(一)缓释片剂

缓释片剂是用特殊的高密度材料做成骨架，药物包藏于骨架中缓慢释放，若研碎则会破坏骨架结构，影响药效。

(二)控释片剂

控释片剂是对药物释放要求相对较高的制剂，所以多见于心血管制剂。它是在单位时间内有着比较恒定的释放剂量,以维持血药浓度恒定,效力更持久。药片被研碎后控释膜或控释骨架被破坏,药物会迅速释放出来,就达不到控释的目的了,甚至会引起体内药物浓度骤然上升,造成药物中毒。

(三)双层片剂

如多酶片是含3种消化酶(淀粉酶、胃蛋白酶、胰酶)的双层片。外层为一般肠衣,淀粉酶和胃蛋白酶在药片的外层,可在胃内发挥助消化作用。而胰酶需在碱性肠道中发挥作用,因而被包裹在药片的内层。若药片研碎就会失去保护作用,尤其是胰酶粉剂残留在口腔中,可破坏口腔黏膜,可引起严重的口腔溃疡。

(四)肠溶片剂

是指在胃液中2小时不会发生崩解或溶解,而在肠液中能够崩解和吸收的一种片剂。这种药片必须整粒吞咽,若研碎后服用不仅会降低药物疗效,还会引起不良反应。

四、泡腾片的正确服用

泡腾片指药物与辅料(包含有机酸与碳酸氢盐)制成的,溶于水中产生大量二氧化碳而呈泡腾状的片剂。其溶解后口感酸甜清凉,易于服用,多用于可溶性药物的片剂,如泡腾维生素C片、泡腾钙片等。

服用泡腾片的注意事项如下:

(1)泡腾片一般宜用100～150mL凉开水或温水浸泡,可迅速崩解和释放药物,待完全溶解或气泡消失后再饮用。如果用80℃以上的水冲服维生素C泡腾片,则会使它遭到严重破坏。

(2)不应让幼儿自行服用,严禁直接服用或口含服。

(3)药液中如有不溶物、沉淀、絮状物时不宜服用。

(4)泡腾片在储存时应密封,避免受热、受潮。

五、能否同时服用中西药

一般来说中西药是可以同时服用的,而且往往会获得较好的治疗效果。所谓同服,有时是一起服,有时是隔开服,如中药的习惯服用方法是早、晚各1次,西药是每日3次或4次,所以发生冲突的机会较少。有些中成药,如感冒清、速效伤风胶囊和一些滋补药等,是由中西药合成的,效果都很好。

但是有些中药和西药是不能同时服用的,如西药中的四环素,它主要用于炎症,它易与钙、镁、铁等无机物结合,形成难以吸收的络合物,从而降低药效。

中药洋金花和西药阿托品同时服用,易出现中毒症状,因为洋金花里也含有阿托品的成分。在服用维生素B_1时,不宜同时服用石榴皮、地榆、五倍子等,因为这些中药中含有大量的鞣质,而鞣质可使维生素B_1失去作用。

因此,为了避免以上所述的情况发生,在服药时,即便没有禁忌的情况,中药和西药也宜错开时间服用,如出现中毒反应,应及时停药。

六、服用中药的正确方法

中药制剂包括中药成方制剂、中成药及单味药制剂等。当代的成方制剂与中成药品种已超过万余种,在我国医疗保健事业中起到十分重要的作用,同时也要规范合理的应用,才能起到显著的效果。

(一)大蜜丸

大蜜丸以蜂蜜为黏稠剂,具有味甜、滋润、作用和缓等特点,适用于慢性病及需滋补者服用。正确服用大蜜丸的方法如下:

(1)服用前剥去外壳(蜡壳、塑料壳、纸壳),取出蜜丸放于洁净的白纸上。

(2)洗净双手,用小刀切成黄豆大小的块,用手搓圆。

(3)以温开水或芦根水、姜水送咽,或将蜜丸直接放入口内咀嚼,用温开水送服。

(4)大蜜丸在贮藏中,温度过高或过分干燥会引起皱皮甚至干裂;或受潮发霉或虫蛀鼠咬,一旦发生上述情况就不要再服。

(二)小蜜丸

小蜜丸也是以蜂蜜为黏稠剂,具有味甜、滋润、作用和缓等特点,服用方便,适用于慢性病及需滋补者服用。正确服用小蜜丸的方法如下:

(1)服用剂量常以克(g)表示,服用前宜仔细算好服用量,不可散失或出错。

(2)以温开水或芦根水、姜水送咽。不宜用茶水、咖啡或奶制品送服。

(3)小蜜丸在贮藏中,温度过高会干裂;或受潮发霉成团,一旦发生上述情况就不要再服。

(三)滴丸

滴丸剂制备简单,生产周期短,药物受热时间短,含量较准确。多用于病情急重者,如冠心病、心绞痛、咳嗽等。服用中药滴丸剂时应注意以下事项:

(1)仔细看好药物的服用方法,把握好服用剂量,不能过大。

(2)服用滴丸剂时,宜以少量温开水服用,或直接含于舌下。

(3)服用后要稍微休息片刻。

(4)滴丸剂在贮藏时不宜受热。

(四)口服液

多为10支1盒的包装。正确服用口服液的方法如下:

(1)小心撕开口服液瓶盖口处的金属小条(撕时如金属条断裂,可用小钳子撕下)。

(2)启开瓶盖后,注意瓶口是否有破口(防止细碎玻璃屑入口)。

(3)或将吸管透过瓶盖插入瓶子底,用吸管吸取药液,但用力不宜过猛,以免引起呛肺。

(4)如无吸管,可把药液倒至容器内或直接服用。

(5)有些药品在储存过程中会产生浑浊或沉淀,如是正常现象(非絮状物、黑色沉淀),服前应摇匀。

(五)中药的特殊服用方法

(1)风寒外感表证所用的辛温发表药,应趁热服下。

(2)高热、口渴、喜冷饮的热性病所用的清热药,宜稍冷后再服。

（3）病情特殊宜采取不同的处理方法,如热性病反而表现为手足发凉的为真热假寒证,须寒药热服;寒证而见燥热的为真寒假热证,须热药冷服。

（4）药物中毒,以冷服解救的药为宜。

（5）中成药常用白开水送服,但为了提高疗效,还可采用以下服用方法:

1）白酒或黄酒送服:治疗气血虚弱、机体虚寒、气滞血瘀、风湿痹痛、脑卒中（脑血管意外）、四肢活动不便等病的中成药,以酒送服疗效更好。

2）生姜汤送服:治疗风寒表证、肺寒、脾胃虚寒、呃逆等证,可用姜汤送服。

3）淡盐水送服:治疗肾虚的中药,淡盐水送服。中医学认为咸入肾,淡盐水有助于药更好地发挥对肾病的疗效。

4）米汤送服:补气、健脾、养胃、利胆、止渴、利便的中成药,都可用米汤送服。

5）稀粥送服:贝壳等矿物质类的药难以消化,选用稀粥送服以减少对胃肠的刺激。

七、煎中药的正确方法

煎中药是为了使药材里的有效成分溶解于水中,便于饮用和治疗疾病。

（一）煎药容器

最好使用砂锅和陶罐;玻璃烧杯、搪瓷杯（瓷面完好,不露铁）次之;铁锅、铜锅、铝锅、锡锅不宜使用。因为中药里含有鞣酸、有机酸成分,与金属可发生反应,生成沉淀,对人体不利。

（二）水质

自来水最好,如以河水、泉水、井水,应沉淀1小时后再用。

（三）加水量

水量要适宜,一次加足,水多则使药液淡而量大,尤其对水肿者可加重病情;水少煎煮易干焦,有效成分提取不完全。

首次煎煮的加水量,以药材重量计,首剂每10g药加水100mL,次剂每10g药加水60mU同时要视药性而定,解表药首次加水400～600mL,次剂280～300mL;一般药分别加水 500 ～ 700mL、300mL、350mL;滋补药分别加水 700 ～ 900mL、400～450mL。

（四）煎煮次数

通常1剂药可煎煮2次,混合后平均为2份,煎后药液的适宜容量成人为100～150mL;儿童为50～75mL。

（五）煎煮火候

煎煮一般药先用大火,煮沸后改用小火;对解表药,始终用大火,以取其芳香之气。

（六）煎煮时间

解表药首次煎煮15～20分钟,次煎10～15分钟;一般药首煎20～25分钟,次煎15～20分钟;滋补药首煎30～35分钟,次煎20～25分钟。

煎中药的各个环节,必须规范操作,否则不但药材的成分不能充分利用,还可能使药性发生改变,对人造成伤害。

(七)特别药物的煎法

煎中药时对一般的药可混合煎煮,但对个别的中药材不宜,需要特殊的操作如下:

1. 先煎

对贝壳、矿石药,最好以大火煮沸,继续煎煮 15～20 分钟,然后放入其他药材同煎。

2. 后下

含有挥发油、芳香油的药材,在其他一般药已煎煮 10～15 分钟后放入,同时煎煮 5～15 分钟即可停火。

3. 包煎

对黏性大、有细毛的种子药材,如车前子、山药、葶苈子,可以纱布包好再与其他药材共煎,目的是减少其黏糊锅底,同时防止其毛刺刺激咽喉。

4. 另煎

对某些贵重药材如人参、鹿茸宜单煮,煎煮好后与其他药液混合服用。

5. 烊化

对黏性大的胶类,如鹿角胶、阿胶,不宜与其他一般药共煎,另放入容器内隔水炖化,或以少量水煮化,再兑入其他药物同服。

6. 冲服

对剂量微小而贵重的药材,如鹿角粉、西洋参粉、珍珠粉、三七粉等宜研磨成细末后以水冲服,或加入药液的表面冲服。

八、掌握服药的时间

(一)空腹服

清晨空腹时,胃和小肠已基本没有食物,胃排空快。此时服用药物迅速到达小肠,吸收充分,作用迅速有效。如抗结核药利福平胶囊,空腹服药,没有食物影响药物吸收,血药浓度可达高峰,并很快吸收分布到全身。其他如容积性泻药硫酸镁也宜空腹服用,保持高药物浓度,充分发挥药物的疗效,以达到导泻的作用。凡因胃内食物影响吸收的药物,均应空腹服用,如驱虫药、盐类泻药等。

(二)睡前服

睡前服药是指睡前 15～30 分钟服药。神经衰弱的失眠患者服用的镇静催眠药如地西泮(安定)、阿普唑仑等,睡前服可加快和保证睡眠。

(三)顿服

是指病情需要一次性服药。某些疾病如肾病综合征、顽固的支气管哮喘,需长期服用糖皮质激素来控制病情时,采用顿服法。

(四)协同作用服药

头孢氨苄胶囊,饭后服药影响吸收可使疗效降低,血药浓度下降。维生素 B_2 饭后服可使药物缓慢进入小肠,有利于增加吸收;阿司匹林、保泰松、吲哚美辛、苯妥英钠等空腹服用,将会加重不良反应;抗酸药氢氧化铝、氧化镁与西咪替丁同服,可使西咪替丁的吸收减少,血药浓度降低。

九、控制服药的饮水量

口服药品以温开水送服为宜,尤其是含蛋白质或益生细菌成分的药品。如胃蛋白合剂、胰蛋白酶合剂、淀粉酶、多酶片、乳酶生、酵母片等,受热后凝固变性,失去作用。维生素 C、维生素 B_1、维生素 B_2 等药品受热后易造成化学结构破坏,也不宜热开水送服。

口服药品以水送服,以 1 杯水量为宜,过多饮水没有必要,在某些情况下可能影响药效。而有些药物影响人体水盐代谢必须增加饮水量。

如胃黏膜保护药复方氢氧化铝片,服用时大量饮水会冲淡药物在胃内的浓度,不易形成保护膜;需要在胃部吸收的药品,大量饮水加速胃排空,减少药物的吸收;平喘药如氨茶碱等具有利尿作用,利胆药如曲匹布通(舒胆通)等可促进胆汁分泌并造成腹泻;双膦酸盐类药物如阿仑膦酸钠(福善美)等可导致电解质紊乱和水分丢失。上述药品服用后应多喝水,以补充机体的水分丢失。HIV 蛋白酶抑制药、抗痛风药(如丙磺舒等)和磺胺嘧啶等主要经肾排泄,并易形成结石的药品应大量饮水(每日 2000mL 以上),避免尿路结石形成,必要时口服碳酸氢钠以碱化尿液。

十、注意服药时的姿势

患者服药大多比较注意时间和剂量,很少注重服药姿势,殊不知服药姿势也会影响药效的发挥。用药姿势不当,不仅药效得不到很好的发挥,还有可能对身体造成伤害。

(一)站立姿势

服用大多数药物时,最好采用直立体位或端坐姿势,尤其是大药片和胶囊制剂,这样的姿势可使药物顺利经过食管进入胃。卧病在床的患者,如果仰卧吞服片剂、胶囊,则易使药物黏附在食管上,药物直接刺激食管黏膜可引发炎症和溃疡,药物不能进入胃肠道也会影响疗效。因此,如果病情允许,患者最好在服药后稍做轻微活动,以避免药物滞留食管。

(二)卧位姿势

有些药物则比较特殊,需要患者刻意采取卧位姿势服用。例如,硝酸甘油能扩张外周血管,降低血压,含服硝酸甘油应采用半卧位,而且这种姿势能使回心血量减少,利于心绞痛较快缓解。服用睡眠诱导期短的催眠药,患者应在服用后立即躺卧,以免发生意外。服用胃黏膜保护药治疗胃体后侧壁溃疡时,患者应采取左侧卧位。因为此类药物的治病机制是药物与胃黏液中的黏蛋白结合形成保护膜,覆盖溃疡面,以促进溃疡面的愈合。因此,应根据溃疡的部位不同采用不同的卧位姿势。

十一、解决漏服药物现象

对于糖尿病患者来说,即便是偶尔一次漏服药物,也可能引起血糖显著波动或短期内居高不下,若经常忘记按时服药,后果则更加严重。几乎所有患者都有偶尔忘记按时服药的情况。老年人记忆力减退,漏服药物的情况更是时有发生。

药物的服用时间和服用次数是根据所服药物在人体内的药动学和药效学特点决定的,不同药物在人体内的代谢过程是不同的,因此每种药物都有其特定的服用时间和服用次数。给药间隔一般取决于药物的半衰期,间隔时间过长达不到有效血药浓度,间隔时间过短则易造成血药浓度过高,引起药物蓄积中毒。

漏服一次药物,对有些药物可能影响不大,但对另外一些药物可能会导致疗效丧失、疾病复发或病情反跳加重。那么,发现漏服药物后,该怎么办呢?

(一)多数药物漏服不必补

对于大多数药物而言,发生漏服药物后,如果不是接近下一次服药时间,都可以马上按量补服药物。如果已接近下一次服药时间,就不必补服,只能少服一次,接着按原来方案服药。如本应餐前口服的磺脲类药物,饭后才想起药还没吃,此时可以抓紧补服,漏服降糖药也可临时改服快速起效的降糖药羟甲基淀粉钠(诺和龙),以减轻漏服药物对疾病的影响。但若是餐后很长时间才想起来没有吃药,这时正确的做法是,在服药前先查血糖,如果血糖较高,可以临时增加原来的用药剂量,并把服药后进餐的时间适当后延。若餐后血糖仍然比较高,对于年轻患者可以适当增加运动量。

有些药物如地高辛,发现漏服时,如果超过规定时间且在给药间隔时间的一半以内,可以按量补服,接着按原来方案规定时间服药。如果已经超过一半间隔时间则不可补服药,下次务必按时服药即可。

另外一些药物,如抗肿瘤药环磷酰胺、左旋溶肉瘤素、巯嘌呤、甲氨蝶呤,免疫调节药物硫唑嘌呤、左旋咪唑、他莫昔芬和β-干扰素,降压药物利舍平(利血平)和去甲基利血平等,这些药物漏服一次对治疗不会造成太大影响,漏服药物后不必补服,可按原来规定时间服药继续治疗。

总之,如果忘记服药的时间与正常服药时间接近,最好是及时补服,以减少漏服药物带来的不良影响。但若耽误时间太久,千万不要草率行事,要遵医嘱。

(二)特殊药物补服方法

(1)糖皮质激素类药物:如氢化可的松、泼尼松、倍他米松、地塞米松、甲泼尼松龙等,根据治疗需要,临床常采用不同的给药方案。如果按隔日1次服药,在服药当日发现漏服应立即补服,在次日发现漏服也应立即补服,并及时调整方案,服药时间顺延。如果按每日1次服药,在发现漏服后应立即补服,次日发现则不必补服,只能少服一次,不可加倍服药。如果按每日2~3次服药,在发现漏服时应立即按量补服,若在下次服药时才发现漏服,此次应服加倍剂量,此后仍按原来规定时间服药。

(2)抗精神病药物:如醋奋乃静、氯丙嗪、氯氮平等,如果按每日1次服药,发现漏服后应立即补服,除非已到下次服药时间,则不必补服,也不可加倍服药。若每日多次服药,在超过规定1小时以内可按量补服,1小时以上就不可补服,接着按原来规定时间服药。

(3)抗生素类药物:要尽量做到定时定量服药,发现漏服药物时应立即补服,如果已接近下一次服药时间,则不必补服,只能少服一次,然后按原来规定的时间服药。

（4）抗甲状腺药物：甲硫咪唑和丙硫氧嘧啶及用于治疗女性不孕症的氯米芬等，在发现漏服药物后，应立即补服，如果已到下一次服药时间，此时为保证疗效需要加倍服药。此类情况比较特殊，患者需注意。

（5）治疗老年人帕金森病的药物：如左旋多巴、比哌立登（安克痉）、卡比多巴等，漏服后应立即补服，但如果发现漏服药物时已距离下次服药不足 2 小时，可不必补服，只能少服一次。

（6）口服避孕药物：在发现漏服后应马上停止服药，并使用其他避孕措施，直至月经期开始，或能排除妊娠情况后可以再次使用。

（三）不能随意补服药物

绝大多数药物，发现漏服后，切不可在下一次服药时加倍剂量服药，以免造成严重后果。特别是那些安全剂量范围窄、毒性作用强的药物，如地高辛、苯妥英钠、氨茶碱等，这些药物如果加倍剂量服用，可导致严重中毒。此外，还有些药物，加倍服用后药效也会成倍增加，药效过强会引发严重后果，如降压药物和降糖药物，会导致危险的低血压或低血糖。

（四）记忆力不好宜选长效制剂

老年人记忆力减退，难免会发生漏服药物的情况。为了减少漏服药物对疾病治疗的影响，经常忘记服药的患者宜选用长效制剂。如糖尿病患者，轻度到中度血糖升高的患者，可以选用长效的口服降糖药，如每日只需口服 1 次的长效格列吡嗪（瑞易宁）、格列齐特（达美康）缓释片或者是格列本脲。目前，长效的二甲双胍片剂也已上市，可供患者选用，每日只服 1 次药物，既方便又安全，尤其适合记忆力不好的老年患者。

如果单纯用胰岛素治疗糖尿病，每天注射至少 2 次以上，而且胰岛素注射液和口服降糖药在药物治疗上是不能相互替代的。按时定量用药对疾病的治疗十分重要。

十二、处理吃错药问题

日常生活中，人们很容易将药物吃错，为了预防错服药物，家中存有的药品应分门别类，外用药和内服药要分开存放。外用药有许多水剂，如眼药水、脚气水、皮肤药水、牙痛水等，要醒目区分，千万不能将脚气水当眼药水使用。内服药没有瓶签的要清楚的写上药名、用法、用量，以免吃错。

（一）误服碘酒

可多喝些稠面糊和米粥。大量淀粉物质进入胃后，二方面能保护胃黏膜，另一方面能与碘结合，生成一种蓝色的化合物，然后催吐，把胃里的东西吐出来，那么误服的碘酒也会随之吐出来了，并及时送医院由医生处理。

（二）误服了腐蚀性强的来苏儿、石炭酸

应立刻让患者喝生鸡蛋清、牛奶、豆浆、稠米汤等，这些食物能起到保护食管和胃黏膜的作用，并要及时送往医院由医生处理。患者家属要记得去医院时将误服药物、瓶子或药袋等带去，以供医生治疗时参考。

（三）误服敌敌畏

首先去医院进行洗胃，用肥皂水或2%～5%的小苏打水等弱碱性溶液冲洗，因为酸性溶液往往会增强敌敌畏的毒性。

（四）金属和生物碱性毒物

可用茶水洗胃，茶中的鞣酸有沉淀毒物的作用，能解毒，并及时送医院由医生处理。

十三、重现对症下药

有的人很怕去医院，所以有了病就自己到药店买药吃。结果花了不少钱，病却没见好。如果患者患有咳嗽，长时间服用多种抗生素都不见好转，一定要到医院进行化验检查，查明病因。若是由衣原体引起的上呼吸道感染，那么服用抗菌药对衣原体、肺炎支原体等病原体根本没有作用。所以，当出现病症时，一定要及早看医生并且对症下药。

（一）不能随便吃的抗生素

之所以把抗生素规定为处方药，是因为感染是由不同病原体引起的，患者自己很难分辨，更不清楚哪些抗生素对它敏感，服药后会产生哪些不良反应，因此随便买抗生素来吃是有很大风险的。另外，感染是一个动态过程，病原体随时有可能发生变化，处方也要根据病情的变化而不断变更。使用抗生素需要根据患者感染的病原体种类、患者的机体状态及药物的抗菌作用、抗菌谱、选择性、对机体的影响等综合考虑，才能制定出最佳的治疗方案。抗生素的使用应遵循"能窄不广、能低不高、能少不多"的原则，即尽量使用抗菌谱窄、老一代的抗生素；减少不必要的抗生素的联合应用；口服制剂能控制感染的就不用针剂，肌内注射能控制感染的就不用静脉滴注。在使用抗生素的过程中，还要密切注意其对人体内正常菌群的影响，根据病原体的药敏试验，随时选择、调整针对性强的药物。

（二）抗生素不能合并使用

有人为了使疾病早日痊愈，认为把几种抗生素一起服用，就能起到很好的消炎作用。殊不知，各类抗生素的抗菌谱都不同，用药不当轻则疗效不理想，重则增加药物毒性作用。

适合抗生素联合使用的疾病多为一种抗生素不能控制的严重感染（败血症、细菌性心内膜炎、化脓性脑膜炎等），混合感染，难治性感染，二重感染及需要长期使用抗生素又要防止耐药菌株发生的疾病。为了减少药物不良反应的发生，联合用药时应适当减少各种药物的剂量。

（三）药价不等于药效

有些患者到医院张口点名要药，要求医生给开"好药""贵药"，这种吃药看广告、吃药赶时髦、不遵医嘱服药的现象目前相当普遍。其实，药物的疗效取决于是否用药对症、合理，而不是药价。在临床治疗中，好医生用药不一定开大处方，往往是几味价格低廉的普通药就可以为患者治好病。

第七章　特殊家庭成员用药原则

一、婴幼儿用药

（一）婴幼儿用药原则

婴幼儿的体液总量及细胞外液高于成人,所以水与电解质的代谢易受病症与外界的影响,且大脑屏障较差,有些药物可能进入脑脊液。药物在肝脏代谢较快,在肾脏排泄也快,药物的消耗率比成人高。因此,婴幼儿用药应该遵循以下原则。

1. 充分考虑婴幼儿身体特点

根据病情决定如何用药,尤其要考虑到婴幼儿的用药特点及剂量。如患小儿感冒时,尽管速效胶囊疗效快、服用方便而为感冒药中的佼佼者,但婴幼儿神经系统、肝脏发育尚不完全,用了速效感冒胶囊易引起惊厥、血小板减少或肝损害。因此在选用药物时既要考虑疾病的需要,又要考虑药物对小儿身体的不利因素。

2. 慎重选择新药特药

婴幼儿处于生长发育的动态变化之中,机体各组织器官尚未成熟,功能也不完善,与成人相比更易发生用药的不良反应。不能用疗效不确切的药物,不要轻信广告药品,不要图新药、图贵药,因为新药的毒、副作用往往需要长期深入细致的临床调查研究,才能最终确定。

3. 选择药物种类宜少而精

宝宝用药品种应尽量减少,能用一种药物治疗的,就不用两种或更多的药,一般合用药品种以不超过3～4种为宜。如果需要同时服用几种药物,要严格遵守医嘱将服药时间错开,以免药物在体内相互作用而产生毒副作用或降低药物的效果。

4. 严格控制联合用药

由于药物之间产生物理吸附或化学络合作用形成配位化合物,联合用药不当时会影响药物的疗效,不良反应的发生率亦随之增高。比如,部分抗生素与钙、镁、铝等无机盐类抗酸药或含铁的抗贫血药合用,会生成配位化合物,影响药物的吸收,降低抗菌效果;因而在服用抗菌素期间,应暂停服用钙片等药品。

5. 严密观察小儿用药情况

要严密观察小儿病情变化及治疗中的药物反应。因为小儿具有病情变化快的特点,要随时决定继续用药或调整用药或调整剂量,使用药更趋合理,争取早日痊愈,减少或避免药源性疾病的发生。同时要注意增强小儿身体抵抗力,给予必要的加强体质的治疗,并给予良好的护理,使疾病彻底痊愈。

6. 打针不一定比吃药好

许多父母带孩子看病总是要求大夫给打针。注射给药的确有作用快、用量准确、利用度高的特点。但一般多用于重症、急症或呕吐症状,以及不能口服或口服后药效降低的药物。因为它有一定的痛苦,对小儿的精神刺激较大,同时对药品的质量、护士的注射技术和医院消毒设施要求较高,否则容易发生一定的局部损伤。静脉注射和静脉输液还有可能出现输液反应。所以说口服给药是最安全、方便和经济的,特别是对一些消化系统疾病,如肠炎和痢疾,治疗效果好。

7. 喂药方法要适当

婴幼儿一般都不喜欢服用药物,家长不应捏着鼻子、掰开嘴强灌、也不能在婴幼儿睡熟、哭闹或挣扎时喂药,以免呛入气管发生危险。喂药时家长可将药物研碎加水溶化后(肠溶片、控释片、薄膜衣片除外)再让孩子服用。

(二)新生儿用药特点

一般来说,新生儿用药有以下几个特点:

(1)新生儿皮肤薄,皮肤局部用药吸收较多,应注意引起中毒。

(2)药物经口服后,胃肠道吸收的差别很大,如氯霉素吸收慢,磺胺药可全部吸收。皮下和肌肉注射由于周围血循环不足往往影响药物吸收和分布,静脉吸收最快,药效可靠。有些药物如磺胺药应用后,引起新生儿黄疸加重,甚至侵入脑组织造成核黄疸,因此,磺胺药不宜用于新生儿。

(3)由于新生儿肝脏发育不成熟,某些酶类缺乏,某些药物应用后可引起生命危险,如氯霉素可引起新生儿灰婴综合征,严重者可致死。

(4)新生儿肾功能发育不全,对巴比妥类、氨苄青霉素、庆大霉素等药物排泄缓慢,直到满月后,肾功能才逐渐完善。因此,一般新生儿用药量宜少,用药间隔应适当延长,同时用药也不宜过久,否则易发生中毒。

(三)婴幼儿用药注意事项

由于婴幼儿新陈代谢旺盛,血液循环快,吸收、排泄都比大人快。另一方面,婴幼儿器官和组织发育还不成熟,既抵抗力低,容易生病,又对药物反应非常敏感。用药稍有不当就会产生严重不良反应。因此,家长给婴幼儿使用任何药物时都应密切注意,以免影响婴幼儿的生长和发育。一般来说,家长给婴幼儿用时需要注意以下几点。

1. 不能随意用药

给婴幼儿用药时,切记解热镇痛药和抗生素除非万不得已尽量不用,即便使用也必须在医生严格指导下使用,退烧药不可过量,用药时间不可过长;三个月以内的婴儿慎用,因为退烧药可以使小婴儿出现虚脱;八岁以内的小孩,特别是小婴儿服用四环素容易引起黄斑牙(四环素牙),个别的还可引起颅压增高(表现为囟门鼓起,头疼);氯霉素可抑制骨髓造血机能,个别的孩子会因应用氯霉素发生再生障碍性贫血,血小板减少,白血球降低;新霉素,卡那霉素,庆大霉素,链霉素可引起小儿耳聋,或肾脏损害,血尿等。

2. 药物剂量要准确

小儿用药剂量也和大人不同。许多药如抗生素、退烧药等都是根据小儿体重计算出来的,有的家长不按医嘱服药,觉得烧高了就多吃一点退烧药;病没有好,就认为是药量不足,任意加大使用剂量,这是非常错误的做法。

3. 注意用药时间和给药方法

不同的病用药时间的长短也不同。尤其是一些慢性病和一些免疫病必须听从医生的指导,不能随意减量、停药和换药,如结核病、风湿病、川崎病、肾病、肝炎、癫痫等都需较长时间用药,而且在用药剂量、疗程、方法诸方面都有一定的讲究,在疾病的不同时期药物剂量也有一定的改变。

另外,婴幼儿用药应尽可能完全避免的药物有:氯霉素、地芬诺酯、依托红霉素、异烟肼、萘啶酸(3个月以内)、呋喃妥因、磺胺类(2个月以内)、四环素类。

二、儿童用药

(一)儿童用药原则

一般来说,儿童期指7～12岁的孩子,由于儿童身体、肝脏尚未完全发育,故儿童用药与大人用药有着很大区别。一般来说,儿童基本用药原则有以下几点:

1. 严格掌握适应证,精心挑选药物

选择药物时应严格掌握小儿病情适应证,精心挑选疗效确切、不良反应较小的药物,切忌使用疗效不确切的药物。

2. 根据病情,明确诊断

根据病情决定如何用药,尤其要考虑到儿童的用药特点及剂量。如小儿支气管哮喘可以应用麻黄素、肾上腺素类药物解除哮喘,但同时患心脏病的孩子就不能用,因为这类药物可使心跳明显加快,对心脏不利。因此,在选用药物时既要考虑疾病的需要,又要考虑药物对小儿身体的不利因素。

3. 根据儿童特点,选择给药途径

口服给药为首选,最好使用白开水送药。肌注给药要考虑注射部位的吸收状况,避免局部结块、坏死。静脉注射虽然吸收完全,但易给患儿带来痛苦和不安全因素。栓剂和灌肠剂对儿童较安全,但品种较少。儿童不宜使用含有刺激性较大的品种,排除各种可能出现的干扰。

4. 不要给患儿随意滥用成人药

因为儿童的肝、肾、神经等器官、组织发育还不完善,很容易受到药物损害或发生中毒反应。比如,阿司匹林类解热镇痛药适于成人应用,如果给患儿应用则要把握用量,一旦过量使用,患儿很容易因出汗过多而造成虚脱。

5. 遵从医嘱,不要滥用"小药"

孩子无论吃什么药都应在医生指导下使用。有些家长把一些小儿常用药称为"小药",想当然地认为小儿服用后可以有病治病,无病防病,其实,这种做法实不可取。如抗菌药物不按时按量的滥用会导致耐药性,一旦真正需要抗生素时,药物反而起不到杀菌消炎作用了。

6. 严密观察儿童用药反应,防止产生不良反应

因为儿童应激能力差,较敏感,易产生药物不良反应,所以用药时要随时决定继续用药或调整用药或调整剂量,减少或避免药源性疾病的发生。同时要注意增强小

儿身体抵抗力,并给予良好的护理。

(二)儿童期用药特点

儿童处于生长发育阶段,机体尚未成熟,对一般药物的反应与成年人有所不同。因此,家长给孩子服用药物时要掌握儿童用药特点,熟悉使用方法和注意事项,如果发生药物不良反应,应及时采取措施。一般来说,儿童期用药特点主要有以下几点:

(1)儿童时期新陈代谢旺盛,药物吸收、代谢和排泄比成人快。

(2)儿童体液占体重比例比成人大,易出现水和电解质紊乱,影响药物代谢。儿童长期或大量应用酸碱类药物,更易引起平衡失调。应用利尿剂后也易出现低钠、低钾现象,故应间歇给药,且剂量不宜过大。

(3)应用大量或多种抗生素比较容易引起消化功能紊乱。比如,四环素可引起牙釉质发育不良和牙齿着色变黄,孕妇、哺乳期妇女及 8 岁以下儿童禁用四环素类抗生素。雄激素的长期应用使骨骼闭合过早,影响生长发育。

(4)激素类药物应慎用。一般情况下尽量避免使用肾上腺皮质激素,如可的松、泼尼松(强的松)等。

(三)儿童用药注意事项

相对于成人来说,儿童看病、服药都比较困难,这是因为儿童正处于生长发育阶段,机体尚未发育成熟,对药物的反应与成人有所不同。因此,在儿童用药时应该特别注意以下几点:

1. 不宜服用成人药

儿童用药的选择无论是品种,还是剂型、剂量,都需考虑这个年龄段人体发育的特点,不能随意参照成人用药。家长在给孩子用药前,要认真阅读药品说明书的各项内容。对明确规定儿童禁用的药品,坚决不能给孩子服用;对没有明确规定儿童禁用的药品,则需要在医生或药师指导下,选用适宜的剂型和剂量,并在孩子服药期间注意观察,监测用药效果或可能发生的不良反应。

2. 儿童不宜用补药

盲目给儿童服用补品,有时不仅无益,还可能带来严重的危害。其原因在于:一是某些保健品含有激素或类激素成分,长期服用会促使儿童性早熟。二是儿童滥服人参及其制剂易出现类似激素导致的中枢神经兴奋症状。三是一些含多种氨基酸、维生素及微量元素的保健品及中药补剂,往往含糖分太高,长期服用易导致儿童龋齿、厌食或肥胖及各种营养过量或不平衡等。四是小孩脾胃薄弱,多服含龟板、鳖甲等成分的保健品可出现上腹胀闷、食欲减退、腹泻或便秘等现象。

3. 在治疗儿童缺铁性贫血时应注意铁制剂使用

铁制剂不是营养补品,不可以长期服用,而要注意配合维生素 C 服用,避免与钙片、牛奶、茶叶等同时服用。铁剂要远离儿童,避免儿童误服超量而引起中毒。

4. 不要自行给孩子搭配使用两种以上药物

在对药物成分不熟悉的情况下,自行给孩子搭配两种以上药品存在安全隐患。因为药物之间有相互作用,且可能重复用药。应在使用前咨询医师。

5. 板蓝根不建议作为感冒预防用药

如果孩子还没有感冒,病毒、细菌还没有侵犯机体,服用板蓝根不仅不能预防感冒,反而容易苦寒伤胃,使孩子食欲下降,消化吸收能力下降,对感冒的抵抗力下降。

6. 给孩子用药要充分了解药物的有效成分、治疗原理、用药剂量及注意事项

比如阿斯匹林,儿童是忌用的,有可能使脑部和肝脏受损,有些药品是间接含有阿斯匹林成分的。

7. 服药要讲究策略

有些孩子即使得了病也不愿服用药品,因为药物味苦难以吞咽,家长可根据个体情况采取具体措施,比如:苦味太重可加点糖;药片、药丸可研细后溶于水制成"汤剂";中药汤剂晾凉可减轻苦味。可使用试管型喂药器或滴管。最好不用普通汤匙喂,因为它不容易控制药量,影响疗效。

(四)儿童用药做到安全合理

儿童正处于身体的发育期,一旦错误用药会造成相当大的危害。那么,儿童应该如何做到安全用药呢?

1. 不要盲目用药

有些家长根据以往经验,或偏信他人之言,给孩子盲目用药。一见孩子发热,就抗生素、解热镇痛药等一起服用。这是十分错误而且危险的做法。盲目用药,只能适得其反。尤其儿童尚处在生长发育阶段,用药量又明显比成人小,小儿肝、肾功能发育尚不成熟,对药物的敏感性高于成人,盲目用药对儿童身体健康的损害更加明显。

2. 不要盲从医药广告

因为有些广告对药品功效往往夸大其词或含糊不清。比如,曾有一个头孢拉定的广告为:"必不可少的头孢菌素,治疗小儿呼吸道感染的理想选择。"但小儿上呼吸道感染 90% 以上由病毒引起,且下呼吸道感染通常大多数也由病毒引起。对病毒引起的呼吸道感染,头孢类药物当然无效。

3. 不要迷信新药和贵药

父母的心情可以理解,但是,并不是所有的新药、贵药就是适合孩子的好药。比如孩子感冒发烧,本来不吃药或少吃药就可以解决的,父母往往要求医生输液;用普通药就可以的,也希望用进口药。再如腹泻,看到孩子拉肚子,家长就不问青红皂白,吡哌酸、氟哌酸一起上。其实,70%的水泻样便为病毒与产毒性大肠肝菌所致,只需多喝水、调整饮食、适当服一些消化酶类药物以及 B 族维生素即可解决,不必动用抗菌药。

4. 要对症下药

药物的作用有两个方面,既有治疗作用,也有不良反应。比如,滥用链霉素、卡那霉素或庆大霉素之后,有的孩子出现了耳聋,甚至因肾功能衰竭导致死亡。就是某些维生素类也可引起中毒。因此,用药前一定要对所用药物的性能、适应证、禁忌证及不良反应等都要详细了解,才能正确应用。同时必须注意:不要用抗生素类药物治疗病毒性疾病,以及非细菌感染性疼痛和发热;勿用抗生素类预防感染。

5. 要正确掌握用药剂量

家长应根据儿童的体重或年龄来计算用药剂量。家长不要自作主张增加用药次数和剂量，更不要频繁更换药物，应严格按照医嘱给患儿服药。

(五)儿童给药方法

给儿童用药应根据年龄特点、病情选用合适的剂型及给药途径。给药的种类及次数不宜过多，以免影响患儿的食欲与休息。一般来说，儿童给药方法主要有如下几种：

1. 口服法

口服给药经济方便，且可减少注射给患儿带来的不良刺激，因此能口服时尽量口服给药，对较大患儿应鼓励其自己吃药。有特殊味道的药物不可和食物放在一起喂，以免引起拒食，造成喂养上的困难。年龄较大的小儿服药时，家长应进行监督，不应将药发给患儿本人自行掌握，以免发生误服或隐瞒不服等情况。

2. 注射法

注射给药时一般药物起作用比口服快，重症、急症或有呕吐者多用此法；有些药物不能口服，或口服可降低疗效，或因使用目的不同，亦需用注射法。注射法对小儿精神刺激较大，可造成一定的局部损伤，静脉注射较易出现反应，故应尽量减少不必要的注射用药。

3. 灌肠法

用此法药物吸收不稳定，小婴儿又难以保留药液，故一般较少使用。

4. 吸入法

对于一些呼吸道疾病如支气管哮喘、喉炎、肺炎等，用此法可以使药物应用于需要的部位。

5. 局部表面给药法

如滴眼、滴鼻、滴耳、敷伤口、涂擦于皮肤等，主要是利用药物的局部治疗作用。比如滴眼液，家长应先把宝宝的头仰起来，用左手的拇指和食指轻轻分开宝宝的上下眼皮，或只用拇指轻轻向下牵引下眼皮，使眼皮和眼球之间形成一个小囊，同时右手持眼药水瓶，药瓶口应距离眼睛 2～3 厘米处，过近不仅容易触及眼睑和睫毛，造成瓶口和药液的污染，有时不小心还会伤及角膜。药水应该滴入该小囊内，而不要直接滴在角膜上，因为角膜感觉神经十分丰富，易突然闭眼挤出药液，影响治疗。不过，给小儿使用外用药时须注意避免患儿用手抹入眼中或吃入口内，并注意适应证、用法等问题，不能因为是外用药而粗心大意。

6. 其他方法

舌下含服、含漱等给药方法只用于能合作的较大患儿。对昏迷患儿必须用口服的药物(如一些中药)时，可用鼻饲法注入。

三、孕产妇及哺乳期用药

(一)孕妇用药原则

孕期应尽量避免不必要的用药，包括保健用品。因为孕妇用药关系到胎儿的生长发育,故有些孕妇为了胎儿健康发育,往往在生病时一概不用药物,但有些病不及时治疗会加速对孕妇身体的危害,也可能直接或间接影响胎儿和新生儿,所以要提倡合理用药。一般来说,孕妇用药需要慎重,应该遵循以下基本原则:

1. 任何药物的应用均应在医生、药师的指导下服用

孕妇不能随意用药,更不能自选药物,要做到药物既不能滥用,也不能有病不用,能少用的药物绝不多用;可用可不用的则不要用,尤其是在妊娠的前3个月,能不用的药或暂时可停用的药物,应考虑不用或暂停使用。

2. 严格掌握剂量、持续时间

孕妇要坚持合理用药,用药时间能短就不要长,用药能小剂量就不要用大剂量,尤其病情控制后及时停药,以免对胎儿产生不良反应。例如,孕妇大量服用维生素类药物A会导致胎儿的骨骼异常或先天性白内障;过量的维生素D可导致胎儿智力障碍和主动脉狭窄。

3. 尽量选择副作用小的药

当两种以上的药物有相同或相似的疗效时,就考虑选用对胎儿危害较小的药物。

4. 尽量避免在妊娠早期用药

在早孕期,如果仅仅为解除一般性临床症状或病情甚轻,允许推迟治疗者,则尽量推迟到妊娠中、晚期再治疗。

5. 尽量单一用药,避免联合用药

许多感冒药都是复方制剂,成分复杂,故不主张在孕期使用,如果需要用药,能单独用药就避免联合用药,能用结论比较肯定的药物就不用比较新的药。另外,许多人认为中药比较安全,其实这是一个误区。许多中成药都是复方制剂,使用时应该考虑到其中的各个成分对孕妇和胎儿有没有危害,所以说中药也并不是绝对安全的。

6. 分娩前忌用药

有些药物在妊娠晚期服用可与胆红素竞争蛋白结合部位,引起游离胆红素增高,易导致新生儿黄疸。有些药物则易通过胎儿血脑屏障,导致新生儿颅内出血,故分娩前一周应注意停药。

7. 避免应用广告药品或不了解的新药

孕期用药应选择对胚胎无害,安全的药物,要把可能带来的危害降到最低。新药和老药同样有效时应选用老药,因为新药多未经过药物对胎儿及新生儿影响的充分验证,故对新药的使用更需谨慎。

8. 认真阅读药品说明书

孕妇服用药物时,应该仔细阅读说明书。要特别注意包装上的"孕妇慎用、忌用、禁用"字样。

(二)孕妇慎用降压药

当孕妇患有高血压病时,选择降压药物非常重要。降压药物虽可使孕妇血压下降,但同时也影响了孕妇心、脑、肾等重要脏器的血流量,严重时可使子宫胎盘的血流量减少而危害胎儿,所以一般不用降压药。然而,医学研究发现,为了防止脑血管意外和胎盘早期剥离发生,也应酌情给予降压药物治疗。

数据表明,孕期高血压用甲基多巴、硝苯吡啶、呱唑嗪、肼苯哒嗪等较为合适。β受体阻滞剂,如氨酰心安、柳胺苄心安等也较安全有效。但是,绝对禁用对胎儿有不良影响的药物。主要包括以下几种:

1. 噻嗪类利尿剂

这类药物易使胎儿血小板减少及孕妇血尿酸升高,特别是当疑为胎儿发育迟缓或妊娠高血压综合征时应慎用。只有当出现全身水肿、肺水肿、脑水肿时,才能最后考虑使用利尿降压药。

2. 血管紧张素转换酶抑制剂

资料显示,妊娠期接受血管紧张素转换酶抑制剂治疗,可引起各种胎儿及新生儿疾病和畸形,导致早产甚至死亡。此与胎儿宫内低血压、慢性缺氧、转换酶抑制剂所致缓激肽和前列腺素作用增强,以及羊水过少有关。因此,妊娠妇女应避免使用血管紧张素转换酶抑制剂。

总之,孕期高血压与一般高血压的病因不同,治疗及预后甚远,特别是原发性高血压妇女,一旦怀孕应及时告诉医生,以便慎重选用降压药物。

(三)孕产妇禁忌的中成药

许多孕妇及其家属都知道,在孕期使用西药不当会引起胎儿畸形,所以必须在主治医生的指导下用药,而中成药对孕妇是安全的,可放心服用。其实也不尽其然,一些中成药也有毒性,也可造成胎儿畸形,甚至造成流产和胎儿死亡。

1. 消导类

即有消食导滞、消痞化积作用一类的成药。如槟榔四消丸、九制大黄丸、清胃中和丸、香砂养胃丸、大山楂丸等,都具活血行气、攻下之效,故易致流产。

2. 理气类

具有疏畅气机,降气行气之功效的中成药。如木香顺气丸、气滞胃痛冲剂、开胸顺气丸、十香止痛丸等,因其多下气破气、行气解郁力强而成为孕妇的禁忌药。

3. 理血类

即有活血祛瘀、理血通络、止血功能的成药。如七厘散、小金丹、虎杖片、脑血栓片、云南白药、三七片等,因其祛瘀活血力过强,易致流产。

4. 开窍类

具有开窍醒脑功能的成药。如冠心苏合丸、苏冰滴丸。安宫牛黄丸、行车散等因为内含麝香,辛香走窜,易损胎儿之气,孕妇用之恐致堕胎。

5. 驱虫类

具有驱虫、消积、止痛功能,能够驱除肠道寄生虫的成药。为攻伐有毒之品,易致流产、畸形等,如囊虫丸、驱虫片、化虫丸等。

6. 祛湿类

凡治疗水肿、泄泻、痰饮、黄疸、淋浊、湿滞等中成药。如利胆排石片、胆石通、结石通等,因具有化湿利水、通淋泄浊功效,故孕妇不宜服用。

7. 疮痛剂

以解毒消肿、托里排脓、生肌敛疮为主要功能的成药。如祛腐生肌散、疮疡膏、败毒膏等含大黄、红花、当归为活血通经之品,而百灵膏、消核膏、百降丹因含剧毒药较多,恐致孕妇流产。

8. 祛风湿痹痛类

以祛风、散寒、除湿止痛为主要功效的成药。如虎骨木瓜丸,因其有活血之牛膝及辛热之川乌,都有损胎儿。类似的中成药,还有太小活络丸、天麻丸、虎骨追风酒、华佗再造丸、伤湿止痛膏等。而抗栓再造丸则因大黄攻下,水蛭破血,故孕妇亦应禁用。

9. 泻下类

有通泻大便,排除肠胃积滞或攻逐水饮、润肠等作用的中成药。如十枣丸、舟车丸、麻仁丸、润肠丸等。攻下之力甚强,有损胎气。

10. 清热类

具有清热解毒、泻火、燥湿等功效的中成药。如六神丸在孕早期服用可引发胎儿畸形,孕后期服用易致儿童智力低下等后果。而含有牛黄等成分的中成药,因其攻下、泻火之力较强,易致孕妇流产,如牛黄解毒片、片仔癀、败毒膏、消炎解毒丸等。

(四)哺乳期忌(慎)用药物

通常情况下,很多药物可随母亲乳汁进入婴儿体内,因而对乳婴产生作用;尽管有的药物进入乳汁的浓度很低,但对于体稚身嫩的乳婴来说,其祸害甚大。以下药物是哺乳妇女应忌用或慎用的。

(1)炒麦芽、花椒、芒硝等,左旋多巴、麦角新碱、雌激素、维生素 B_6、阿托品类和利尿药物,这些药能使母亲退乳。故母亲在哺乳期中不可轻易服用。

(2)青霉素族抗生素:包括青霉素、新青霉素Ⅱ、新青霉素Ⅲ,氨基苄青霉素等各种青霉素。这类药很少进入乳汁,但在个别情况下可引起乳儿反应,应予以注意。

(3)磺胺类药物,如复方新诺明、磺胺异恶唑、磺胺密啶、磺胺甲基异恶唑、磺胺甲氧吡嗪、磺胺脒、丙磺舒、双嘧啶片、制菌磺、甲氧苄氨嘧啶、琥珀磺胺噻唑等。这类药物属弱酸性,不易进入乳汁,对乳儿无明显的不良影响。但是,鉴于乳儿药物代谢酶系统发育不完善,肝脏解毒功能差,即使少量药物被吸收到婴儿体内,也能产生有害影响,导致血浆内游离胆红素增多,可使某些缺少葡萄糖 6-磷酸脱氢酶的乳幼儿发生溶血性,所以,在哺乳期不宜长期、大量使用,尤其是长效磺胺制剂,更应该限制。

(4)异烟肼(雷米封):对乳儿尚无肯定的不良作用,但由于抗结核需长期使用,为避免对乳儿产生不良影响,最好改用其他药物或停止哺乳。

(5)灭滴灵:为广谱抗生素,对乳儿的损害尚未肯定,应慎用。

(6)氯霉素:乳儿肝脏解毒功能尚未健全,若通过乳汁吸入氯霉素,容易发生乳儿中毒,抑制骨髓功能,引起白细胞减少甚至引起致命的灰婴综合征,应禁用。

(7)四环素和强力霉素。这两种药都是脂溶性药,易进入乳汁。特别四环素可使乳儿牙齿受损、珐琅质发育不全,引起永久性的牙齿发黄,并使乳幼儿出现,所以也应禁用。

(8)氨基比林及含氨基比林的药物。如去痛片、撒烈痛片、安痛定等,能很快进入乳汁,应忌用。

(9)硫酸阿托品、硫酸庆大霉素、硫酸链霉素等药物在乳汁中浓度比较高,可使婴儿听力降低,应忌用。

(10)抗甲状腺药物甲基硫氧嘧啶,可以由母及子而抑制乳儿的甲状腺功能,口服硫脲嘧啶,可导致乳儿甲状腺肿和颗粒性白细胞缺乏症。故应禁用。

(11)抗病毒药金刚烷胺,常有医生将它开给病人。哺乳母亲服此药后,可致乳儿呕吐、皮疹和尿潴留,禁用。

(12)哺乳母亲患了癌瘤,应停止哺乳,否则抗癌药随乳汁进入乳儿体内会引起骨髓受抑制,出现颗粒性白血球减少。

(13)需用抗凝血药时,不能用肝素,以免引起凝血机制障碍,发生出血。以用双香豆素乙酯为宜。

(14)皮质激素类、黄体激素类、新生霉素和呋喃坦啶应禁用,否则使乳儿发生黄疸或加重、溶血等。

(15)哺乳妇女应禁止过量饮酒和吸烟、大量饮水、喝啤酒,禁用利尿剂(如双氢氯噻嗪、速尿等)和作用猛烈的泻药。

(16)水杨酸类药物在产前服用,可使产妇的产程延长,产后出血增多,也发生出血。若在哺乳期服用,则可使哺乳婴儿出现。故应慎用。

(17)溴化物是通过血浆进入乳汁,哺乳期服用此药,婴儿可出现嗜睡状态,有的婴儿还出现皮疹。

(18)镇静药中如苯巴比妥、阿米妥等通过血浆乳汁屏障转移至乳汁,哺乳后婴儿的脑内浓度较高,长期用药时一旦停药则婴儿可出现停药反应,表现不安定、睡眠时有惊扰、过多啼哭及抖动等。安定也可通过乳汁,使婴儿嗜睡、吸水力下降,因婴儿排泄药物较慢,此种药物作用可持续一周之久。故哺乳期妇女不可服用镇静药。

(19)缓泻药应忌用。迄今还没发现眼药后既不被吸收又能改变大便性状的理想药物,象较常用的鼠美季皮等缓泻药必可转移到乳汁使婴儿腹泻。

(20)口服避孕药对哺乳儿无直接毒性反应。可是药物能直接作用母体,使母乳分泌减少,并影响母乳成分,使母乳中蛋白质、脂肪、钙质减少。因此,哺乳期不宜服用避孕药。

三、老年人用药

(一)老年人用药原则

通常来说,老年人由于脏器功能减退而易患各种疾病,因此,用药也相应较多。但用药要科学合理,恰到好处,这样才能祛病益寿,否则会给身体带来不必要的损害。另外,老年人药物不良反应发生率比正常成年人高,所以,老年人用药应讲究以下原则:

1. 选药原则

应确实药物治疗是必需的,老年人的有些健康问题能通过饮食,生活习惯,生活环境调整得以改善的,尽量不用药。用药要有明确的指征,合理用药。尽量避免一次服用多种药物,同时,用药最好不超过 3～4 种。在选择药物时尽量不选择肾毒性大的药物,易引起抑郁症的药物,易引起直立性低血压的药物等。不可滥用滋补药或抗衰老药,中药和西药不宜随意合用。

2. 剂量原则

由于老年人肝肾功能减退,导致机体对药物代谢的能力下降,同时肾脏的排泄也较慢,所以,老年人用药剂量比青壮年应有所减少。一般规定,60～80 岁的老年人使用成人剂量的 4/5;80 岁以上的老年人使用成人剂量的 1/2。

3. 使用原则

服药剂量方案尽可能简单,选择适合老年人服用方便的剂型。应避免大的片剂,液体制剂老年人较易吞服。老年人用药应加强监督,提高老年人用药的依从性,观察药物的作用和不良反应,以保安全有效。

(二)老年人用药特点

随着年龄的增长,老年人内部器官功能逐渐衰退,血液供应不足,肝脏解毒功能开始老化,对药物的耐受性相应减弱,因此,老年人用药时要特别注意以下几点。

(1)老年人生理功能减退,对药物敏感性增高,作用增强。如老年人高级神经系统功能减退,脑细胞数、脑血流量和脑代谢均降低,因此,老年人对中枢抑制药很敏感。

(2)老年人胃酸分泌减少,胃排空时间延长,肠蠕动减弱,血流量减少。老年人的这些变化,虽可影响药物的吸收,但经研究表明,大多数药物对老年人无论在吸收速率或在吸收量方面,与青年人并无显著差异。但需在胃酸性环境中水解而生效的前体药物,在老年人缺乏胃酸时,则其生物利用度大大降低。如弱酸性药物(水杨酸类、双香豆素类、呋喃妥因、萘啶酸及巴比妥类等)离解度增加,吸收减少。

(3)老年人血浆蛋白随年龄增加而有所降低,青年人血浆蛋白量约占体重 4‰克,而 65～70 岁者可减至 3‰克左右。老年人单独应用血浆蛋白结合率高的药物时影响虽不明显,但同时应用几种药物时,由于竞争性结合,对药物血浓度的影响则较年轻人更大。如未结合的水杨酸盐浓度,在未服用其他药物的老年人,占血浆总浓度的 30%,而在同服其他药物的老年人,则可增加至 50%,用药时宜予注意。

(4)老年人肝血流量减少,85 岁的老年人仅为青年人的 40%～60%;药酶(P-450)活性亦下降。另外,老年人功能性肝细胞减少对药物的代谢也有一定影响。因此,给老年人应用被肝代谢的药物如氯霉素、利多卡因、普萘洛尔、洋地黄毒甙、氯氮卓等时,可导致血药浓度增高或消除延缓而出现更多的副作用,故需适当调整剂量。在给老年人应用需经肝脏代谢后才具有活性的药物时(如可的松经肝脏转化为氢化可的松而发挥作用),更应考虑上述特点而选用适当的药物(如应用氢化可的松而不用可的松)。

(5)老年人肾脏的重量在 40～80 岁之间要减少 10%～20%,主要是肾单位的数量减少；肾血流量65岁老年人仅为青年人的40%～50%；肾小球滤过率在50～90岁之间可下降50%；肾小球分泌功能也大大降低。老年人肾脏的上述巨大变化，大大地影响了药物自肾脏的排泄，使药物的血浆浓度增高，延缓药物由机体的消除，半衰期延长（如27岁时地高辛的半衰期为5小时，而72岁时则为73小时），从而对老年人更易发生副作用。因此，给老年人用药，要根据肾功能调整用药剂量或调整用药的间隔时间。

另外，老年人要减量服用的常见药物有：扑热息痛、苯妥英钠、青霉素、地高辛、心得安、安定、鲁米那、庆大霉素、卡那霉素等。一般规定，60～80岁的老年人使用成人剂量的4/5；80岁以上的老年人使用成人剂量的1/2。

（三）老年人用药忌讳

一般说来，老年人用药禁忌有以下几个：

1. 忌任意滥用

患慢性病的老人应尽量少用药物，尤其切忌不明病因就随意滥用药物，以免发生不良反应或延误治疗。

2. 忌种类过多

老年病人服用的药物越多，发生药物不良反应的机会也越多。此外，老年人记忆欠佳，大堆药物易造成多服、误服或忘服，最好一次不超过3～4种。

3. 忌长时间、大剂量用药

用药量并非随着年龄的增加而一直增加。老年人用药应相对减少，一般可用成人剂量的1/2～3/4即可。这是因为老年人肾脏的排泄功能降低，肝脏对药物代谢速度减慢，长时间大量用药，容易引起蓄积中毒，产生对药物的依赖性。所以，老年人用药时间应根据病情以及医嘱及时停药或减量，尤其是对于毒性大的药物，更应按"衰其大半而止"的原则，掌握好用药时间。

4. 忌乱用秘方、偏方、验方

老年病多长期、慢性，易出现"乱投医"现象。那些未经验证的秘单方，无法科学地判定疗效，凭运气治病，常会延误病情甚至酿成中毒，添病加害。

5. 忌滥用泻药

老年人由于消化器官功能衰退，活动量减少，肠蠕动减慢，容易发生便秘，如为此而常服泻药，可使脂溶性维生素溶于其中而排出，造成脂溶性维生素A、维生素D、维生素E、维生素K的缺乏。老人便秘，最好调节生活饮食节奏，养成每天定时排便的习惯，必要时可选用甘油栓或开塞露通便。

6. 忌长期用一种药

一种药物长期应用，不仅容易产生抗药性，使药效降低，而且会产生对药物的依赖性甚至形成药瘾。

7. 忌滥用抗生素、激素和维生素

有的老年患者不管是病毒感染还是细菌感染，一发热就盲目地服用抗生素。这是一个误区，因为老年人体质弱，盲目滥用抗生素会导致细菌产生耐药性而使治疗失败或导致菌群失调,甚至双重感染,加重病情,还易产生不良反应。

8. 忌依赖安眠药

长期服用安眠药易发生头昏、头胀、步态不稳和跳跃,久用也可成瘾和损害肝肾功能。治疗失眠最好以非药物疗法为主,安眠药为辅。安眠药只宜帮助病人度过最困难的时刻,治疗时应交替轮换用毒性较低的药物。

9. 忌滥用补药

有些体弱老年人总想用点补药增进健康,延年益寿。其实,滥用补药或补药不适当,反而有害。比如,有的人服用鹿茸后引起鼻出血或牙龈出血;有的人服用人参后发生胸闷、腹胀;因此,老年人可适当辩证地用些补虚益气之品,但若为补而补,盲目滥用,必然会对身体造成伤害。

(四)老年人如何做到合理用药

老年人要合理地使用药物,主要有两个方面:一是根据病情选择最佳的药物和剂型;二是制订最佳的给药方案,包括药物的剂量、给药途径、给药时间和疗程。一般来说,家庭老年人做到合理用药,应该注意以下几点:

1. 不要盲目"恋药"

俗话说"是药三分毒",非处方药尽管安全性相对较高,但仍具有不良反应,尤其是老年人肝、肾代谢能力减退,药物容易在体内蓄积,造成药源性危害。因此,不要把药物当作"有病治病,无病防病"的法宝,要知道盲目"恋药"对身体健康有害无益。

2. 用药适应证要强,品种要少

老年人需用药物治疗时,一定要严格掌握适应证,也就是对症下药,决不可乱投药物。要选择针对性强、疗效好、药物不良反应小的药物,用药尽量简单,品种要少,一种药物能解决问题决不用两种或两种以上的药物。这样可避免药物相互作用发生不良反应。

3. 选用合适的剂型

对于存在吞咽困难的老年人不宜选用片剂、胶囊剂,最好选用液体剂型,如冲剂、口服液等。比如,胃肠功能不稳定的老年人不宜服用缓释剂,因为胃肠功能的改变可影响缓释药物的吸收。

4. 注意给药方法

有些老年患者觉得输液好得快,其实不然,调查数据显示,一半以上的输液是不必要的。国际上公认的用药方针是,能口服的不肌肉注射,能肌注的就不输液。即口服药应该占到 50% 以上,肌肉注射占到 30%－40%,输液只占 10% 左右。

5. 用药剂量要小

老年人的用药剂量要小,60～80 岁老年人用成人剂量的 3/4～4/5,80 岁以上者则只用 1/2。有肝肾功能障碍的中老年人用量应更小。鉴于老年人个体差异比较大,因此用量就尽量做到个体化,根据每个病人的具体情况选择适当调整。

6. 要遵照医嘱服药

要按医生处方所规定的用药剂量、次数和疗程用药。未经医生同意,不得自行增加或减少服药的次数和剂量,到疗程时,要及时停药或减量。由于老年人常出现忘服、重服、多服、误服或漏服等现象,常可影响药物的疗效和疾病的康复,或增加药物的不良反应,所以老年人用药时最好有人为其"把关"。

7. 密切观察药物副作用

要注意观察老年人用药后可能出现的不良反应,及时处理。如对使用降压药的老年病人,要注意提醒其直立、起床时动作要缓慢,避免直立性低血压。

8. 注意用药时间

根据老年人的服药能力、生活习惯,给药方式应尽可能简单,当口服药物与注射药物疗效相似时,则采用口服给药。但要注意许多食物和药物同时服用会导致彼此的相互作用而干扰药物的吸收。如含钠或碳酸钙的制酸剂不可与牛奶或其他富含维生素 D 的食物一起服用,以免刺激胃液过度分泌或造成血钙或血磷过高。

9. 用药间隔很重要

如果给药间隔过长就会达不到治疗效果,而频繁给药又容易引起药物中毒。因此,在安排用药时间时,一定要注意用药间隔,既要考虑老年人的作息时间,又应保证有效的血药浓度。

10. 保管好用药记录

老年人应该保存好完整的用药记录,了解自己的药物过敏史。老年人就诊时要带好用药记录,并尽量看固定的医师,这样能让医师掌握自己的病史、用药史,开处方时能根据自己的具体情况判定合理的用药方案。

第八章　家庭服用抗生素禁忌

一、什么叫抗生素

抗生素是由微生物（包括细菌、真菌、放线菌属）或高等动植物在生活过程中所产生的具有抗病原体或其他活性的一类次级代谢产物，能干扰其他生活细胞发育功能的化学物质。抗生素以前被广泛称为抗菌素，因其药用范围广，不仅能杀灭细菌，而且对霉菌、支原体、衣原体等其他致病微生物也有良好的抑制和杀灭作用，故通常将抗菌素改称为抗生素。抗生素可以是某些微生物生长繁殖过程中产生的一种物质，用于治病的抗生素除由此直接提取外；还有完全用人工合成或部分人工合成的。

二、抗生素药物的种类

自 1943 年以来，青霉素应用于临床，现抗生素的种类已达几千种。在临床上常用的亦有几百种。其主要是从微生物的培养液中提取的或者用合成、半合成方法制造。其分类有以下几种：

（一）β—内酰胺类

青霉素类和头孢菌素类的分子结构中含有 β—内酰胺环。近年来又有较大发展，如硫霉素类、单内酰环类、β—内酰酶抑制剂、甲氧青霉素类等。

（二）氨基糖苷类

包括链霉素、庆大霉素、卡那霉素、妥布霉素、丁胺卡那霉素、新霉素、核糖霉素、小诺霉素、阿斯霉素等。

（三）四环素类

包括四环素、土霉素、金霉素及强力霉素等。

（四）氯霉素类

包括氯霉素、甲砜霉素等。

（五）大环内酯类

临床常用的有红霉素、白霉素、无味红霉素、乙酰螺旋霉素、麦迪霉素、交沙霉素等、阿奇霉素。

（六）糖肽类抗生素

万古霉素、去甲万古霉素、替考拉宁，后者在抗菌活性、药代特性及安全性方面均优于前两者。

（七）喹诺酮类

包括诺氟沙星、氧氟沙星、环丙沙星、培氟沙星、加替沙星等。

（八）硝基咪唑类

包括甲硝唑、替硝唑、奥硝唑等。

（九）作用于革兰阴性菌的其他抗生素

如多粘菌素、磷霉素、卷霉素、环丝氨酸、利福平等。

（十）作用于革兰阳性细菌的其他抗生素

如林可霉素、氯林可霉素、杆菌肽等。

（十一）抗真菌抗生素

分为棘白菌素类、多稀类、嘧啶类、作用于真菌细胞膜上麦角留醇的抗真菌药物、稀丙胺类、氮唑类。

（十二）抗肿瘤抗生素

如丝裂霉素、放线菌素 D、博莱霉素、阿霉素等。

（十三）抗结核菌类

利福平、异烟肼、吡嗪酰胺等。

（十四）具有免疫抑制作用的抗生素

如环孢霉素。

三、抗生素药物的不良反应

抗生素的毒性反应临床较多见，如及时停药可缓解和恢复，但亦可造成严重后果。一般来说，抗生素的毒性反应主要表现在以下几点：

（1）神经系统毒性反应：氨基糖甙类损害第八对脑神经，引起耳鸣、眩晕、耳聋；大剂量青霉素 G 或半合成青霉素或引起神经肌肉阻滞，表现为呼吸抑制甚至呼吸骤停。氯霉素、环丝氨酸引起精神病反应等。

（2）造血系统毒性反应：氯霉素可引起再障性贫血；氯霉素、氨苄青霉素、链霉素、新生霉素等有时可引起粒细胞缺乏症。庆大霉素、卡那霉素、先锋霉素Ⅳ、Ⅴ、Ⅵ可引起白细胞减少，头孢菌素类偶致红细胞或白细胞，血小板减少、嗜酸性细胞增加。

（3）肝、肾毒性反应：妥布霉素偶可致转氨酶升高，多数头孢菌素类大剂量可致转氨酶、碱性磷酸酯酶Ⅰ和Ⅱ升高，多粘菌素类、氨基甙类及磺胺药可引起肾小管损害。

（4）胃肠道反应：口服抗生素后可引起胃部不适，如恶心、呕吐、上腹饱胀及食欲减退等。四环素类中尤以金霉素、强力霉素、二甲四环素显著。大环内脂类中以红霉素类最重，麦迪霉素、螺旋霉素较轻。四环素类和利福平偶可致胃溃疡。

（5）长期服用抗生素导致错杀体内正常的益生菌群，造成肠道失调，从而引起的多种肠道功能异常及不良反应。可选用金双歧（双歧杆菌乳杆菌三联活菌片）补充被抗生素错杀的体内正常益生菌群，避免因服用抗生素造成肠道失调引起的多种肠道功能异常及不良反应。

（6）抗生素可致菌群失调，引起维生素 B 族和维生素 K 缺乏；也可引起二重感染，如伪膜性肠炎、急性出血肠炎、念珠菌感染等。林可霉素和氯林可霉素引起的伪膜性肠炎最多见，其次是先锋霉素Ⅳ和Ⅴ。急性出血性肠炎主要由半合成青霉素引起，以氨苄青霉素引起的机会最多。另外，长期口服大剂量新霉素和应用卡那霉素引起肠黏膜退行性变，导致吸收不良综合征，使婴儿腹泻和长期体重不增，应预重视。少数人用抗生素后引起肛门瘙痒及肛周糜烂，停药后症状可消失。

（7）抗生素的过敏反应一般分为过敏性休克、血清病型反应、药热、皮疹、血管神经性水肿和变态反应性心肌损害等。

（8）抗生素后遗效应是指停药后的后遗生物效应，如链毒素引起的永久性耳聋。

四、使用抗生素原则

抗生素与其他药物有很大区别，其他药一般是直接作用于人体的某个器官或组织，而抗生素是作用于细菌的。盲目减少抗生素的使用时间和剂量，不但不能发挥其杀菌的作用，反而会使小剂量的药物产生细菌耐药性。因此，合理使用抗生素应注意以下几点：

（一）对症使用

在使用抗生素前应明确诊断是不是细菌感染，是什么细菌感染。因为细菌种类很多，不是随便一种抗生素都可以把所有病菌杀死，每种抗生素有一个抗菌谱，只有先确定是不是细菌感染，是哪种细菌感染，才能有针对性的选择用药。

（二）不联合使用

一般不提倡几种抗生素合并使用，因为混合引起感染的情况比较少，如果情况比较急，一时无法确定是哪种细菌感染，可使用广谱的抗生素。

（三）不预防使用

除特殊情况如手术期之外，一般不预防性使用抗生素。如有的父母感冒了，怕传染给孩子。

（四）足时足量使用

有的人害怕抗生素会有副作用，病情稍有改善就立即停药，这是不可取的。因为抗生素直接作用的是细菌，即使抗生素有效，也不可能一下子杀死所有细菌，这时如果停药，可能还有部分细菌苟延残喘，这部分苟延残喘的细菌恰恰是对药物比较耐受的，如果不将它们彻底杀死，不仅病情会出现反复，而且等下次再用药时这些细菌就会成为耐药菌。因此，如果病情确实需要使用抗生素治疗，就要足时足量，按疗程用药，以维持药物在体内的足够浓度，以免因浓度不够而导致抗药性细菌伺机而起。

五、哪些情况不宜使用抗生素

2010 年 10 月 13 日，中国疾病预防中心提示公众慎用抗生素，对抗生素要坚持不随意买药、不自行选药、不任意服药和不随意停药的"四不"原则。因此，我们在使用抗生素时，要严格掌握适应证，凡属可用可不用者尽量不用，而且除考虑抗生素的抗菌作用的针对性外，还必须掌握药物的不良反应、体内过程与疗效关系。一般来说，以下几种情况不宜使用抗生素：

（1）发热原因不明者不宜采用抗生素。

（2）病毒感染的疾病不宜用抗生素。

（3）尽量避免抗生素外用（如皮肤）。

六、不可与抗生素同服的药物

一般来说，与抗生素有配伍禁忌的药物有以下几种：

(1)止泻药：止泻药物思密达对消化道内的细菌、病毒及其产生的毒素、气体具有极强的吸附作用，从而起到止泻作用，但同时它强大的吸附作用也会作用于同时服用的抗生素等药物，快速吸附氟哌酸的成分和培菲康中的活性益生菌并与之结合，使这两种药物的成分无法被胃黏膜充分吸收，药效自然大打折扣。

(2)胃药：生活中很多常用的胃药有一定的吸附作用，大多数有机药物如抗生素、维生素等都可能被上述药物吸附，使它们不能被胃肠黏膜吸收，而影响药效。

(3)避孕药：避孕药与抗生素同时服用，那么避孕效果就要受到影响，由此而容易使避孕失败。因为，抗生素进入体内之后，也是经过肝脏的分解，进入肠道后被吸收，然后进入血液循环，在这个过程中杀灭细菌，从而把病治好。当避孕药与抗生素同时进入体内时，必然会抑制肠道内细菌的活动，使得细菌的正常活性降低，水解酶的分泌自然也就减少了，结果干扰了留体激素在肝脏、肠道的正常循环，导致血液中甾体激素浓度降低，于是避孕药物的效果就难以正常发挥了，从而使避孕失败。

(4)中药五味子、山楂、乌梅等有酸化中和作用，能使碱性抗生素四环素、红霉素等排泄加快，药效降低。

(5)牛黄解毒丸(片)不宜与四环素同服，因其以石膏为基质，石膏的主要成分为$CaSO_4$，而四环素与钙、镁、铁等无机盐离子结合可形成难以吸收的螯合物，从而降低疗效。

(6)延胡索、栀子、甘草能抑制胃酸分泌，与四环素等抗生素联用可影响抗生素的吸收。

(7)巴豆、牵牛子可缩短红霉素在肠道的停留时间，减少其吸收。

(8)犀角、珍珠富含蛋白质，水解后能产生多种氨基酸，拮抗黄连素的抑菌作用，影响其对痢疾杆菌的疗效。

(9)磺胺药不宜与含有机酸的五味子、金银花、马齿苋、乌梅、山楂、木瓜等同服，同服后经体内代谢可使尿液酸度增加。

(10)血余炭、艾叶炭、煅瓦楞子有很强的吸附能力，能吸附多种抗生素，减少抗生素在胃肠道内的有效浓度。

(11)珍珠、龙骨、牡蛎、海螵蛸含有多种有机物质，易与抗生素形成螯合物，在相互影响疗效的同时，可能有一定的中毒反应。

(12)硼砂与链霉素、卡那霉素、庆大霉素、硫酸新霉素、妥布霉素等氨基糖苷类抗生素同用(任其一种)均能增强毒副作用，严重的还能危及生命。

(13)石榴皮、地榆、柯子、五味子与红霉素联用，也易发生药物中毒性肝炎。

七、抗生素的不良反应

抗生素是当今控制各种细菌感染的有效药物，是最为常见的药物类别之一，但抗生素与其他药物一样，也具有一定的不良反应，主要有以下几点：

(一)过敏反应

青霉素、链霉素、头孢霉素等可使人产生过敏反应，严重时可危及生命。抗生素引起的过敏反应最多见的是皮疹，各种抗生素均可引起；以发热、关节痛、荨麻疹为表现的血清病样反应则多见于青霉素和头孢霉素;万古霉素可引起红人综合征。另外,还有药物热、感光反应等。

(二)毒性反应

毒性反应是不良反应中最常见的一种,主要表现在肾、神经系统、肝、血液、胃肠道、给药局部等。一般来说,氨基式类、多粘菌素、万古霉素、青霉素类和头孢类抗生素容易产生多系统的毒性反应。

(三)二重感染

又称重复感染,指抗生素使用过程中新出现的感染。是由于长期、大量使用广谱抗生素后,敏感菌群受到抑制而未被抑制的菌群乘机大量繁殖所致。二重感染的病原菌常对多种抗菌药物耐药,加以人体抵抗力因原发病和(或)原发感染而显著降低,二重感染常难以控制且死亡率较高。

(四)耐药性

大多数细菌对抗生素可产生耐药性。随着抗生素的广泛应用,致使耐药菌株日益增多,影响疾病的治疗,甚至会因无敏感抗生素控制感染而产生严重后果。细菌对抗生素(包括抗菌药物)的抗药性主要有5种机制:一是使抗生素分解或失去活性;二是使抗菌药物作用的靶点发生改变;三是细胞特性的改变;四是细菌产生药栗将进入细胞的抗生素泵出细胞;五是改变代谢途径。

(五)局部刺激

抗生素肌内注射,多数可引起局部疼痛,静脉注射也可以引起血栓性静脉炎。由此可见,抗生素一定要合理使用,千万不可当作"万能药"随意乱用。

八、抗生素的使用误区

没有一种抗生素是绝对安全而无副作用的,它和其他任何药物一样都是"双刃剑"。目前由于患者文化水平不高和医药知识的缺乏,一些病人在使用抗生素存在以下误区:

(一)抗生素可预防感染

抗生素不直接针对炎症发挥作用,而是针对引起炎症的微生物起到杀灭的作用。消炎药是针对炎症的,比如常用阿司匹林等消炎镇痛药。多数人误以为抗生素可以治疗一切炎症。实际上抗生素仅适用于由细菌引起的炎症,而对由病毒引起的炎症无效。人体内存在大量正常有益的菌群,如果用抗生素治疗无菌性炎症,这些药物进入人体内后将会压抑和杀灭人体内有益的菌群,引起菌群失调,造成抵抗力下降。日常生活中经常发生的局部软组织的淤血、红肿、疼痛、过敏反应引起的接触性皮炎、药物性皮炎以及病毒引起的炎症等,都不宜使用抗生素来进行治疗。

(二)广谱抗生素优于窄谱抗生素

抗生素使用的原则是能用窄谱的不用广谱;能用低级的不用高级的;用一种能解决问题的就不用两种;轻度或中度感染一般不联合使用抗生素。在没有明确病原微生物时可以使用广谱抗生素,如果明确了致病的微生物最好使用窄谱抗生素。否则容易增强细菌对抗生素的耐药性。

（三）感冒、发烧用抗生素

抗生素仅适用于由细菌和部分其他微生物引起的炎症发热，对病毒性感冒、麻疹、腮腺炎、伤风、流感等患者给予抗生素治疗有害无益。咽喉炎、上呼吸道感染者多为病毒引起，抗生素无效。

（四）选用新药、贵药

片面追求新药、进口药、价格昂贵的药，而不按照有效、廉价的原则来选用基本的抗菌药物，不仅造成药物资源的浪费，还极易诱导耐药病菌的产生。

九、使用抗生素的注意事项

滥用抗生素有很多危害，但也不要过分害怕，我们只要做到科学、合理地使用抗生素，就能既治愈感染，又可尽量避免副作用，并最大限度地防止耐药菌的产生。

（一）增强用药安全意识，密切注意不良反应

抗生素类药物属于处方药，应在医务人员指导下应用，不要随便买药服用。抗生素只对细菌感染有效，然而将抗生素盲目用于预防和治疗病毒感染的现象却相当普遍。许多人用抗生素治疗感冒，或认为抗生素可以退烧，还有许多人把抗生素等同于消炎药。而事实上，虽然抗生素能抗细菌和某些微生物，但不能抗病毒，而感冒则大多是病毒感染。病人发生细菌感染时会伴有发热，经过使用抗生素使得炎症消退，体温自然恢复正常。但是对非细菌感染引起的发热，抗生素就没有多大效果。同样，抗生素也仅适用于由细菌引起的炎症，其他类型的炎症也不宜使用抗生素来进行治疗。另外，在使用抗生素期间，要熟悉并密切注意可能发生的不良反应，如有可疑现象，如皮疹、荨麻疹等，要及时采取措施，或减量或停药，或进行针对性的治疗。

（二）选择有针对性的抗生素和给药途径

抗生素并不是"万能药"，我们应当根据感染的病原体种类、对抗生素的敏感性、病人的机体状态及抗生素的作用机理、抗菌谱、对机体的影响等综合因素选用抗生素，而不是"越新越好"、"越贵越好"、"越多越好"。另外，各种给药途径各有其优缺点及应用指征，治疗轻、中度感染时可采用口服给药，宜选用口服吸收完全、生物利用度高、副作用小的制剂；对严重感染则应采用静脉给药。应尽量避免多种抗生素联用，只有病情特别严重，一种抗菌药不能控制的严重感染时才可考虑使用，同时要考虑配伍禁忌，以免增加毒副反应。

（三）严格按照剂量和疗程服用

服用抗生素不仅用药量要足，还要保障坚持按疗程用药，严格按剂量有规律服用。许多人患病后，病情较重时尚能按时按量服药，一旦病情缓解，服药便随心所欲。这种做法是很不正确的。抗生素的药效有赖于其有效的血药浓度，如达不到有效的血药浓度，不但不能彻底杀灭细菌，反而会使细菌产生耐药性，而那种为了尽快恢复健康而不遵医嘱加大剂量的行为，也会造成很大危害。长期大量使用抗生素，把一些敏感的、有益的细菌都杀死了，那些耐药的、致病的细菌反而都活跃起来，就会产生"二重感染"。总之，使用抗生素不可用用停停、停停用用，也不能过于频繁调换，这样不仅达不到治疗效果，还会使细菌产生耐药性，造成疾病的反复，延误治疗。

十、正确使用抗生素

大多数的人都将医学上的抗生素成为消炎药，人们认为只要有炎症用抗生素来治疗就可以。其实这种想法是非常错误的。一般来说，做到正确使用抗生素应注意以下几点。

（1）过敏体质慎用抗生素，对过敏的药物禁用。

（2）肝功能不全慎用大环内酯类、磺胺类和抗结核、真菌药。后两者长期使用时，应定期复查肝功能。头孢菌素类剂量较大时也可损坏肝功能。

（3）老、幼患者避免使用庆大霉素、链霉素、卡那霉素等肾毒性、耳毒性药物。

（4）磺胺类药抑制甲状腺功能，故甲状腺功能低下者禁用。

（5）中药制剂双黄连口服液、穿心莲片、冬凌草片、金莲花冲剂，草药野菊花、金银花、连翘、蒲公英、黄芩等，更适用于非化脓性上呼吸道感染，副作用较小。

（6）无明确感染征象，应尽量避免使用抗生素，防止产生耐药性（细菌对药物的适应与抗药）及双重感染（敏感菌被杀灭后，不敏感菌因失去拮抗而感染机体）。

（7）抗生素还存在抗菌谱问题，即主要对哪一类、哪一种病原微生物起作用。例如青霉素对肺炎球菌、链球菌、脑膜双球菌、淋球菌、白喉杆菌、破伤风杆菌及敏感的葡萄球菌有抗菌作用，而对痢疾杆菌、大肠杆菌几乎无效，这说明"一药难消百炎"。

（8）青霉素在大剂量使用（每日超过 2000 万单位）时，有时会出现幻觉、抽搐、昏睡、精神失常等症状；静脉输入的浓度为 1～4 万单位/毫升，超浓度使用时，各种危险性增加；静脉点滴青霉素钾盐更应当注意浓度与速度，否则血钾快速升高会引起心脏骤停。另外，一般青霉素不在饥饿状态下使用，否则会加重不良反应的程度或因低血糖而混淆不良反应，延误抢救时机。

（9）同类抗生素不要重用，但是有时不同抗生素联合使用取协同作用，指征是：病因不明的严重感染；混合感染或单一抗菌药不能控制的感染（如牙周炎多为需氧菌与厌氧菌的混合感染；延长耐药性产生（通俗地讲就是不给病原微生物以喘息的机会）。

（10）抗生素达到最大作用，一般在用药 72 小时之后，也就是说用药 3 天后才达到最好疗效，通常的用药 1～2 天认为无效而随意停用或更改药物是不合理的。

十一、家庭抗菌药物的使用误区

不少患者由于医学知识的缺乏，在使用抗菌药物方面存在许多误区，常见的有以下几类：

（1）**药越贵越好**：实际上药品并不是"便宜没好货，好货不便宜"的普通商品，只要用之得当，几分钱的药物也可能达到药到病除的疗效。

（2）**随意滥用抗菌药物**：如很多人用抗菌药物治感冒，虽然抗菌药物能抗细菌和某些微生物，但是不能抗病毒，而感冒大多属病毒感染，随意使用只会增加副作用、使细菌产生耐药性。

（3）**凭感觉服药**：许多人患病后，病情较重时尚能按时按量服药，一旦病情缓解，服药便随心所欲。要知道抗菌药物的药效依赖于有效的血药浓度，如达不到有效的血药浓度，不但不能彻底杀灭细菌，反而会使细菌产生耐药性；对于确属细菌感染的病,要根据引起疾病的不同菌种选择相应的药物。

（4）凡抗菌药物就能消炎,甚至为使疾病早日痊愈同时使用几种抗菌药物。殊不知每种抗菌药物的抗菌谱不同,用药不当,轻则达不到理想的疗效可使药效降低,重则增加药物毒副作用,危及健康。

十二、常见抗菌药物的不良反应

一般来说,抗菌药的不良反应有以下几种:

（一）诱发细菌耐药

病原微生物为躲避药物,在不断地变异,耐药菌株也随之产生。目前,几乎没有一种抗生素不存在耐药现象。据文献报道:耐红霉素的金葡球菌已超过50％,耐头孢菌素的菌株已达40％以上,耐喹诺酮的菌株在35％左右。

（二）损害神经系统

有些抗生素能导致中枢神经系统、听力、视力、周围神经系统病变以及神经肌肉传导阻滞等。氨基糖苷类对听力的损害已引起重视,我国每年新增聋哑儿3万名左右,50％与药物有关,其中华裔氨基糖苷类药物引起损害者高达83％;

（三）损害血液系统

各类抗菌药物在长期和大量应用时都可以影响血细胞的生成,致血细胞减少,包括白细胞及粒细胞减少、血小板减少及全血细胞减少即再生障碍性贫血;

（四）导致二重感染

在正常情况下,人体的口腔、呼吸道、肠道都有细菌寄生,寄菌群在互相拮抗下维持着平衡状态。如果长期应用广谱抗生素,敏感菌群会被杀灭,而不敏感菌群则乘机繁殖,未被抑制的细菌、真菌及外来菌也可乘虚而入,诱发又一次的感染。

（五）浪费医药资源

抗生素的生产有天然、半合成、合成3种方法,其中前两种都需粮食作培养基;同时新的抗生素价格昂贵,滥用造成资源浪费和治疗费用居高不下。

（六）过敏反应

此反应最严重或最常见,为抗原和抗体相互作用而致。

十三、合理使用抗菌药物

合理使用抗菌药物的原则是"安全有效",抗菌药物应遵医嘱用药。在使用抗菌药物的过程中,应注意以下六大事项:

（1）及早并尽可能地分离患者标本上的病原体,确定后做药物敏感试验。

（2）熟悉抗生素的抗菌活性、抗菌谱、药代动力学和不良反应,从药效学、药动学、安全性和经济性综合权衡利弊,结合药敏试验结果制定用药方案。

（3）注意给药方法的合理性,调整给药方案。如选择磺胺药,应依据其药效维持的时间和半衰期确定给药间隔。北京协和医院的一项研究成果显示,青霉素的血浆半衰期极短,仅为30分钟,最有效的给药方法为每隔6小时给药1次。

（4）注意特殊人群如新生儿、老年人、妊娠及哺乳期妇女、肝肾功能不正常者、营养不良者、免疫功能低下者的选用药物品种、剂量、疗程的特殊性。

（5）预防手术感染宜在术前2小时开始用药，一是使血浆药物浓度达到峰值的时间与细菌感染的机遇相逢，二是免多次使用诱发细菌产生耐药性。

（6）尽量不在皮肤与黏膜上使用抗生素。

参考文献

[1]吕卫平.糖尿病的预防与疗养护理.吉林大学出版社,2019.

[2]侯晶岩.实用内分泌与糖尿病护理实践.长春:吉林科学技术出版社,2019.

[3]薛耀明.糖尿病防治实用指导第 3 版.北京名医世纪文化传媒有限公司,2018.

[4]范照.老年流行病学.北京:科学出版社,2018.

[5]彭幼清.高血压患者跨文化护理健康教育理论与临床实践.上海:同济大学出版社,2019.

[6]赵连友.高血压学.科学出版社,2019.

[7]江凤林.高血压的防治.长沙:湖南科学技术出版社,2019.

[8]张麟,罗英饰,施诚.高血压与相关疾病.苏州:苏州大学出版社,2019.

[9]王志芳.高血压临床诊治.北京:科学技术文献出版社,2019.

[10]王玮.高血压病防治与养生.中医古籍出版社,2019.

[11]赵海鹰,王浩.高血压理论与临床实践.开封:河南大学出版社,2019.

[12]刘歆.高血压临床诊治实践.昆明:云南科技出版社,2019.

[13]赵增毅,胡庆山.糖尿病与高血压防治读本.北京:科学出版社,2019.

[14]何洪月.冠心病诊治与用药策略.科学技术文献出版社,2019.

[15]李乐胜.冠心病的中西医治疗.汕头:汕头大学出版社,2019.

[16]王占启,李雅,张芳.心内科临床与实践.长春:吉林科学技术出版社,2019.

[17]王天文.实用心内科诊疗学.长春:吉林科学技术出版社,2019.

[18]闫廷生.实用内科疾病诊断与治疗.北京:科学技术文献出版社,2019.

[19]郭晓华,胡婷.病理学与病理生理学.上海:上海交通大学出版社,2019.

[20]朱卫东,褶璇,巢军主编.新编实用内科学.天津:天津科学技术出版社,2019.

[21]刘艳梅;心力衰竭合理用药指南.人民卫生出版社,2019.

[22]王芳,心血管内科疾病治疗与用药策略.科学技术文献出版社,2019.

[23]李大魁.让你用对药.北京:化学工业出版社,2018.

[24]邵媛媛.老年常见病诊疗要点.天津科学技术出版社,2019.

[25]寇京莉.老年常见病护理教程.中华医学电子音像出版社,2019.

[26]陶文娟.老年常见病临床诊治策略.中国纺织出版社,2019.

[27]高旭灵.常见老年病诊治与康复.科学技术文献出版社,2019.

[28]程燕.常见老年病综合防治.长春:吉林科学技术出版社,2019.

[29]朱振东.常见老年病临床治疗.北京:科学技术文献出版社,2019.

[30]林允照.常见老年疾病的管理与康复.杭州:浙江工商大学出版社,2019.